HEFTE ZUR UNFALLHEILKUNDE

BEIHEFTE ZUR „MONATSSCHRIFT FÜR UNFALLHEILKUNDE UND VERSICHERUNGSMEDIZIN"

HERAUSGEGEBEN VON PROF. DR. A. HÜBNER, BERLIN

HEFT 34

ERKRANKUNGEN DER INNEREN ORGANE UND DES NERVENSYSTEMS NACH ELEKTRISCHEN UNFÄLLEN

VON

DR. MED. HABIL. SIEGFRIED KOEPPEN

Ehem. Chefarzt des Krankenhauses für innere Krankheiten, Greifenberg i. P.
Leitender Arzt der Inneren Abteilung des Städtischen Krankenhauses Wolfsburg

ZWEITE, ERWEITERTE AUFLAGE

MIT 49 ABBILDUNGEN

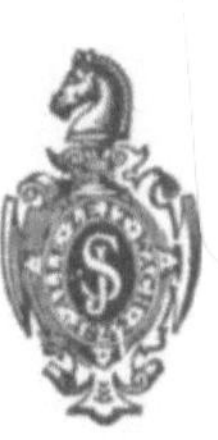

1953

SPRINGER-VERLAG / BERLIN · GÖTTINGEN · HEIDELBERG

ISBN-13: 978-3-540-01716-5   e-ISBN-13: 978-3-642-94612-7
DOI: 10.1007/978-3-642-94612-7

Vorwort.

Vor etwa 12 Jahren veranlaßte mich Herr Prof. SCHITTENHELM, für die „Ergebnisse der inneren Medizin" das Kapitel „Herzerkrankungen nach elektrischen Unfällen" zu bearbeiten. Kurze Zeit darauf schlug dann Herr Prof. ZUR VERTH vor, sämtliche Erkrankungen nach elektrischen Unfällen in zusammenhängender Form zu behandeln (Hefte zur Unfallheilkunde 34, 1942). Da diese Monographie seit langem vergriffen ist, wurde bei der Wichtigkeit des Themas eine Neubearbeitung erforderlich.

Vor allem habe ich nun Herrn Professor HÜBNER zu danken, der empfahl, die Monographie unter Berücksichtigung der neueren Erkenntnisse und Literatur in einer zweiten Auflage erscheinen zu lassen. Die Berufsgenossenschaft der Feinmechanik und Elektrotechnik, insbesondere Herr Direktor Dr. WACHHOLZ und seine technischen Mitarbeiter Dr. SCHNEIDER, Dr. ZEIER, Dr. Ing. SCHÄFFER, Dipl.-Ing. SAUERMANN und Dr. SOMMERFELD, ferner Herr Dipl.-Ing. GRAF, Oberingenieur der Siemens-Reiniger-Werke AG. in Erlangen, haben durch Zurverfügungstellen einer weiteren Anzahl klinischer Erkrankungsfälle (172 Krankheitsfälle nach elektrischen Unfällen seit 1947) sowie durch wissenschaftliche und technische Beratungen bei der Erweiterung und Neubearbeitung des Büchleins in dankenswerter Weise mitgeholfen. Ganz besonders sei auch Herrn Prof. Dr. MARX, Braunschweig, und Herrn Priv.-Doz. Dr. BRINKMANN für ihre Unterstützung bei der Durchführung der neueren Versuche im Hochspannungs-Institut der Technischen Hochschule Braunschweig gedankt.

Schließlich ist es mir eine gern erfüllte Pflicht, dem Springer-Verlag dafür zu danken, daß er sich auch für die neue und erweiterte Auflage mit seinen hervorragenden technischen Mitteln zur Verfügung gestellt hat.

Wolfsburg, März 1953.   S. KOEPPEN.

Vorwort

Inhaltsverzeichnis.

Druckfehlerberichtigung.

Auf den Seiten 163 und 164 wurden die Abschnittsüberschriften e) und f)
versehentlich vertauscht.

I. Einleitung.

Die elektrische Energie ist aus dem modernen Leben nicht mehr fortzudenken. Aber so segensreich diese Kraft in der Hand des Meisters ist, so gefährlich ist sie in der Hand dessen, der nicht mit ihr umzugehen weiß. Große Leichtfertigkeit ist oft die Folge der Unkenntnis, die immer noch in weitesten Kreisen über das Wesen der Elektrizität herrscht; damit verbindet sich sogar heute noch die abergläubische Vorstellung, daß die Elektrizität eine blindwütende Naturgewalt sei, der wir wehr- und schutzlos preisgegeben seien. Mit dieser falschen Auffassung hängt das Versagen vieler Menschen bei elektrischen Unglücksfällen zusammen, und so wird es erklärlich, daß sie Krankheiten, die mit dem Unfall in keinem ursächlichen Zusammenhang stehen, damit in Verbindung bringen und die Behauptung aufstellen, an ihrer Krankheit sei allein die Elektrizität schuld.

Je weiter in unserem Zeitalter die Technisierung und Elektrifizierung vorwärts schreitet, um so dringlicher und notwendiger ist daher der Ruf nach einer gründlichen und sorgfältigen Aufklärung und nach einer konsequenten und gewissenhaften Erziehung, um die Zahl der Unfälle auf ein erträgliches Maß zu senken und die Arbeitskraft unserer Mitmenschen zu erhalten. Auf der anderen Seite ist es aber ebenso eine Folge der fortschreitenden Technisierung und Elektrifizierung, daß die Unfälle trotz aller Aufklärung und Erziehung zunehmen. So ist es begreiflich, daß die Unfallmedizin als besonderer Zweig aus dem Baume der Gesamtmedizin herauswuchs und sich ihren festen Platz errang; die Entwicklung führt mit gebieterischer Notwendigkeit dahin, daß aus dem Gebiete der Unfallmedizin wieder das der Erkrankungen nach elektrischen Unfällen als Sondergebiet herausgeschält wird.

Um nun dem arg belasteten praktischen Arzt und erst recht dem Fabrikarzt, dem ein elektrisch Verunglückter ins Haus gebracht wird, Hilfe und Erleichterung bei schwierigsten Entscheidungen zu gewähren, scheint es geboten, das, was die Wissenschaft bisher gesammelt hat, übersichtlich zusammenzustellen. Aber auch die Krankenhaus- oder Klinikärzte, die nicht nur zu begutachten, sondern auch zu behandeln haben, die Berufsgenossenschaften und die Bundesbehörden, vor allem die Oberversicherungsämter, dürften auf eine Einführung in die medizinische Materie Wert legen. Diesem Zwecke sollen auch die vorliegenden Ausführungen dienen, in denen ich meine in jahrelanger praktischer Arbeit gesammelten Erkenntnisse und Erfahrungen niederlege. Umfangreiche Unterstützung hierbei verdanke ich dem in weiten Krei-

sen bekannten, leider zu früh verstorbenen Oberingenieur ALVENS-
LEBEN, Berlin, der mit Hilfe der Berufsgenossenschaft der Feinmechanik
und Elektrotechnik die Unfallverhütung nach elektrischen Unfällen in
vorbildlicher Weise ausgebaut und nicht nur neue geistvolle Anregungen gegeben, sondern auch sein umfangreiches statistisches Material zur
Verfügung gestellt hat.

Aus der Gesamtlage unserer heutigen Wissenschaftsauffassung heraus
darf ich hier wohl nochmals betonen, daß es sich für uns Ärzte und
Wissenschaftler bei diesem Thema nicht nur um interessante Theorien
und Probleme handelt, sondern daß unser letztes und höchstes Ziel
immer die Wiederherstellung und Heilung des kranken Menschen bleibt,
der nach einem Unfallereignis wieder voll lebens- und arbeitsfähig werden muß. Renten können, selbst wenn sie verhältnismäßig hoch sind,
niemals ein Ersatz für eine Einbuße an Gesundheit und Leben sein.

II. Geschichtliche Übersicht.

Die wissenschaftliche Beschäftigung mit der Erscheinung der Schädigung durch elektrische Energie geht weiter zurück, als es nach der Entdeckung der technischen Elektrizität im 18. Jahrhundert zunächst zu
sein scheint. Es waren zuerst der elektrische Blitz und die durch ihn entstandenen Schäden, also Naturwunder, die des Forschers Aufmerksamkeit erregten. So bemerkte bereits ARISTOTELES in seiner Meteorologie
(Buch 3, Kapitel 1), der Blitz habe bei Menschen, die Eisen, Kupfer und
Bronze in Beuteln getragen haben, diese Metalle zum Schmelzen gebracht
und dadurch allerlei Schäden verursacht. Aus jüngerer Zeit sind mir
einige recht interessante Arbeiten begegnet, die sowohl das physikalische
als auch das anatomische Geschehen des Blitzschlages behandeln; es sei
hier neben DIETERICUS, J. A. MÜNNICH, J. G. BAIER, C. F. HOFFMANN,
J. G. BIDERMANNUS, P. C. ABILGAARD, BRANDIS, vor allem ARAGO genannt. ARAGO hält die Wirkungen des Blitzes im wesentlichen für physikalisch und betont, daß mit Hilfe von Metallstücken, die in geschmol-
zenem Zustande bei Personen gefunden wurden, Schlüsse auf die Todesart gezogen werden können, und berichtet von anatomischen Befunden.
Die hauptsächlichsten Spuren des Blitzes seien an der Oberfläche, weniger an den inneren Organen nachzuweisen. Es sei ein von ihm beschrie-
bener Kugelblitzunfall, eine an und für sich sehr seltene, aber hochinter-
essante Erscheinung, kurz zitiert:

An demselben Tage (1772), wo man während eines Gewitters die oben erwähnte
feurige Kugel über St. schweben sah, erblickten die Ehrwürdigen, welche sich in
einem Zimmer des Pfarrhauses befanden, plötzlich in der Höhe ihres Kopfes, in
ungefähr ein Fuß Entfernung, eine feurige Kugel von der Größe einer Faust. Ein
schwarzer Rauch umgab diese Kugel. Beim Zerplatzen entstand ein Geräusch, ähnlich dem, welches sehr viele Geschütze, auf einmal abgefeuert, hervorbringen. Unmittelbar darauf verbreitete sich ein starker schwefliger Dampf durch das ganze
Haus. P. war gefährlich verletzt. Sein Körper, seine Kleider, seine Schuhe, seine
Uhr trugen alle Anzeichen eines gewöhnlichen Blitzschlages an sich. Verschiedenartige Lichterscheinungen erfüllten das Zimmer und zeigten sehr lebhafte, oszil-
lierende Bewegungen.

Vor Arago hat bereits Charleton anatomische Einzelheiten nach Blitzschlägen beschrieben, die deshalb erwähnenswert sind, weil sie unseren heutigen Befunden bei tödlichen Unfällen durch technische Elektrizität weitgehend entsprechen: „Blutaustritte in das Gehirn, krankhaftes Ausdehnen der Blutgefäße des Kopfes, Anfüllung des Herzens mit Blut, Zerstörungen des verlängerten Markes."

Den Hinweis auf eine Verwandtschaft des Geschehens und Erlebens während einer Blitzeinwirkung mit dem Geschehen und Erleben während eines elektrischen Unfalles, worauf ich unten näher bei der Fragestellung, warum Herzschädigungen gerade nach elektrischen Unfällen eintreten, eingehen werde, finden wir in einer Arbeit von Stricker (1861), der sehr treffend die klinischen Symptome aufzeigt:

Als allgemeine Erscheinung treten hervor:

1. Bei Getöteten der rasche Eintritt der Fäulnis und die beträchtliche Erweiterung der Pupillen (Blutungen aus Nase und Mund als sichere Zeichen des bevorstehenden Todes, in ihrer Quelle noch nicht genug erforscht).

2. Bei nur äußerlich Verletzten nicht nur als Wirkung des Blitzstrahls, sondern auch des Schreckens:

a) vorübergehende Betäubung,

b) große Depression, mit Exaltation wechselnd, unterdrücktes Atmen, kleiner langsamer Puls, Kühle der Haut, geschwächte Muskelkraft,

c) Unterdrückung der Urin- und Kotentleerung, Übelkeit mit Erbrechen, Appetitlosigkeit, in seltenen Fällen Durchfall,

d) große Schmerzhaftigkeit der getroffenen Stelle, welche sich gewöhnlich bis zum zweiten Tage steigert, dann abnimmt.

Über die Behandlung führt er aus, daß eine Anzahl mit Antiphlogose und Reizmitteln behandelter Fälle einer ebenso großen Anzahl nicht so behandelter Fälle mit etwa gleichen Erfolgen gegenüberstünde. Ruhe und Schonung sei wohl einem therapeutischen Eingreifen vorzuziehen; allein fest stehe bis jetzt nur, daß die Brandwunden verbunden werden müssen.

Wenden wir uns nun den Schäden durch technische Elektrizität zu, so ist es nicht verwunderlich, daß schon sehr bald nach Entdeckung der künstlichen Elektrizitätserzeugung Tierversuche mit unter damaligen Bedingungen bemerkenswerter wissenschaftlicher Exaktheit durchgeführt wurden, die viel zu wenig bekannt sind; ich nenne hier nur Fontana, der mit Hilfe von Leydener Flaschen auf Lämmer und Hühner elektrische Schläge einwirken ließ und gleich nach der Einwirkung Herzstillstand beobachtete.

Diese von Fontana eingeleiteten physiologischen Untersuchungen wurden von Marat, Tourdes und Bertin sowie Richardson an den verschiedensten Tieren, wie Hunden, Katzen, Kaninchen, Tauben, Fröschen, fortgesetzt und dabei die kurz skizzierten Ergebnisse von Fontana im großen bestätigt. Einen wesentlichen Schritt vorwärts in der Erkennung der physiologischen Wirkungen des elektrischen Stromes bringen uns die Arbeiten von Grange, der die große Gefährlichkeit nachweist und erstmalige elektrische Tötungsversuche an Hunden ausführt; er weist dabei Verletzungen des verlängerten Markes mit kapillaren Blutergüssen nach, die zu einem Atmungsstillstand und zugleich zu einer Herzlähmung infolge Reizung des Vaguszentrums geführt haben.

Diese Untersuchungen werden ergänzt durch Arbeiten von D'ARSONVAL, BROWN und DONLIN, die zahlreiche Versuche ausführten und vor allem die „unbedingt tödlich" wirkenden Spannungen beschreiben. In Anlehnung an diese Versuche empfehlen die genannten Forscher die ersten elektrischen Hinrichtungen im Staate New York. Sie erzielen dabei für die Erkenntnis der Unfallschäden grundlegende, vorwiegend anatomische, aber auch technische Ergebnisse, die wir bei der Analyse der elektrischen Unfälle mit verwerten können; sie werden von SPITZKA und RADASCH und MACDONALD veröffentlicht.

Die erste umfassende Arbeit, die sich mit den eigentlichen elektrischen Unfallschäden befaßt, ist von KRATTER (1896) geschrieben worden; er hat bereits Blutdrucksteigerungen während elektrischer Einwirkungen beobachtet und untersucht und stützt sich dabei auf umfassende Tierversuche. Ihm gebührt das Verdienst, den Wert der Elektropathologie in ihrer Vielgestaltigkeit und Bedeutung für den Menschen und für die Entwicklung der technischen Elektrizität erkannt zu haben. Seine physiologischen Untersuchungen, die er an Hunden, Katzen und Meerschweinchen durchgeführt hat, haben ihn zu der Erkenntnis gelangen lassen, daß die primäre Wirkung der elektrischen Energie eine Atmungshemmung sei und daß nur ganz ausnahmsweise mit der Atmungslähmung ein Herzstillstand eintrete. Er schildert ferner „enorme Blutdrucksteigerungen", die nach seiner Meinung ihre Ursache in einem allgemeinen Muskelkrampf und in einer Verlangsamung der Schlagfolge des Herzens haben, wie sie bei Vagusreizungen beobachtet werden. Der allgemeine Tetanus, der gewöhnlich etwas länger anhält als der Körper sich im Stromkreis befindet, sei ein Reflexvorgang und gehe allmählich in eine allgemeine Lähmung über. Der Sitz der Primärwirkungen starker elektrischer Ströme sei das ganze Rückenmark mit Einschluß seiner Gehirnfortsetzung, des Bulbus, wodurch eine hochgradige Erregung aller motorischen Zentren eintrete. Der elektrische Tod als Ausdruck der schwersten elektrischen Schädigung sei eine besondere Art der Erstickung, und die elektrische Hinrichtung sei mit jenen Hinrichtungsarten auf eine Stufe zu stellen, bei welchen der Tod durch mechanische Erstickung herbeigeführt worden sei.

Im Gegensatz zu KRATTER erkennen in klassischen und auch heute noch anzuerkennenden Versuchen PREVOST und BATELLI die Schäden, die durch technische Elektrizität entstehen, als vorwiegend primäre Herzschäden. Sie beobachten am freigelegten Herzen vorübergehenden Herzstillstand in der Diastole, den sie für eine Lähmung des Vasomotorenzentrums halten; sie beschreiben ferner das Herzkammerflimmern bei Energien von 100 Wattsekunden (Joule), das sie für irreparabel halten und als Todesursache bei elektrischen Unfällen anerkannt wissen wollen. Die Atmung hingegen habe während der Elektrisierung oft ausgesetzt, nach ihrem Aufhören aber wieder begonnen und sei nach und nach normal geworden; einen Atmungstod haben sie selbst bei vier aufeinanderfolgenden Entladungen nicht beobachten können. Sie geben also die ersten Grundlagen für die eigentliche Bewertung und Beurteilung der Herzerkrankungen nach elektrischen Einwirkungen, deren Bedeutung erst nahezu dreißig Jahre später allmählich in der klinischen Literatur erkannt wird.

Es würde zu weit führen, die jüngeren zusammenfassenden Arbeiten von JELLINEK, SCHUMACHER, RODENWALD und GEORGES WEISS schon jetzt in dem geschichtlichen Überblick zu würdigen; diese Autoren werden noch oft in dem notwendigen Zusammenhang angeführt. Es sei jedoch noch ALVENSLEBEN erwähnt, der es als sein Lebenswerk angesehen hat, die durch technische Elektrizität entstandenen Schäden bei Verunglückten wissenschaftlich zu erkennen, zu behandeln und zu verhüten; er hat neben umfassenden eigenen Arbeiten noch die Anregung zu den grundlegenden neueren Arbeiten von BORUTTAU, PANSE, LOEBL und FREIBERGER gegeben; auch ich habe ihm, abgesehen von seinen geistvollen Anregungen, das große klinische Material elektrisch Verunglückter zu verdanken.

In jüngster Zeit sind zwei wertvolle Schweizer Monographien erschienen, die die Erkrankungen nach elektrischen Unfällen behandeln, wie es JENNY treffend ausdrückt, als pathologisch-anatomisches klinisches und unfallmedizinisches Problem. Insbesondere hat JENNY (1945) die zahlreichen eigenen klinischen Beobachtungen und die ärtzlichen Berichte der Schweizerischen Unfall-Versicherungsanstalt (Suva) zusammengefaßt aus der Erkenntnis heraus, daß gerade in den Kreisen der behandelnden Ärzte verworrene, sogar unrichtige Ansichten über Entstehung und Wege der Behandlung der durch elektrischen Strom entstandenen Schäden des menschlichen Körpers herrschen. Das besonders Wertvolle an dieser Arbeit ist darin zu sehen, daß der Verfasser in Übereinstimmung mit unserer immer wieder hervorgehobenen Auffassung den Standpunkt vertritt, daß die Beurteilung und Behandlung elektrischer Unfälle ohne Kenntnis technisch-physikalischer und physiologischer Grundbegriffe nicht möglich ist. Er verwendet auch unser großes Krankengut und unsere physiologischen Ergebnisse und findet sie bestätigt durch seine klinischen Untersuchungen und Erfahrungen. Auch durch seinen Mitarbeiter WILLY OBRIST sind in treffender Weise die von ihm gesammelten Herzstörungen gesondert behandelt worden. Es ist hervorzuheben, daß zwei Forscher, JENNY und KOEPPEN, unabhängig voneinander, in sehr vielen Punkten zu gleichen wissenschaftlichen Erkenntnissen gekommen sind. Als Ergänzung dieser Untersuchungen ist die Monographie von FISCHER und FRÖHLICHER (1951) anzusehen, die sich im wesentlichen mit der Behandlung der bei Hochspannungsunfällen auftretenden schweren Muskelschädigungen mit Myoglobinurie (Befunde, Pathologie, Prognose und Therapie) beschäftigen. Hierauf werde ich im Kapitel „Nierenerkrankungen" noch näher eingehen. Der geschichtliche Teil wäre unvollkommen gewesen, wenn man nicht gerade diese beiden Arbeiten noch abschließend kurz erwähnt hätte.

III. Kurze technisch-physiologische Bemerkungen.

Wenn im folgenden die Erkrankungen an den inneren Organen, die sich nach Einwirkung technischer Elektrizität entwickeln, zusammengestellt werden sollen, so ist zunächst ein kurzes Eingehen auf die wichtigsten technischen Vorkenntnisse erforderlich. Stromstärke, Strombahn, Dauer der Stromeinwirkung und Frequenz sind jene Faktoren, die die Schwere eines elektrischen Unfalles bedingen. Wenn der Strom seinen Weg über das Herz nimmt, sind bei gegebener Frequenz wesentlich mitbestimmend die Stromstärke und die Dauer der Einwirkung für den Ausgang des Unfalles. Eine Stromstärke von etwa 100 mA bei Wechselstrom von 50 bis 60 „Perioden in der Sekunde" oder „Hertz" (abgekürzt Hz) kann auf Grund der vor allem von LOEBL durchgeführten Auswertung der Unfallstatistik der deutschen Berufsgenossenschaften, der in USA ausgeführten Arbeiten und eigener Forschungsergebnisse als gesicherter Wert der tödlichen Stromstärke angesehen werden. Aus experimentellen Untersuchungen wissen wir, daß niedrigere Stromstärken von etwa 25 bis 80 mA erhebliche Rhythmusstörungen, sogar Herzstillstand hervorrufen können; es sind das bei Tierversuchen, vor allem an Hunden geeigneter Größe gewonnene Ergebnisse, die sowohl durch Aufzeichnungen von Atmungs- und Kreislaufkurven wie durch direkte kinematographische Aufnahmen des Herzens am eröffneten Brustkorb festgelegt sind. Aber auch Stromstärken über etwa 3 bis 5 A können die gleichen Herz- und Kreislaufstörungen nach sich ziehen, wenn wieder, wie bei den niedrigeren Stromstärken unter etwa 80 mA, das Herz in der Strombahn liegt.

Die Höhe des Stromes, gemessen in Ampere, ergibt sich aus der Höhe der Spannung, gemessen in Volt, geteilt durch den Widerstand des gesamten Stromkreises (einschließlich dem Widerstand des im Stromkreislauf befindlichen menschlichen Körpers), gemessen in Ohm (OHMsches Gesetz: $I = \dfrac{U}{R}$ Stromstärke $J =$ Spannung $U :$ Widerstand R), wobei R der Widerstand des *gesamten* Stromkreises ist, von dem der Mensch einen Teil bildet. R setzt sich aus verschiedenen Teilwiderständen zusammen.

Ein kurzer Hinweis auf die praktische Schwierigkeit bei der Ermittlung der Stromstärke sei in diesem Zusammenhang noch gestattet. Bekannt ist meist nur die Spannung zwischen den berührten Punkten und der elektrischen Anlage oder einem berührten Punkt und Erde. Die aufgezählten „Teilwiderstände" sind zu bestimmen. Meist ist der Widerstand des Menschen für die Größe des Stromes bestimmend. Dabei sind aber die Übergangswiderstände an den Berührungsstellen sehr verschieden; nach Hautdurchschlag fast nahezu Null, bei trockener, schwieliger Haut einige Zehntausend Ohm. Noch schwieriger ist es, wenn der Unfall durch einen Stromfluß von der Hand zu den Füßen und über „Erde" zustandekommt. (Widerstand des Schuhwerkes schwankt praktisch zwischen sehr kleinen und außerordentlich hohen Werten. Aber selbst „Gummischuhe" können z. B. durch eingetretene Nägel, Löcher oder äußere Verschmutzung auch einen geringen Widerstand darstellen. Der Erdübergangswiderstand an dem Standort des Berührenden ist ebenfalls stark variabel und schwankt zwischen wenigen Ohm und sehr hohen Werten, z. B. bei Linoleum auf Holzfußböden.)

Von besonderer Wichtigkeit für die Beurteilung der elektrischen Unfälle ist die Berücksichtigung des Stromweges, der, wie ich es in einer im Jahre 1942 erschienenen Monographie über die Herzerkrankungen nachweisen konnte, unbedingt seinen Weg über das Herz genommen haben muß, wenn überhaupt eine elektrische Herzschädigung anerkannt werden soll. Gerade derjenige, der viele elektrische Unfälle zu beurteilen hat, wundert sich oft über die seltsamen Hypothesen, die über elektrische Fernwirkungen aufgestellt werden, besonders wenn es sich um Erkrankungen des Zentralnervensystems handelt. Eine elektrische Schädigung eines Organs kann nur dann als solche anerkannt werden, wenn das betreffende Organ tatsächlich in der Strombahn gelegen hat. Bei der Ermittlung des Stromweges sind uns eine sehr wesentliche Hilfe die „Strommarken" an der Haut der Verunglückten, ferner die größeren Verbrennungen, aber ebenso auch, wenn Hautschäden nicht feststellbar sind, Brandspuren an den Kleidern, Handschuhen, Strümpfen oder Stiefeln der Verunglückten. Die Einwirkungsdauer zu ermitteln, ist nicht ganz leicht, da das Trauma in der Erinnerung der Verunglückten stets eine längere Zeitvorstellung hervorruft, als es in Wirklichkeit gedauert hat. ALVENSLEBEN hat des öfteren die Angaben Verunglückter dadurch nachgeprüft, daß er bei Befreiungsversuchen die Strecke, die der Befreier zurückgelegt hat, mit der Stoppuhr bei der Unfalluntersuchung abgeschritten ist; er hat festgestellt, daß sowohl die Verunglückten als auch die Befreier die Einwirkungsdauer als wesentlich zu lang angesehen haben.

Es sei noch die Wichtigkeit der Frequenz erwähnt. Gleichstrom ist bei den gebräuchlichen Spannungen nicht so gefährlich wie Wechselstrom. Der gebräuchlichste Wechselstrom (Frequenzen von 40 bis 60 Perioden pro Sekunde) kann oft unter ungünstigen Bedingungen lebensgefährlich sein, während Hochfrequenz (z. B. Diathermiefrequenz = ca. $\frac{1}{2}$ Mill. Perioden pro Sekunde) nicht lebensgefährlich ist und eine für die Therapie erwünschte Wärme bilden kann. Aus der Abb. 1 sehen wir beispielsweise, daß bei Gleichstrom 20 mA, bei 50periodigem Wechselstrom 10 mA erforderlich sind, um die gleiche Reaktion, und zwar einen Muskelkrampf unter sonst gleichen Bedingungen, hervorzurufen.

Noch kurz sei auf die Ursache elektrischer Unfälle eingegangen. Zahlreiche Beispiele zeigen, daß Unachtsamkeit, Unaufmerksamkeit, Unkenntnis über schädigende Wirkung der

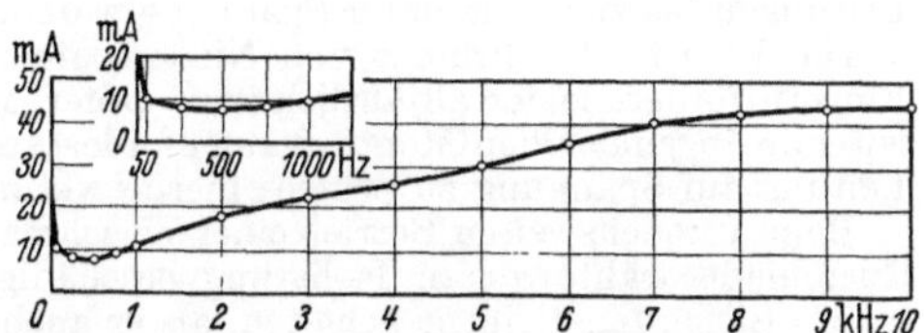

Abb. 1. Die Abhängigkeit der Stromstärke von der Frequenz zur Hervorrufung von Muskelkrämpfen. Der kleine Ausschnitt links oben stellt den Frequenzbereich von 0 bis 1000 Hz in doppelter Vergrößerung dar. Auf der Abszisse sind die Frequenzen in Hz angegeben, auf der Ordinate die Stromstärken in mA.

elektrischen Energie, Rücksicht auf andere Betriebe, manchmal aber auch Leichtsinn und Übermut zu schweren, oft sogar tödlichen Unfällen geführt haben. Für die verhängnisvollen Folgen übermütiger Scherze können wir ein besonders krasses Beispiel erwähnen:

Ein Werkmeister wird von seinen Kollegen damit gehänselt, daß man die eiserne Türklinke zu dem Arbeitsraum mit einer stromführenden Leitung versieht, während er zum Austreten gegangen ist. Zahlreiche Male ist er lediglich erschrocken. Bei Regenwetter geht der Werkmeister wieder einmal aus dem Arbeitsraum, und als er zurückkommt, fällt er bei der Berührung der unter Spannung gesetzten Türklinke tot um. Infolge des Regenwetters war der Widerstand zwischen Unfallopfer und Erde so gering geworden, daß die Stromstärke tödlich auf ihn wirkte.

Aus dem Bericht der Berufsgenossenschaft der Feinmechanik und Elektrotechnik entnehmen wir die interessante Beobachtung, daß sich beispielsweise von 757 Unfällen 65 und von 506 Unfällen 62 mit tödlichem Ausgang durch das persönliche Verhalten der Betroffenen und nicht durch technische Mängel an Anlagen, Maschinen und Geräten ereignet haben. Diese Unfälle waren durch Verwechslung von Schaltzellen in einer Hochspannungs-Schaltanlage oder von Stromkreisen, durch Schaltfehler, durch irrtümlich angenommene Abschaltung oder durch nicht abgewartete Abschaltung hervorgerufen. Die Unfälle beweisen die Notwendigkeit der Forderung, die eindeutige Meldung der Abschaltung abzuwarten und vor Beginn der Arbeit nochmals festzustellen, ob keine

Verwechslung von Schaltern, Masten usw. vorliegt. In zehn Fällen ist nachweislich die Anwendung der vorgeschriebenen Schutzmaßnahmen der Erdung oder Kurzschließung unterlassen worden. Besonders wichtig ist es ferner, bei den auszuführenden Arbeiten klare und ausführliche Anweisungen hinsichtlich der zu treffenden Schutzmaßnehmen zu erteilen.

Nur kurz seien noch einige Beispiele angeführt:

In einer Fabrik war der Kessel eines Ölschalters geschweißt worden und sollte wieder eingebaut werden. Der leitende Monteur hatte sich nach einer Familienfeier in angetrunkenem Zustande schlafen gelegt. Seine Mitarbeiter hatten die Arbeit beendet und wollten ein Gerüstholz aus der Zelle entfernen, wobei hochspannungführende Teile berührt wurden. Der eine Hilfsarbeiter hatte das feuchte und daher stromleitende Holz in der Hand und schrie auf, worauf sein Kamerad zusprang, um ihm zu helfen. Beide fielen mit einem Aufschrei um und verstarben trotz vorgenommener Wiederbelebungsversuche. Es war im vorliegenden Fall — entgegen den Bestimmungen — der Haupttrennschalter nicht gezogen, so daß die Leitungen bis zur Zelle unter Spannung waren.

Die Unsitte des Prüfens von Niederspannungsanlagen auf Spannung mit den Fingern fordert leider alljährlich neue Opfer. In einem Falle hatte sogar der bauleitende Ingenieur den Monteur aufgefordert, durch Befühlen mit den Fingern die Leitung auf Spannung zu prüfen; hierbei verunglückte der Monteur tödlich.

Beim versuchsweisen Betrieb einer Waschmaschine benutzte der Elektromonteur Gummiaderdrähte, deren Isolierung beschädigt war. Kaum hatte er die Drähte in das Sicherungselement gehalten, als er auch schon mit einem Aufschrei umfiel. Trotz vorgenommener Wiederbelebungsversuche konnte er nicht gerettet werden.

Ein nicht tödlicher, aber immerhin schwerer Unfall ereignete sich beim Montieren eines Beleuchtungskörpers. Die einpoligen Installationsschalter waren z. T. versehentlich im Nulleiter eingebaut. Mithin stand wenigstens ein Teil der Drähte unter Spannung. Im vorliegenden Falle hatte der Monteur mit der linken Hand den Gasleitungsstutzen erfaßt, an welchem die Krone aufgehängt war und mit der rechten Hand einen der spannungführenden Drähte berührt. Er kam mit Brandverletzungen an den Händen davon. Auch dieser Unfall wäre trotz des Installationsfehlers vermieden worden, wenn der Monteur vor Beginn die Sicherung herausgeschraubt hätte.

Gelegentlich von Instandsetzungen einer Leitung erteilte der leitende Monteur einem Hilfsarbeiter den Auftrag, eine Esche zu entfernen, die seiner Ansicht nach mit den Zweigen zu nahe an die Leitung kam. Die Esche schlug, entgegen aller Erwartung, gegen die Betriebstelefonleitung, die durchriß. Hierbei schnellte ein Telefondraht über die darüberliegende Hochspannungsleitung und glitt dann mit dem freien Ende zu Boden. Der auffallende Draht setzte unter Funkenbildung den trockenen Waldboden in Brand. Einer der hinzukommenden Hilfsarbeiter kam versehentlich mit dem herunterhängenden Telefondraht beim Austreten des Feuers in Berührung, wobei nicht ausgeschlossen ist, daß ihm dieser durch einen bewegten Ast entgegengeschleudert wurde. Die Berührung kann nur ganz kurzfristig gewesen sein, da der tödlich Verunglückte nur eine etwa linsengroße Verbrennung am Finger aufwies. Die sofort aufgenommenen und mehrere Stunden durchgeführten Wiederbelebungsversuche hatten keinen Erfolg. Der Unfall hätte dadurch vermieden werden können, daß entweder die Esche gegen das Fallen in der Richtung zum Telefondraht gesichert oder die Hochspannungsleitung während der Arbeiten abgeschaltet worden wäre.

Vor der unter Monteuren viel verbreiteten Ansicht: ,,Leichte Schläge von 220 Volt schaden uns nicht mehr‘‘, kann nicht genug gewarnt werden. So begegnet den Aufsichtsbeamten diese irrige Ansicht immer wieder:

Bei einer Beanstandung einer vollkommen unvorschriftsmäßigen Handlampe z. B. betonte der betreffende Installateur, er sei Fachmann, infolgedessen brauche er 220 Volt nicht zu befürchten, die er häufig zu spüren bekäme. In einem anderen Falle wurde betont, 220 Volt seien überhaupt für den Fachmann ungefährlich.

Dieser Standpunkt zeigt völlige Unkenntnis der Wirklichkeit. Alljährlich verunglücken in Deutschland mehr als 150 Facharbeiter durch Berührung niederspannender Leitungen tödlich. Unkenntnis hat auch in vielen Fällen tödliche Unfälle verursacht:

Ein selbständiger Installateur, der über die Wirkung des elektrischen Stromes nicht unterrichtet war, glaubte, daß eine Spannung von 220 Volt nicht weiter gefährlich sei, da er häufig beim Berühren spannungführender Leitungen Schläge, ohne Schaden zu nehmen, erhalten habe; beim Berühren dieser Leitung verunglückte er tödlich.

Er wußte noch nicht, daß bei der gleichen Spannung ganz verschiedene Ströme zusammenkommen, je nach dem Widerstand, der wiederum von der Situation abhängt, ob man gleichzeitig auf leitfähigem, also gut geerdetem Fußboden steht und gut geerdete Teile berührt oder nicht, ob die Hände trocken oder feucht sind usw. Der Strom, der dann durch den berührenden Menschen fließt, kann je nach den Umständen unmeßbar klein sein oder die gefährliche Grenze vielfach überschreiten. Und nur auf die Stromstärke kommt es bei der Frage an, wie eine solche Berührung oder ein Unfall ausgeht. In dem polizeilichen Unfalluntersuchungsprotokoll steht im Gegensatz hierzu folgendes:

Nach Mitteilung des Betriebsleiters der Städtischen Betriebe soll B. ein sicherer Elektriker gewesen sein, der häufig zwei stromführende Leitungen, die 220 Volt Spannung aufwiesen, ohne Gefahr mit den Händen berührt hat. Dieser Umstand scheint B. zu mangelnder Vorsicht veranlaßt zu haben.

Auch ist es falsch — und es kann nicht genügend davor gewarnt werden —, wenn ein Monteur, um den anderen zu befreien, einen Lappen nimmt und damit den Verunglückten von der stromführenden Leitung wegziehen will (Abb. 2). Es ist niemals vorauszusehen, wie hoch der Widerstand zwischen dem Verunglückten und dem Helfer ist, und es sind bereits tödliche Unfälle, wie wir es auch sonst gesehen haben, dadurch eingetreten, daß ein zweiter Kamerad seinen Mitarbeiter von der Leitung wegzog. In den Fällen, in denen die Helfer nicht gleich ausschalten können, muß der Versuch

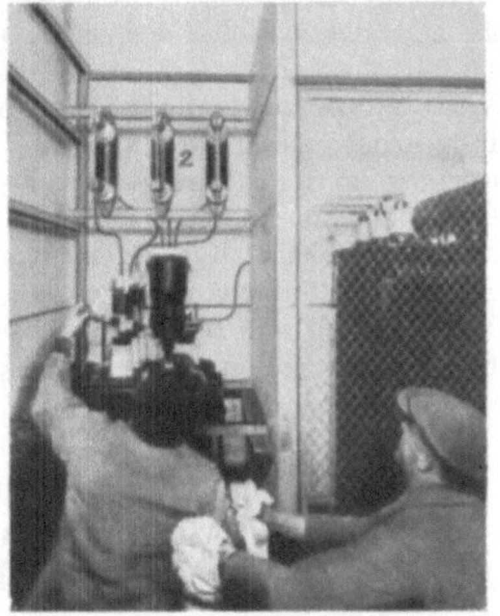

Abb. 2. Warnung vor diesem Rettungsversuch. Falsche Hilfe bei elektrischen Hochspannungs-Unfällen.

gemacht werden, mit einer trockenen Holz- oder Isolierstange (Schaltstangen, Schaltzangen) den Verunglückten von spannungsführenden Anlageteilen zu befreien. Jedes Berühren mit der Hand kann jedoch dem Helfer zum Verhängnis werden. Bei „Niederspannung" (Begriff zurzeit nicht mehr der gleiche wie früher) würde jedoch ein Umwickeln der

Hände mit Tüchern durchaus genügen. Trotzdem ist unser Beispiel (Abb. 2) richtig, da es sich hier um eineHochspannungsanlage handelt, bei der nur der „Fachmann" eingreifen darf.

Die einzige Möglichkeit, die Unfallfolgen, welche den Betroffenen wie die Gesamtheit in gleicher Weise belasten, abzuwenden, besteht in der strengsten Befolgung der Unfallverhütungsvorschriften und der in Betracht kommenden VDE-Vorschriften (VDE = Verband Deutscher Elektrotechniker). Deswegen muß auf die unbedingten Erfahrungen der elektrischen Unfälle ganz besonders hingewiesen werden. Es ist ein großes Verdienst ALVENSLEBENS, das Gefahrenmoment der elektrischen Unfälle seit langem erkannt und die Unfallverhütungsvorschriften nach dieser Richtung hin maßgebend beeinflußt zu haben.

Wenn auch immer wieder mit menschlichen Schwächen gerechnet werden muß und so ein Teil der Unfälle kaum zu vermeiden ist, so kann doch durch Aufklärung und durch immer wiederholte Hinweise auf die Unfallverhütungsvorschriften eine Minderung der Unglücksfälle, besonders der tödlichen, erreicht werden. Nur nebenbei sei erwähnt, daß die Befolgung der vom Verband Deutscher Elektrotechniker aufgestellten und durch das Energiewirtschaftsgesetz sanktionierten sogenannten VDE-Vorschriften bei der Herstellung elektrischer Geräte und der Errichtung elektrischer Anlagen als selbstverständliche Voraussetzung für die Verhütung elektrischer Unfälle zu gelten hat.

Wie wertvoll wäre es, wenn wir Ärzte bei unseren Vorträgen und Lehrgängen, die zunächst ein gediegenes medizinisches Wissen und Können vermitteln sollen, auch etwas das Technische streiften, soweit es zum Verständnis notwendig ist, und mit allem Nachdruck auf die dem Unfall vorbeugenden Maßnahmen eingingen! Aber ebenso wertvoll wäre es auch, wenn der Techniker seinerseits Gelegenheit nähme, sich auf seinem Gebiet mit den medizinischen Grundproblemen vertraut zu machen und dadurch die Unfallverhütungsvorschriften nach der wissenschaftlichen Seite hin zu unterbauen. Gerade unsere an gefährdeter Stelle arbeitenden Mitmenschen würden aus einer engen Zusammenarbeit zwischen Arzt und Techniker den größten Nutzen ziehen.

IV. Bisher bekannte anatomische Erkenntnisse in bezug auf die Erkrankungen der inneren Organe nach elektrischen Unfällen.

Wenn wir im Rahmen dieser Arbeit eine Besprechung der Erkrankungen der inneren Organe nach elektrischen Unfällen vornehmen wollen, müssen wir uns die bisher bekannten anatomischen Untersuchungsergebnisse kurz vor Augen führen, wobei ich einerseits auf die zusammenfassende Arbeit WEGELINS zurückgreife, andererseits vorwiegend meine eigenen experimentellen Untersuchungsergebnisse, die ich 1933 in Virchows Archiv niedergeschrieben habe, durch weitere Beobachtungen an Obduktionen von 28 Verunglückten ergänze. Hierbei stütze ich mich noch auf die große Sammlung ALVENSLEBENS, die 205 Obduktionen nach elektrischen Unfällen umfaßt und die er mir in freundlicher Weise zur wissenschaftlichen Bearbeitung zur Verfügung gestellt hat.

Bei einer großen Zahl der elektrischen Unfälle treten Hautverletzungen auf, teils kleinere umschriebene, meist oberflächlicher Natur, teils ausgedehntere und tiefergreifende; die ersteren werden heute allgemein als Strommarken bezeichnet, von einigen Autoren aber von den letzteren prinzipiell unterschieden. Gerade diese kleinen und kleinsten Strommarken, die sehr oft bei tödlichen Unfällen (Spannungen unter 500 Volt) beobachtet werden, können sehr wesentliche Aufschlüsse geben.

Wenn wir über das Zustandekommen einer elektrischen Hautverletzung Erörterungen anstellen, müssen wir uns fragen: Was für ein Geschehnis läuft an den Kontaktstellen ab? Das Stratum corneum der Epidermis ist eine Schicht mit hohem elektrischen Widerstand. Der höhere Widerstand erwirkt eine höhere Erwärmung. Bei gleichbleibender Stromstärke und gleicher Durchflußdauer (-zeit) im gesamten Stromkreislauf nimmt nach dem Jouleschen Gesetz die Stromwärme an der Berührungsstelle im gleichen Verhältnis zu wie der Widerstand höher ist als andere Widerstände im gleichen Stromkreis. Wir müssen deshalb hier an der Haut die größte Wärmewirkung erwarten. Natürlich hängt der Widerstand der Berührungsstelle von der Größe der berührten Fläche ab. Eine große Berührungsfläche setzt dem Stromdurchfluß einen geringeren Widerstand entgegen als eine kleine Berührungsfläche. Man kann es auch so ausdrücken, daß die Stromdichte bei einer großen Berührungsfläche geringer ist als bei einer kleinen, und je größer die Stromdichte, desto größer die Stromwärme. Je kleiner die Stromdichte, desto kleiner ist die Stromwärme, die unter Umständen nicht ausreicht, eine Gewebsschädigung hervorzurufen. Dadurch wird uns verständlich, daß die Strommarken nicht unbedingt bei jedem elektrischen Unfall vorhanden sein müssen. Es kann aber auch der Hautwiderstand durch Feuchtigkeit abnorm niedrige Werte annehmen. Diese Verhältnisse sind z. B. dann gegeben, wenn der Verunglückte im Wasser steht. Schließlich kann auch die Zeit des Stromflusses oder der Berührung extrem kurz sein. Wie auch Wegelin, Jellinek und Schridde betonen, ist eine Reihe von elektrischen Unfällen beobachtet worden, bei denen keine sichtbaren Hautveränderungen zu finden waren.

Es sei in diesem Zusammenhang kurz auch auf den sog. „Durchbruch“ der Haut, der von Einthoven, Gildemeister und Freiberger näher untersucht worden ist, hingewiesen, der bei der Berechnung des Körper-

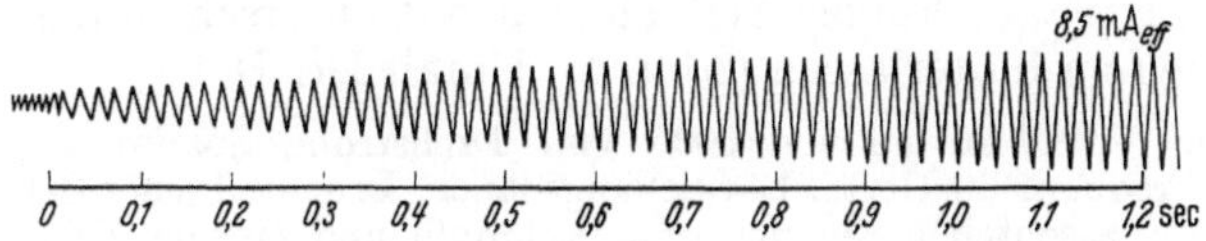

Abb. 3. Oszillogramm eines Durchschlages der Hornhaut
(nach Freiberger) (s. Text S. 11 u. 12).

widerstandes eine ausschlaggebende Rolle spielt. Bei Spannungen, die eine bestimmte Größe (etwa 100 V) überschreiten, wird die Haut durchgeschlagen und ihr Widerstand, der vorher noch einige 1000 Ohm war, sinkt auf einige 100 herab. Beobachtet man oszillographisch die Stromstärke zu Beginn einer Durchströmung, so sieht man, daß sie von einem relativ kleinen Wert erst allmählich zu ihrer vollen Größe ansteigt (s. Abb. 3), d. h., es dauert einige Zeit, bis die Isolierungsschicht durchgeschlagen ist.

Beim Betrachten der makroskopischen Bilder können wir zwischen den oberflächlichen, nur auf die Epidermis sich erstreckenden Hautverletzungen und den tiefgreifenden, die Lederhaut, das Unterhautbindegewebe und teilweise sogar die Muskulatur zerstörenden Stromverletzungen unterscheiden. Die ersteren, die leicht übersehen werden können, sind von grauweißlicher Farbe, pergamentartiger, derber Beschaffenheit,

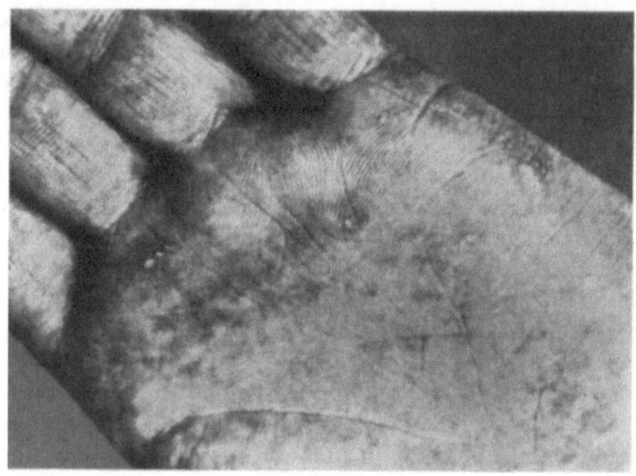

Abb. 4. Elektrische Strommarken: grauweißliche, derbe, pergamentähnliche Hautpartien, ohne entzündliche Reaktion, schmerzlos. Unfall Dr. H., linke Hand (Sammlung PANSE).

ragen oft nicht über das Niveau der Haut hervor, sind reaktionslos und verursachen oft keine Schmerzen. Sie sind nach einigen Stunden besser zu erkennen als unmittelbar nach dem Unfall. Ihre Größe ist sehr verschieden. Wir beobachteten kleinste, fast nur stecknadelkopfgroße, aber auch größere, bis pfennigstückgroße, oft längere und schmale bis zu 2 und 3 cm. Ihre Form ist mannigfach, je nach der berührten Kontaktstelle, punktförmig, rund, oval, sternförmig oder strichähnlich; sie heilen in relativ kurzer Zeit ohne Reaktionserscheinungen ab, teils ohne Narben zu hinterlassen (Abb. 4). Unfall Dr. H.:

Berührung einer Anlage von 6000 Volt Drehstrom, Spannung gegen Erde: 3460 Volt; Frequenz 50 Hertz. Einwirkungsdauer: Bruchteil einer Sekunde. Stand auf geerdeten Eisenteilen. Schuhe und Strümpfe und eiserne Teile des Bodens völlig trocken. Linke Hand an geerdeter Schutzkappe. Berührung der rechten Hand mit einem unter Spannung stehenden Kontakt. Wahrnehmung eines kleinen Aufleuchtens (Funkenübertritt und Knistern), dumpfer Schlag durch den ganzen Körper, dumpfer Gehörseindruck wie ein Glockenschlag; wurde sofort vom Kontakt geschleudert. Strommarken: an der linken Handinnenfläche kleine und einige größere, grauweißliche, derbe, unelastische, die verschiedensten Formen zeigende Hautpartien, die im Niveau der Haut liegen; sie sind frei von Entzündungserscheinungen; an der rechten Hand bedeutend größere, teilweise etwas das Hautniveau, besonders am Rand, überragend, teilweise blasenbildend; einige von ihnen haben eine deutliche hyperämische Randzone und sind schmerzhaft. Sehr eindrucksvoll sagt Dr. H.: „Während die Strommarken an der linken Hand unempfindlich waren, waren die Marken an den Fingern der rechten Hand wie Brandwunden schmerzhaft."

Betrachten wir die Hände eines Schmiedes, so sehen wir oft sehr viele kleinste pergamentartige weißliche Verdickungen der Haut, die sich in nichts von den oben beschriebenen Strommarken unterscheiden; sie sind schmerzlos und entstehen durch glühende und umherfliegende Eisenteilchen beim Bearbeiten von heißem Eisen, und zwar finden wir diese in der Regel an der schwieligen Hautinnenfläche. Abb. 5 zeigt uns bei a) eine derartige Hautverletzung durch ganz kurze Berührung eines Drahtes von 150°: grauweißlich, derb, nicht über das Niveau der Haut hervorragend, schmerzlos, in ihrer ganzen Beschaffenheit völlig gleich den oben beschriebenen Strommarken. Etwas sehr Ähnliches im Vergleich zu Abb. 24 sehen wir nun auch bei Abb. 5b, bei der gleichzeitigen Berührung des Drahtes von 150°, nur um den Bruchteil einer Sekunde länger als bei 5a. Diese Hautverletzungen ragen etwas über das Niveau der Haut hervor, sind fast blasenartig, von grauweißlicher Farbe, umgeben von einem schmalen Entzündungswall und brennen ziemlich stark. Sie sind völlig gleich den bei dem Unfall Dr. H. beschriebenen; sie heilen ab, ohne eine Spur zu hinterlassen. Wir können also makroskopisch nicht unterscheiden zwischen elektrischen Strommarken und oberflächlichen Wärmeverletzungen. Von diesen kleinsten Strommarken an sehen wir alle nur

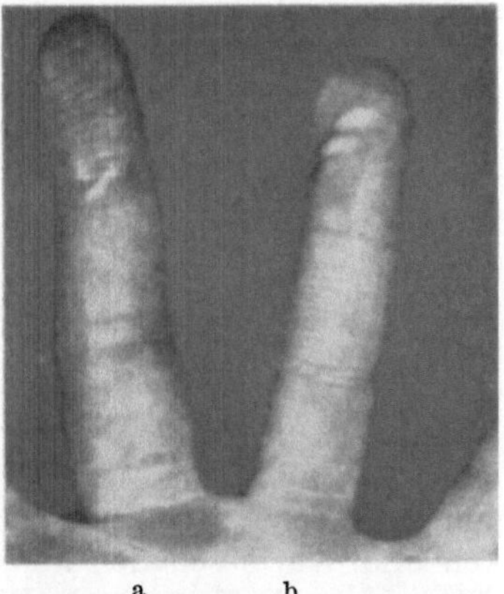

Abb. 5. Im Vergleich zu Abb. 4 durch Wärme erzeugte Hautverletzung (Selbstversuch). a) Grauweißliche, derbe Hautpartien, schmerzlos, ohne Entzündungserscheinungen; b) grauweißliche, blasenähnliche Hautverletzungen, schmerzhaft mit entzündlicher Randzone.

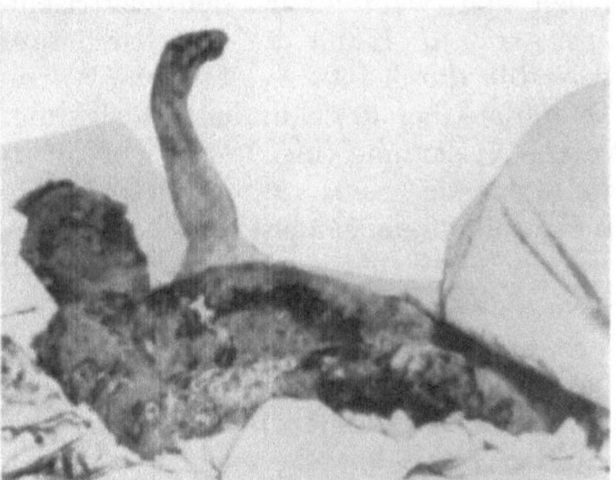

Abb. 6. Ausgedehnte Verbrennungen nach Berührung einer Hochspannungsleitung (vgl. Kap. IV, S. 14).

denkbaren Formen und Grade von Hautschäden, die abhängig sind von den Werten, die die Joulesche Wärme bedingen; je nach dem berührten Gegenstand sehen wir runde, ovale, längliche, oft auch bei Berührung an Drähten strichartige Verletzungen (elektrothermische), oft mit tiefgreifenden, sogar bis auf die Muskulatur reichenden Störungen. (Beispiel: 220 V, Mindestwiderstand des menschlichen Körpers etwa 550 Ohm, da-

her größter Strom 0,4 A. Kleine, rundliche ovale Strommarken.) Die
schwersten Grade von Verbrennungen, die bisweilen sogar zu Verkoh-
lungen (Abb. 6) führen, treffen wir nur bei Hochspannungsunfällen, da
nur hierbei die für die schweren Verbrennungen notwendigen großen
Ströme durch den Körper fließen können. Anders liegen die Verhältnisse
natürlich bei Lichtbogenverletzungen; hier kann auch bei Niederspannung
der Strom sehr groß werden, da er nicht über den Menschen fließt. Die Hochspannungsunfälle spielen eine nicht unerhebliche Rolle einerseits bei Nierenerkrankungen — JENNY, FISCHER und FRÖHLICHER haben in jüngster Zeit
weitere Untersuchungen und therapeutische Erfahrungen veröffentlicht,
die wir im Kap. Vg, S. 116, eingehend besprechen werden — und andererseits bei den Erkrankungen des Zentralnervensystems (Kap. VI, S. 123).

Es sei nur kurz auf die Frage eingegangen: Sind die Strommarken als
spezifisch elektrische oder als Wärmewirkungen zu deuten? Diese Betrachtungen gerade im Rahmen unseres Themas anzuschneiden, ist deshalb erforderlich, weil wir diese elektrischen Vorgänge in Parallele zu
später zu erörternden Vorgängen an den inneren Organen setzen müssen.
Wir haben zu diesem Zweck Untersuchungen an Leichenhaut und an
lebender Haut durchgeführt[1] und haben dabei folgende Beobachtungen
gemacht: Irgendwelche prinzipiellen Unterschiede zwischen Strommarken und Wärmeschäden können makroskopisch nicht festgestellt werden (vgl. S. 15 u. 16). Da die Elektroden zur Erzeugung sowohl der Wärme
als auch der Elektrizität gleich waren, sind auch die Hautverletzungen
in der Form einander völlig gleich. Es bestehen lediglich bei den einzelnen Temperaturgraden Unterschiede, die darauf beruhen, daß bei den
Wärmeeinwirkungen die geforderten Temperaturen von Anfang an gegeben sind, während bei den elektrischen Einwirkungen die Temperaturen erst im Laufe der Durchströmung entstehen. So sind beispielsweise die durch 150° entstandene Wärmeverletzung und die durch 350
bis 400 mA bei 30 Sekunden Einwirkung (etwa 75° C) entstandene elektrische Verletzung (hier kommt es auf die Stromdichte, nicht allein auf
die Stromstärke an; vgl. S. 11) einander sehr ähnlich und nicht voneinander zu unterscheiden: rundlich etwas eingesunken, der Grund eben
bräunlich gefärbt, von einem grauweißlichen Rand umgeben und von
äußerst derber Konsistenz.

So haben wir also gesehen, daß ein prinzipieller Unterschied zwischen
elektrischer Strommarke und Verbrennung nicht besteht, und wenn wir
uns noch einmal die oben erwähnten klinischen Brandspuren an den
Händen der Schmiede vergegenwärtigen, so ist klar, daß auch schon
makroskopisch ein Unterschied nicht erwartet werden kann. Es wird
jedoch durch die technische Unfalluntersuchung stets möglich sein, die
Strommarke als elektrische Verletzung zu erkennen, da es kaum anzunehmen ist, daß jemand gleichzeitig Verbrennungen durch andersartige
Wärmeeinwirkungen und elektrischen Strom erhält.

Bei der Untersuchung von Erkrankungen der inneren Organe ist der
Nachweis von Strommarken oft ein wertvoller Hinweis auf den Strom-

---

[1] Virchows Arch. **295**, 679 u. 691 (1935).

weg: sie als typisch elektrische Narben erkennen zu wollen, ist praktisch nicht möglich; wir müssen zur Ermittlung des Stromweges auch die Unfalluntersuchung und die Angaben des Erkrankten als Unterlagen für die Beurteilung zu Rate ziehen. Nur in wenigen Fällen entsprechen die Narben dem Bild der kleinen warzenartigen Strommarken und bilden einen Krater, in der Mitte eingesunken, äußerst derb, von grauweißlicher Farbe, ohne entzündliche Erscheinung (Abb. 7). Auch die sogenannten elektromechanischen Verletzungen können wir in ihrem Heilungsstadium oftmals noch deutlich erkennen; wir finden strichartige weißliche Hautverdickungen, entsprechend der Berührung mit stromführendem Draht, der die Hautverletzung nach sich gezogen hat.

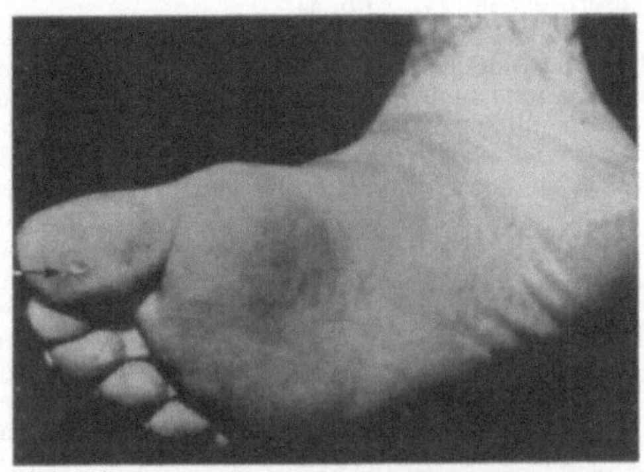

Abb. 7. Warzenartige Stromnarbe: ⋏

Wesentlich anders heilen die ausgedehnten Verbrennungsverletzungen, die stets große strahlige Narben an der Haut der Verletzten hinterlassen.

Das mikroskopische Bild, mit dem sich vor allem WEGELIN, SCHRIDDE, KOEPPEN und GERSTNER beschäftigt haben, sei hier nur kurz gestreift, weil seine Deutung den wissenschaftlichen Streit zwischen Verbrennung und spezifisch elektrischer Einwirkung am heftigsten hervorgerufen hat. Nach unseren Untersuchungen ist er in Übereinstimmung mit WEGELIN dahin entschieden, daß es wohl näher liegt, auch die Ausziehung der Epithelien in den reinen Strommarken als Folge der Jouleschen Wärme aufzufassen. Der physikalische Unterschied im Hinblick auf die Entstehung der Strommarke besteht, wie wir es oben gezeigt und worauf WEGELIN und GERSTNER treffend hingewiesen haben, darin, daß die Temperaturerhöhung bei elektrischen Hautverletzungen durch Joulesche Wärme in der Haut selbst entsteht, während bei Wärmeeinwirkung die Temperatur von vornherein gegeben ist und von *außen* auf die Haut einwirkt. Es sei deshalb kurz

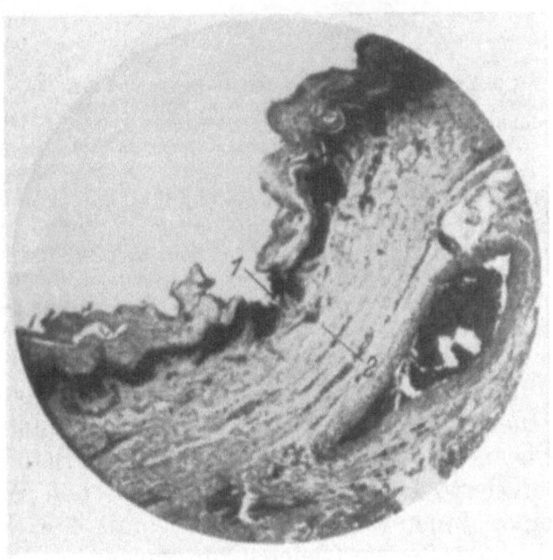

Abb. 8. Elektrische Strommarke ⋏ 1 Durchschlag ⋏ 2 geringes Ödem des unter dem Epithel liegenden Gewebes.

eine experimentell erzeugte Strommarke skizziert: Im Epithel liegen große blasige Kerne, die eine deutliche Schrumpfung zeigen, wodurch an Stelle der Kerne Vakuolen entstanden sind. Steigt die Stromdichte an, so ist die Struktur des Epithels kaum

noch zu erkennen, da sich die Kerne mehr und mehr verdichtet haben; ihre Färb-
barkeit (Basophilie) nimmt zu, und schließlich sehen wir nur noch lang ausgezogene
dunkle, kommaartige Gebilde, die nach einer bestimmten Richtung gestellt sind
(Kernausziehung und Kernrichtung) (Abb. 8). Besonders hervorzuheben ist der
auffallende Befund an der Hornhaut, den wir als elektrischen Durchschlag bezeichnen: die Hornhaut ist über den beschriebenen Veränderungen des Epithels
unterbrochen (vgl. Abb. 4).

Bei dieser eben beschriebenen Strommarke ist bereits das unter dem Epithel
liegende Bindegewebe homogenisiert. Diese beginnenden Homogenisierungen treten
im Experiment bei etwa 0,5 Kalorien pro Sekunde auf. In Form eines Kegels, dessen Grundfläche der Kontaktstelle entspricht und dessen Spitze nach der Tiefe
des Gewebes zu zeigt, schreiten die Homogenisierungen mit steigender Joulescher
Wärme in den tieferen Gewebspartien fort. Das geschädigte Gewebe imponiert bei der
gewöhnlichen Hämotoxylin-Eosin-
Färbung durch seine intensiv blaue
Farbe, die sich scharf gegen das Rot
des Normalen abhebt. Im Gegensatz
zum Epithel treten jetzt nicht die
Veränderungen an den Kernen in
den Vordergrund, sondern die an den
Bindegewebsfasern. Diese sind stark
gequollen, wodurch die lockere Struktur des Unterhautzellgewebes allmählich verlorengeht, bis die einzelnen
Fasern nicht mehr zu erkennen sind
und lediglich eine homogene Masse
mit Kernresten übrig bleibt. Am
Rande dieser veränderten Gewebspartien sind oft die normalen Ge-
websspalten zu großen runden Hohl-
räumen ausgebildet, zu den sogenannten Hitzewaben. Diese Waben-
bildung sehen wir schon bei der folgenden kleinen Strommarke (Abb. 9),
bei der ebenfalls die Hornhaut, breiter
als bei der vorherigen, durchschlagen
ist. Auch hier ist das Bindegewebe
schon homogenisiert, die Bindegewebszellen imponieren lediglich noch

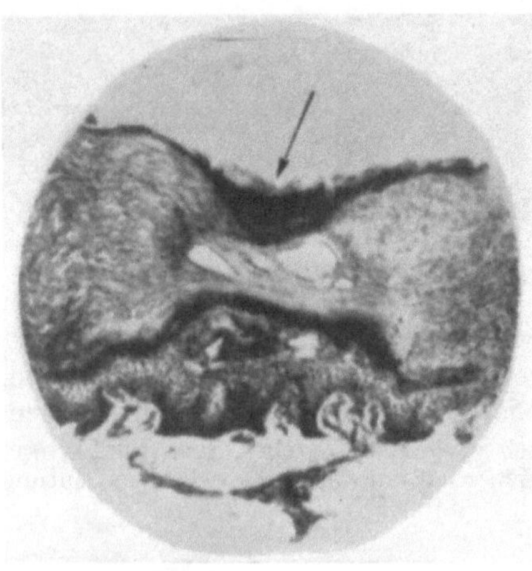

Abb. 9. Strommarke, nur in der Hornhaut und den
oberen Epithelschichten nachweisbar, mit Waben-
bildungen, Durchsiebung, Ausrichtung der Zellen:
➤ (vgl. JENNYs Untersuchungen, Kap. Vg, S. 118).

als schmale, kommaähnliche Gebilde; das von seinem Verband getrennte Epithel
ist dunkelblau verfärbt; die einzelnen Zellen, die kaum noch zu erkennen sind,
sind lang gezogen, im übrigen Epithelrest sind bereits Kerntrümmer nachweisbar.
Die Kernausziehung an den Rändern ist ebenfalls vorhanden (Abb. 9).

Die reinen Wärmeverletzungen der Haut zeigen in allen Einzelheiten das gleiche
Bild, worauf ich in diesem Zusammenhang nicht eingehe, sondern lediglich auf
meine Arbeit in Virchows Arch. **295**, 679 (1935) hinweise.

Die größte Bedeutung bei der Differentialdiagnose zwischen elektrischen Strommarken und Wärmeschädigung der Haut kommt den *histochemischen Metalleinlagerungen* zu. Schicken wir nämlich durch eine
ionisierte Lösung einen 50periodischen Wechselstrom, so kommt es zu
einer Ionenwanderung und somit zur Elektrolyse, da die einzelnen
Stromstöße wie Gleichstrom wirken; es tritt ein Gleichrichtereffekt auf,
der *infolge der raschen Aufeinanderfolge* der Richtungswechsel nicht auf-
gehoben wird. Derartige Vorgänge müssen sich naturgemäß auch im
Organismus abspielen; es ist deshalb anzunehmen, daß die Säureionen
mit dem Elektrodenmaterial Salze bilden, die in das Gewebe diffundie-
ren. Diese Metallsalze können wir histochemisch nachweisen. Bereits

SCHRADER hat derartige Versuche mit Wechsel- und Gleichstrom durchgeführt und beschrieben. Unsere Untersuchungen sollten lediglich an Strommarken die bisherigen Erfahrungen bestätigen. In den meisten Fällen ist es möglich, den histochemischen Metallnachweis zu erbringen, wobei zu bemerken ist, daß die Eisenreaktion von der auf das Gewebe einwirkenden Stromdichte abhängig ist; wenn die Einwirkungsdauer nur kurz war, blieb die Eisenreaktion negativ. Bei den nicht elektrischen Hautverletzungen, die wir durch Einwirkung verschiedener Temperaturen erzeugt haben, sind die Eisenreaktionen in allen Fällen negativ ausgefallen.

Eine sehr empfindliche und wertvolle Methode zur Untersuchung von Metalleinlagerungen ist die spektroskopische, die von W. GERLACH angegeben wurde, auf deren Wert auch WEGELIN hinweist. Durch sie können oft erhebliche Mengen von Kupfer, Blei, Eisen und in einigen Fällen auch Zink, Aluminium, Silber und Gold festgestellt werden. Dieser histochemische Metallnachweis ist die einzige Möglichkeit, eine Differentialdiagnose zwischen Wärmeverletzungen und elektrischen Hautverletzungen zu stellen.

Zusammenfassung.

Den beschriebenen „Strommarken" kommt für die elektrischen Unfälle eine sehr hohe, ja oft eine entscheidende Bedeutung zu. Sie haben als Ausdruck der Wärmeentwicklung an den Ein- bzw. Austrittsstellen des elektrischen Stromes makroskopisch und mikroskopisch das oben im einzelnen skizzierte Bild; die histochemische, insbesondere die spektroskopische Untersuchung der Strommarke erhärtet die spezifischen elektrischenHautverletzungen.

Nur kurz sei erwähnt, daß bei tiefgreifenden Hautverletzungen Zerstörungen der Gefäße, der Muskulatur (Abb. 10) und der Nerven mit entzündlichen Reaktionen, oft ansteigenden interstitiellen Entzündungen (Abb. 11) vorkommen, die unser Interesse deshalb erwecken, weil von ihnen Komplikationen, wie Thrombophlebitiden, periphere Nervenent-

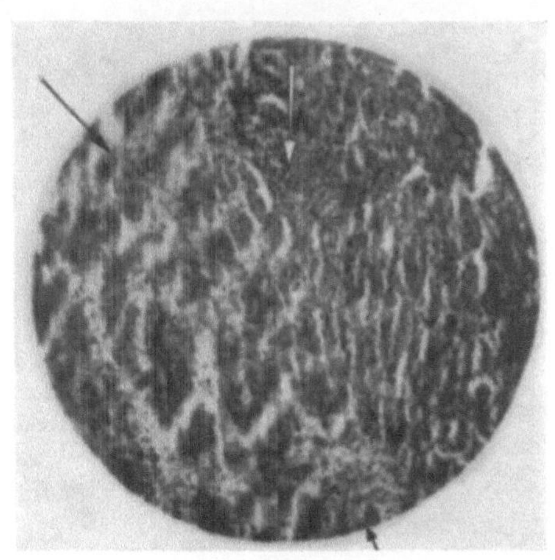

Abb. 10. Zerstörung der Muskulatur mit starker entzündlicher Reaktion nach elektrischer Einwirkung. (Vgl. JENNYs Untersuchungen, Kap. Vg, S. 118.)

zündungen (Abb. 12) u. a. ausgehen können. Auch spielen diese Entzündungserscheinungen eine maßgebende Rolle bei den unten zu besprechenden chemischen und morphologischen Blutveränderungen.

Wenn wir nun kurz die anatomischen Veränderungen der inneren Organe nach elektrischen Unfällen besprechen, so stelle ich mit Absicht an den Anfang unserer Erörterungen die bisher bekannten Beobachtungen an den Lungen, weil gerade diese Veränderungen nicht nur zu den heftigsten Meinungsverschiedenheiten in bezug auf die Todesursache bei einem elektrischen Unfall geführt haben, sondern weil sie auch eine große Bedeutung für die Beurteilung von Lungenerkrankungen, insbesondere der Lungentuberkulose, erlangt haben.

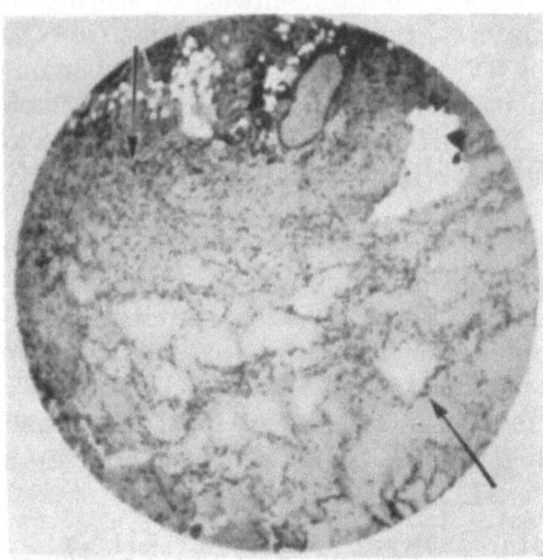

Abb. 11. Ödem des Unterhautzellgewebes mit interstitieller Entzündung nach elektrischer Stromeinwirkung. (Vgl. JENNYs Untersuchungen, Kap. Vg, S. 118.)

WEGELIN hat von 25 Fällen 15mal ein Ödem der Lungen feststellen können, in einem ähnlichen Verhältnis, wie es auch SCHRIDDE zeigen konnte (von 36 Fällen 21mal). Diesen Befund konnten wir nicht bestätigen; wir stützen uns dabei auf die von ALVENSLEBEN gesammelten Obduktionsfälle elektrisch Verunglückter, eine reichhaltige Sammlung, deren Studium deshalb so interessant und wertvoll ist, weil nicht nur von einem in einer ganz besonderen Richtung forschenden Pathologen Ergebnisse vorliegen, sondern weil die Obduzenten erstmals und oft nur einmal objektiv den Befund bei einem tödlich Verunglückten beschreiben. Dabei ergibt sich nun die überraschende Feststellung, daß ein ausgesprochenes Lungenödem in keinem Fall unter 233 Obduktionsprotokollen[1] zu finden ist, daß lediglich in 14 Fällen aus der Beschreibung auf einen vermehrten Saftgehalt der Lungen geschlossen werden kann.

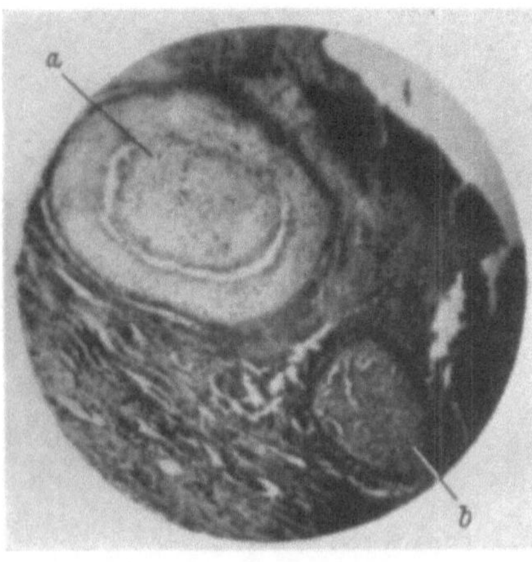

Abb. 12. a ÷ Frische Thromben in elektrisch geschädigtem Gewebe; b ÷ Entzündung der Nerven. (Vgl. JENNYs Untersuchungen, Kap. Vg, S. 118.)

Um Mißverständnisse auszuschließen, gehe ich im folgenden kurz auf die verschiedenen Formen des Lungenödems ein, wobei ich mich im wesentlichen an die Auffassung von CEELEN anlehnen möchte. Er unterscheidet, wenn er seiner Betrachtung die ödemauslösende Ursache

---

[1] 28 Obduktionen habe ich davon selbst ausgeführt.

zugrunde legt, Stauungsödeme, hämatogene, aerogene und neurogene
Ödeme. Stauungsödeme bei den akuten tödlichen Elektrounfällen sind
nicht wahrscheinlich, da in der Regel die Verunglückten völlig kreislaufgesund sind; irgendwelche Zeichen einer Stauung, wie Herzfehlerzellen oder verbreiterte Interstitien, sind nicht festzustellen. Auf die
hämatogenenen Ödeme brauche ich nicht einzugehen, da ihre Ursachen
bei elektrischen Unfällen nicht in Frage kommen. Anders verhält es sich
schon bei den sogenannten aerogenen Ödemen, besonders den toxischen,
welche oft den Tod nach sich ziehen. Diese toxischen Ödeme, durch
ödemerzeugende toxische Stoffe ausgelöst, bieten jedoch anatomisch
sowohl makroskopisch als auch mikroskopisch, ein grundverschiedenes
Bild, das ja jedem Anatomen bekannt ist. Es sei nur erwähnt, daß ich
unter 233 Obduktionsprotokollen nach elektrischen Unfällen nicht ein-

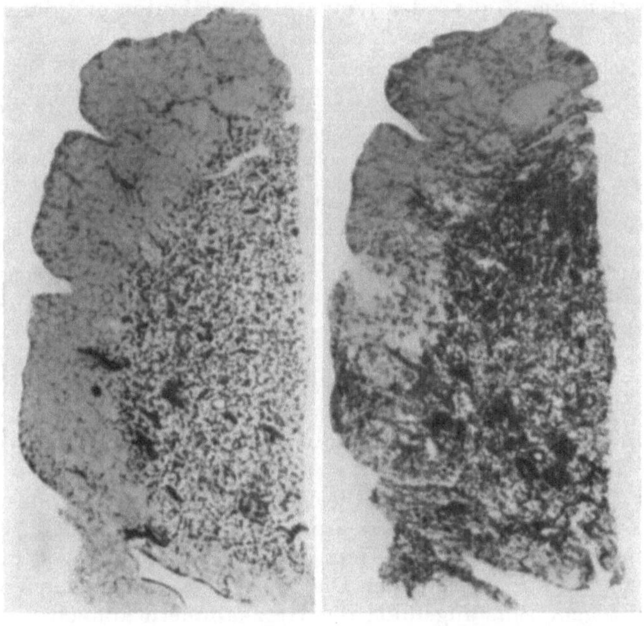

a   b

Abb. 13. Randemphysem und zentrale Blutüberfüllung der Lungen.
a Schematische Zeichnung; b Originalphotographie.

mal ein derartiges Bild gefunden habe. Etwas näher läge der Gedanke,
daß beim elektrischen Tod ein sogenanntes neurogenes Ödem entstehen
könnte, weil immer wieder auf die zentralen Schädigungen und Reize
bei elektrischen Einwirkungen hingewiesen wird. Man könnte daran
denken, daß durch zentral bedingte, reflektorisch ausgelöste Änderungen
der Lungendurchblutung oder durch Vagusreizung das Bild des Lungenödems entsteht.

Was zeigt uns nun das anatomische Bild? Makroskopisch fällt eine erhöhte Konsistenz und starker Blutreichtum der Lungen bei geblähten

Randpartien auf; im Durchschnitt sind die Unterlappen dunkelrot, die
Oberlappen etwas weniger dunkel gefärbt, und eine blutige Flüssigkeit,
besonders stark in den Unterlappen, läßt sich, vermischt mit reichlichen
Luftbläschen, abstreichen; man könnte hierbei an Lungenödeme denken,
jedoch sind alle Partien der Lungen noch lufthaltig, aus den großen und
kleinen Lungengefäßen fließt reichlich Blut ab. Im Übersichtspräparat
(Abb. 13) sind die Randpartien der Lungen gebläht, es hat sich ein sogenanntes Randemphysen gebildet, das zum Teil auf die künstliche Beatmung, zum Teil auf die agonale Atmung zurückzuführen ist: im Zen-
trum findet sich eine erhebliche Blutüberfüllung, welche sich bei mikroskopischer Betrachtung bis in die feinsten Kapillaren hinein erstreckt.
Das gleiche Bild sehen wir auch im akuten Tierversuch, bei welchem wir
in unseren sämtlichen 200 Versuchen (an Hunden, Katzen, Kaninchen,
Meerschweinchen) nicht einmal ein Lungenödem, auch nicht am dekapitierten, am vagus- oder sympathicusgelähmten und dann elektrisch
getöteten Tier beobachten konnten.

Beispielsweise sehen wir bei einem drei Tage nach dem tödlichen elektrischen
Unfall obduzierten Verunglückten (Spannung 220 Volt) folgendes Bild: hochgradige
Blutüberfüllung der Lungen, mikroskopisch in den Alveolen massenhaft rote Blut-
körperchen mit einigen Leukozyten und vereinzelt geronnener seröser Flüssigkeit.
Diesen Befund müssen wir als ein sogenanntes hypostatisches Lungenödem an-
erkennen, welches sich nach dem Tode durch Rückenlage der Leiche verstärkt hat.
Jedoch kommt, worauf auch CEELEN hinweist, dieser Veränderung eine klinische
Bedeutung nicht zu. Ich habe in meinen Arbeiten vermieden, die akut eintretende
Blutüberfüllung des venösen Systems und der inneren Organe bei akutem elektrischem Tode als Stauung zu bezeichnen, um nicht die Aufklärung des Todes-
mechanismus durch diese Bezeichnung zu erschweren.

Irgendwelche anderen Befunde sind beim plötzlichen Tod nicht bekannt; hier und da sind vereinzelte Blutaustritte auf der Pleura und
dem Epikard beobachtet worden, aber, wie schon erwähnt, nur bei tödlichen Unfällen, nicht im Tierexperiment, wenn die Tiere nach Abklingen eines Elektroschocks getötet wurden. Deshalb kommt den kleinen
Blutaustritten eine klinische Bedeutung nicht zu.

Nur der Vollständigkeit halber sei kurz auf die anatomischen Herzbefunde eingegangen; ich verweise auf meine Arbeit in den „Ergebnissen
der Inneren Medizin". Das Herz ist bei elektrischem Tod oft stark erweitert (Herzstillstand in der Diastole), insbesondere die Vorhöfe, und
mit flüssigem Blut angefüllt; die Herzkammern können von Blut leer
sein, die Herzkranzgefäße sind ebenfalls prall gefüllt und treten wie bei
einem Injektionspräparat hervor (Abb. 18b). Irgendwelche Veränderungen an den Klappen sind nicht vorhanden, auch nicht zu erwarten.
Mikroskopisch sind bisher im Herzmuskel irgendwelche, den Nachprüfungen standhaltende Befunde[1] (Nekrosen oder Schwielen) noch nicht
gefunden worden (vgl. auch WEGELIN).

Ganz besonders auffallend ist jedoch gerade beim akuten elektrischen
Tod eine starke Blutüberfüllung des gesamten venösen Systems, die

---

[1] BÜCHNER hat selbst bei der akuten Coronarinsuffizienz, die er experimentell
am Kaninchen durch 15 Minuten lange körperliche Belastung erzeugte, in den
ersten Stunden nach der Anstrengung keine wesentlichen Veränderungen im Herzmuskel festgestellt.

naturgemäß nur bei ganz frischen Obduktionen und besonders schön im Tierversuch zu erkennen ist; die kleinsten Venen der Peripherie bis zu den Halsvenen, die Abdominalvenen und großen Hohlvenen, auch die Hirnleiter sind mit flüssigem Blut prall gefüllt. An den Arterien sind jedoch bisher irgendwelche pathologische Veränderungen, die auf die elektrische Einwirkung zurückgeführt werden könnten, nicht beobachtet worden, abgesehen von den bei starken Verbrennungen auftretenden Zerstörungen an den betreffenden Organen der Körperpartien. Diese Beobachtungen sind meines Erachtens deshalb so wichtig, weil mir mehrere Krankheitsfälle bekannt sind, bei denen klinisch eine schwere Arteriosklerose oder BÜRGERsche Erkrankung vorlag, die auf das elektrische Trauma zurückgeführt wurde. Ich komme bei der Besprechung der Gefäßerkrankung noch hierauf zurück.

Die bisher bekannten anatomischen Veränderungen an den übrigen inneren Organen, Leber, Milz, Nieren, Schilddrüse, Magen, können im Zusammenhang besprochen werden. Bei dem akuten elektrischen Herztod fällt makroskopisch eine starke Blutüberfüllung dieser Organe und der Schleimhäute auf, sogar vereinzelte Blutungen kommen vor; die Blutüberfüllung der Kapillaren kann beispielsweise in der Niere so erheblich sein, daß die Glomeruli als kleine rote Pünktchen erscheinen, was wohl NEUREITER zur Diagnose einer akuten Glomerulonephritis veranlaßte; auf diesen Irrtum weist auch WEGELIN hin. Irgendwelche anderen pathologischen Befunde sind in unserem großen Material von den Obduzenten nicht erhoben worden.

Mikroskopisch sind in fast allen Organen kleinste perivaskulare Blutaustritte festzustellen, die wir in unserer anatomischen Arbeit als Ausdruck einer Gefäßlähmung in Anlehnung an das RICKERsche Stufengesetz deuten. Unsere darauf aufgebauten physiologischen Versuche haben uns gelehrt, daß die so imponierende Blutüberfüllung des venösen Systems auf den bei jeder elektrischen Reizung auftretenden maximalen Krampf der quergestreiften Muskulatur zurückzuführen ist, infolgedessen es, wie auch WEGELIN meint, zu Blutaustritten kommt. Ich habe schon an anderer Stelle darauf hingewiesen, was auch aus meiner anatomischen Arbeit hervorgeht, daß diese Blutaustritte wohl bei elektrisch getöteten Tieren festzustellen sind, nicht aber bei Tieren, die einmal elektrisiert und nach Stunden oder Tagen getötet wurden, eine Beobachtung, die besonders für die unten zu besprechenden Hirn- und Rückenmarkserkrankungen von Wichtigkeit ist. Nach schweren Verbrennungen, bei denen wir Albuminurien beobachteten, sind toxische Schädigungen der Nieren durch Eiweißabbauprodukte festzustellen, ähnlich wie sie auch in der Leber beschrieben worden sind. WEGELIN hat ferner bei einer Starkstromverbrennung eine ausgedehnte nekrotisierende Enteritis beobachtet, wobei er an eine infektiös-toxische Entstehung denkt, da die Brandwunden stark vereitert waren.

Es sei nun noch auf die anatomischen Untersuchungsergebnisse am Zentralnervensystem hingewiesen, die nur kurz skizziert werden sollen. Es handelt sich dabei um die sogenannten kleinsten perivaskularen Blutaustritte und um die Veränderungen an den Ganglienzellen und dem

Gliagewebe. Die Blutaustritte sind sehr häufig beobachtet worden; von SCHRIDDE sind sie als Kunstprodukt angesehen worden; WEGELIN hat in zwei Fällen, in denen er das Gehirn mikroskopisch untersuchen konnte, keine Blutungen beobachtet, weist aber darauf hin, daß man einem so guten Beobachter, wie z. B. M. B. SCHMIDT die richtige Erkennung von Blutungen wohl zutrauen dürfte. Auch wir haben sie beim akuten Tod beobachtet, nicht bei elektrisch vorbehandelten und dann getöteten Tieren. HALLERVORDEN hat sechs Gehirne von mir obduzierter elektrisch Verunglückter untersucht und ebenfalls vereinzelt stark gefüllte Venen und Blutaustritte festgestellt. Wir werden an anderer Stelle darauf zu sprechen kommen. Wie aber immer wieder hervorgehoben werden muß, sind die Blutaustritte nicht als typisch für den akuten elektrischen Tod anzusehen, sondern nur als Ausdruck der durch den Muskelkrampf in Verbindung mit der beobachteten Blutdrucksteigerung entstandenen Blutüberfüllung zu deuten. Ich weise auf die Untersuchungsergebnisse von NIEBERLE hin, der auch bei geschächteten oder geschlachteten Tieren ebenfalls derartige, oft sogar wohl wesentlich größere Blutungen beobachtet hat. Es ist notwendig, darauf hinzuweisen, weil bei den Begutachtungen elektrischer Gehirnerkrankungen den Blutungen beim Überlebenden (!) so große Bedeutung beigemessen wird, und dabei sind sie doch nur ein Nebenbefund und nicht auf spezifisch elektrische Schädigungen zurückzuführen ähnlich verhält es sich auch mit den Veränderungen der Hirnsubstanz selbst. HALLERVORDEN und ich haben uns bemüht, irgendwelche der von JELLINEK und LANGWORTHY beschriebenen Ganglienzellveränderungen nachzuweisen, jedoch haben wir deren Befunde nicht bestätigen können. Aber auch WEGELIN verlangt bei der Beurteilung der Veränderungen der Ganglienzellen große Vorsicht; es sei ihm schwer verständlich, daß sich bei sofortigem Tod eine Vermehrung der Gliazellen mit Neuronophagie einstellen soll. Wenn man sehr zahlreiche Gehirne von Menschen, die auf die verschiedenste Weise gestorben sind, mikroskopisch untersucht hat, so wird man sich immer zunächst die Frage vorlegen, ob nicht solche Veränderungen schon vor dem Trauma vorhanden waren, was WEGELIN für wahrscheinlicher hält. Jedenfalls kann er JELLINEK und POLLAK nicht beipflichten, wenn sie Pseudokalkinkrustationen, die sie im Globus pallidus einen Tag nach einem elektrischen Unfall fanden, mit der Elektrizitätseinwirkung in Zusammenhang bringen; denn es scheint mir ausgeschlossen, daß solche Bildungen in so kurzer Zeit entstehen, und überdies sind sie gerade in dieser Gegend ein gar nicht seltener Zufallsbefund.

Zum Abschluß dieses Kapitels sei das typisch anatomische Bild des akuten elektrischen Todes (Herzkammerflimmern), wie wir es oben im einzelnen beschrieben haben, an Hand von zwei Obduktionen aus der jüngsten Zeit zusammenfassend dargestellt:

Unfallergebnis: Frau P., eine 32jährige Frau (Mutter von 4 Kindern), will am 23. 1. 1952 im Keller einer Neubausiedlung, in dem noch Wasser stand, ihrem Mann beim Holzzerkleinern mit einer elektrischen Handlampe leuchten. Beim Berühren der Handlampe, die, wie sich später herausstellte, schadhaft war, fällt Frau P. sofort tot um. (Spannung 220 Volt, Übergangswiderstand praktisch gleich Null, Stromstärkebereich III).

Obduktion: Strommarken an der rechten Hand (Innenfläche) und das auch im nächsten Beispiel nochmals zusammengefaßte Bild des akuten Herzversagens: die maximale Blutfüllung im gesamten venösen System, die Blutüberfüllung der inneren Organe, insbesondere der Milz, Nieren, die maximale Füllung der Vorhöfe des Herzens mit flüssigem Blut, während die Kammern wenig bzw. kein flüssiges Blut enthielten. An den Organen, einschließlich Nervensystem, kein krankhafter Befund.

Wie wertvoll gerade dieser anatomische Befund für die Anerkennung eines tödlichen elektrischen Unfalles ist, sei noch mit folgendem Beispiel gezeigt:

Unfallhergang: H. K. wird am 26. 1. 1952 kurz nach Betriebsschluß von dem Wächter G. H. in einem Maschinenraum vor der Schalttafel tot aufgefunden (s. Abb. 14).

Technische Untersuchung: Die spannungführenden Teile der Schalttafel können nur von dem hinter die Schalttafel führenden Gang, der durch eine Schalttür (versehen mit dem Hinweisschild „Hochspannung, Vorsicht! Lebensgefahr!") allgemein geschlossen gehalten wird, erreicht werden. Nach Aussagen des Meisters H. hatte K. den Auftrag, an der stromlos gemachten Gleichstromtafel Arbeiten auszuführen. Um eine für diese Arbeiten erforderliche elektrische Handbohrmaschine mit Strom zu versorgen, wurde das von der Trafo - Station kommende Kabel unter Spannung belassen. Herr K. hatte nun die Möglichkeit, die Bohrmaschine an die Sicherungselemente (a) anzuschließen und in Betrieb zu nehmen. Die Sicherungselemente(a), der Umschalter (b) und die Kabelschuhe (c) befinden sich im Handbereich und kön-

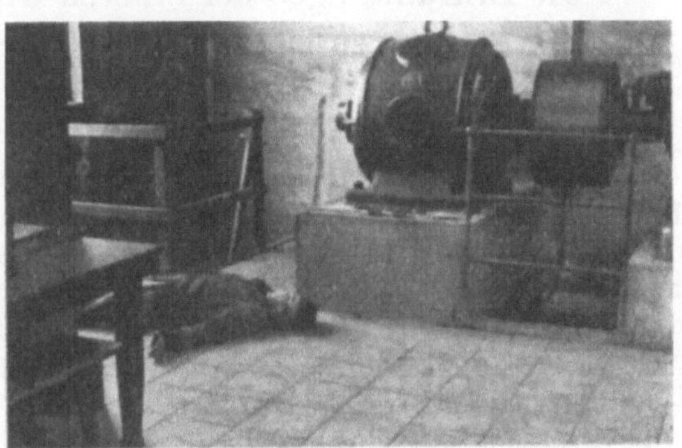

Abb. 14. K. ist in einem Maschinenraum vor der Schalttafel tot aufgefunden worden (Unfall H. K. s. Text).

nen somit zu einem Unfall führen. Besonders gefährdet waren die Hände und der Kopf des Verstorbenen. Es besteht die Möglichkeit, daß K. in gebückter Haltung an den Sicherungen arbeitete und beim Sichaufrichten die in etwa 1,60 m Höhe verhältnismäßig weit vorstehenden Kabelschuhe mit dem Kopf berührte und einen elektrischen Schlag erhielt. Die Kabelschuhe und das Schalttafelgerüst wiesen keine mit bloßem Auge erkennbaren Spuren (Haarreste usw.) auf.

Gerichtliche Leichenöffnung 28. 1. 1952: Oberflächliche Schürfungen an beiden Unterarmen und an zwei Fingern der linken Hand sowie am linken Fußgelenk. Keine Strommarken an Händen, Füßen, Kopf und Rumpf nachweisbar. Halsgefäße mit flüssigem Blut gefüllt. Herzmuskulatur mit Erweiterung der Vorhöfe, die mit flüssigem Blut angefüllt sind (Herzgewicht 535 g). Keine Herzmuskelschwielen, kein Klappenfehler. Starke akute Stauungsblutfülle sämtlicher Organe. Blutflüssigkeitsdurchtränkung der Lungen. Gehirngefäße sehr blutreich. Mäßige Atheromatose der Aorta. Kein auffälliger Geruch der Organe.

Mikroskopische Untersuchung: Herzmuskel: Blutüberfüllung der kleinen und kleinsten Gefäße. Niere: Starke akute Stauungsblutfülle, sonst keine krankhaften Veränderungen. Leber: akute Stauungsblutfülle, sonst kein krankhafter Befund. Milz: akute Stauungsblutfülle. Lunge: akute Blutfülle der Haargefäße.

Die Obduktion zeigt somit das typische Bild des akuten Herz- und Kreislaufversagens, wie wir es oben im einzelnen dargelegt haben. Eine organische Erkrankung war weder zu Lebzeiten des K. bekannt, noch durch die Obduktion festgestellt.

Obwohl Strommarken fehlten, haben wir in Übereinstimmung mit dem Elektroingenieur und Physiker, der die technische Unfalluntersuchung durchführte, insbesondere unter Berücksichtigung des anatomischen Befundes die Entscheidung fällen müssen, daß als Todesursache nur das elektrische Geschehen — also ein tödlicher elektrischer Unfall (Herzkammerflimmern) — verantwortlich gemacht werden kann. Ein kräftiger, gesunder Mann, der tot vor einer Schalttafel gefunden wird, ist somit das Opfer der Berührung spannungführender Teile (Stromstärkebereich III) geworden.

V. Die Erkrankungen der inneren Organe in Beziehung zu elektrischen Unfällen

a) Akute Infektionskrankheiten

Nach dieser kurzen Übersicht über die bisher bekannten anatomischen Befunde an den inneren Organen, die eine wertvolle Unterstützung für die Beurteilung der Erkrankungen nach elektrischen Unfällen sind, kommen wir zu der Besprechung des uns gestellten Themas. Wir sind uns dabei bewußt, daß es nicht immer ganz leicht ist, zu entscheiden, ob das elektrische Unfallereignis für die Entwicklung der entsprechenden Erkrankungen von ausschlaggebender Bedeutung gewesen ist oder nicht. Auch SIEBECK weist ausdrücklich auf die großen Schwierigkeiten bei der Beurteilung des Zusammenhanges innerer Erkrankungen mit äußeren Ursachen hin und fordert, daß auch die „inneren Kräfte" im Organismus, „an die Ausgleich und Heilung gebunden sind", mit berücksichtigt werden. Als Ärzte, die nicht im Fachwissen stecken bleiben, sondern die Blickrichtung auf das Ganze haben, wollen wir bei all unseren Erwägungen und Maßnahmen stets die ganze Persönlichkeit, ebenso aber auch die Umwelteinflüsse und nicht zuletzt den verständlichen Wunsch der Verunglückten mit einflechten. Wir müssen zweifellos oft ein Urteil fällen, das dem Laien, manches Mal auch den Ärzten, die mit diesem Problem zu tun haben, auf den ersten Blick unverständlich sein wird.

Bei den elektrischen Unfällen macht dem Gutachter die Beurteilung und das Abwägen der physikalischen Geschehnisse in ihrer Wirkung auf den lebenden Organismus in vielen Fällen besondere Schwierigkeiten. Eine immer wiederkehrende Verwechslung begegnet uns bei dem Auseinanderhalten von elektrischen Verletzungen und Verbrennungen durch einen elektrischen Lichtbogen. Wir vergeben unserer Würde wirklich nichts, wenn wir uns in allen technisch nicht ganz klar liegenden Fällen von Technikern beraten lassen; es könnte sonst leicht dahin kommen, daß wir uns in unserer Unkenntnis ein falsches Bild von dem physikalischen Vorgang machen und uns mit unserer Wissenschaft der Lächerlichkeit aussetzen; soll es doch Ärzte (JELLINEK!)[1] geben, die glauben, daß die physikalischen Gesetzmäßigkeiten (z. B. Ohmsches Gesetz) vor dem lebenden Organismus haltmachen.

Wenn ich nun mit den „akuten" Infektionskrankheiten beginne, so wird mancher achselzuckend fragen: „Was haben Infektionskrankheiten mit elektrischen Unfällen zu tun?" Da möchte ich ihm folgenden Erkrankungsfall vorhalten:

Fall 1: Va. Hans B. Unfalltag 1. 6. 1939, Alter 14 Jahre. B. berührte mit der rechten Hand einen Leitungsdraht, der unter Spannung stand (220 Volt Wechselstrom). Dauer der Berührung etwa 20 Sekunden. Stromweg wahrscheinlich nur über die rechte Hand und Unterarm geflossen. Mit den Füßen stand B. auf einer trockenen Holztreppe. Verbrennungen am rechten Unterarm und an sämtlichen Fingern der rechten Hand. Zwei Tage später, rein zufällig nach dem Unfall, wird B. wegen einer typischen, hochroten Angina mit Scharlach in das Krankenhaus O. eingewiesen, als Komplikation entwickelt sich eine Scharlachnephritis. Der Durchgangsarzt, Dr. B. G., sowie der behandelnde Krankenhausarzt sehen das Krankheitsbild als typischen Scharlach an; erst von weiteren Gutachtern wird die Erkrankung als Wundscharlach im Anschluß an die elektrischen Verbrennungen angesehen.

Die Häufigkeit des Auftretens von Wundscharlach kann man im allgemeinen mit TIMPE dahin beantworten: „So häufig der Scharlach ist, so selten ist der Wundscharlach." Darum besteht bei Vorliegen eines Scharlachs meistens schon die größere Wahrscheinlichkeit dafür, daß er nicht auf einen Betriebsunfall, bei dem keine offene Wunde entstanden ist, zurückzuführen ist. Zur Anerkennung ist nicht nur das Vorliegen einer offenen Wunde unbedingte Voraussetzung, sondern darüber hinaus muß weiterhin gefordert werden, daß das Exanthem von der *Wunde* ausgeht und daß nicht ein gewöhnlicher Scharlach des Nasen-Rachen-Raumes vorliegt, der als interkurrente Erkrankung unabhängig vom Unfall auftritt. Dabei ist zu bedenken, daß sich hinter jeder Angina ein Scharlach verbergen kann. Die größere Wahrscheinlichkeit besteht deshalb in den meisten Fällen mehr dafür, daß ein gewöhnlicher Nasen-Rachen-Scharlach, der nicht mit dem Unfall in ursächlichem Zusammenhang steht, während eines Unfalleidens auftritt, als dafür, daß der Scharlach mit dem erlittenen Unfall in ursächlichem Zusammenhang steht. Auf unseren Fall bezogen, ist ein Unfallzusammenhang absolut abzulehnen, da einmal das Exanthem nicht von dem rechten Unterarm ausgegangen ist, zum anderen, da ja vor allem eine klinisch einwandfreie typische Scharlachangina vorgelegen hat, die einmal zufällig mit einem elektrischen Trauma zusammengefallen ist. Ich glaube, daß dieser Er-

---

[1] In dem 1932 erschienenen Buch „Elektrische Verletzungen" schreibt JELLINEK: „Die Gesetze der Elektrophysik hören dort auf, wo der Strom in den menschlichen Körper eindringt." „Vom technischen Standpunkte des Stromflusses aus darf nicht außer acht gelassen werden, daß die im menschlichen Körper vorgezeichneten besten Stromleiter die Blutbahnen sind, welche alle zum Herzen führen." Das mir vorliegende Exemplar der Preußischen Staatsbibliothek hat von einem früheren kritischen Leser außerordentlich interessante Randbemerkungen, wie „Wunderglaube" und sogar ein „f", gleichbedeutend mit falsch! Daraus kann man entnehmen, daß außer mir auch andere kritische Leser Anstoß an diesen absolut haltlosen Behauptungen genommen haben. Es würde zu weit führen, hier näher darauf einzugehen.

krankungsfall nicht klarer liegen kann und daß deshalb ein Unfallzusammenhang des Scharlachs mit den elektrischen Verletzungen nicht vorliegt.

Es ist überhaupt fraglich, ob von elektrischen Hautwunden ein Wundscharlach ausgehen kann. Eine immerhin ganz wichtige bekannte Beobachtung ist nämlich die, daß gerade die elektrischen Verbrennungen in den ersten Tagen nach dem Unfall keimfrei sind, allerdings nicht, wie JELLINEK meint, bis zur Vernarbung, sondern eben nur im Anfangsstadium; auch elektrische Brandwunden können, wie ich es zeigen konnte, sekundär infizieren. Wenn von einer derartigen Hautverletzung einmal ein Wundscharlach ausgehen sollte, ist nach den von TIMPE vorgeschlagenen Richtlinien zu entscheiden.

Es ist nicht Aufgabe dieser Abhandlung, auf die elektrischen Verbrennungen, deren Entwicklung und Behandlung einzugehen; dazu sind berufene Chirurgen heranzuziehen. Der Vollständigkeit halber, gerade um zu zeigen, daß auch elektrische Vebrennungen mischinfiziert sein können, sei kurz ein Fall skizziert, bei dem Tetanuserkrankung aufgetreten ist:

Fall 2: Va. Oswald F. Unfalltag 15. 1. 1928, Alter 43 Jahre. 10 kV (Hochspannung). Kleinere Stromverletzungen am kleinen Finger der linken Hand und etwa drei markstückgroße an der linken Fußsohle. 15 Tage nach der Verletzung bemerkte F. ein spannendes Gefühl in der Gegend beider Unterkieferwinkel, welches auch weiter unten nach dem Hals zu zog, so daß er den Mund schlecht öffnen und Speisen nur mit Mühe zu sich nehmen konnte. Die Beschwerden wurden immer stärker, so daß F. kaum noch den Mund öffnen konnte. Therapie: Wundrevision und Umspritzen mit Tetanusantitoxin, intravenös: Tetanusserum.

SOMMER hat in seinem Referat auf dem Chirurgenkongreß 1940 bereits betont, daß die Ansicht JELLINEKs, bei elektrischen Verletzungen seien die für die allgemeine Therapie gültigen Regeln der Behandlung von Brandwunden nicht aufzustellen, auf keinen Fall aufrecht erhalten werden kann. So zeigt uns auch gerade die vorliegende Tetanuserkrankung, daß auch elektrische Wunden durch Bakterien, in unserem Falle durch Tetanusbazillen, verunreinigt werden können. Warum sollte es auch gerade bei elektrischen Verletzungen nicht zu sekundären Entzündungserscheinungen kommen? Womit sollte eine solche Ausnahmestellung begründet sein? (Vgl. S. 11 u. 12.) Im Tierversuch haben wir (KOEPPEN) starke von Strommarken ausgehende sekundär infizierte Entzündungen klar und einwandfrei nachgewiesen.

Im Verlauf dieser Arbeit hoffe ich noch öfter zeigen zu können, daß nicht nur Laien, sondern selbst Ärzte geneigt sind, Erkrankungen, die besonders selten auftreten, mit einer elektrischen Schädigung zusammenzubringen. So wurde ich einmal von einer Berufsgenossenschaft beauftragt, im Einverständnis mit dem betreffenden Arzt an Ort und Stelle ein Krankheitsbild mit zu beurteilen, da ein derartiger Fall nach elektrischen Unfällen bisher noch nicht bekannt war:

Fall 3: Va. Kind Otto W. Unfalltag 19. 2. 1937, Alter 6 Jahre. Ein Lehrling fordert das Kind W. auf, die Drähte eines zur Leitungsprüfung bestimmten, durch die Hand angetriebenen Dynamos anzufassen; dabei soll das Kind einen heftigen Schlag bekommen haben, keine Strommarken. Am Abend des nächsten Tages hätten sich Schmerzen in einzelnen Gliedern eingestellt und die Haut sei an einzelnen Stellen des Rumpfes, zunächst aber am Hals, gerötet. Am 22. 2. 1937 Einlieferung in das Krankenhaus. Bei der Aufnahme finden sich große und kleine rundlich prallgespannte, mit gelblich klarer Flüssigkeit gefüllte Blasen am Rumpf, an den Armen und an den Oberschenkeln, Temperatur 38,3°, Puls 128, klinische Diagnose: Pemphigus vulgaris (Blattern). Abheilung nach mehreren Wochen. Ein Zusammenhang mit dem elektrischen Unfall wird abgelehnt.

Es bedarf keiner weiteren Erörterung, daß dieser kurz skizzierte Erkrankungsfall, noch dazu in seinem typischen und klassischen Verlauf, unabhängig vom elektrischen Unfall entstanden ist. Es erscheint beinahe müßig, über den Zusammenhang Erörterungen anzustellen, wenn nicht auch dieser Erkrankungsfall als direkte Folge eines elektrischen Unfalls angesehen worden wäre.

b) Herzerkrankungen

1. Das physiologische Geschehen am Kreislaufsystem während und nach der elektrischen Einwirkung.

Diese Arbeit wäre wohl als unvollständig anzusehen, würde man den Herzerkrankungen nach elektrischen Unfällen nicht einen größeren Rahmen, als ursprünglich geplant, einräumen. Die elektrischen Herzerkrankungen sind jedoch nicht ohne die bisherigen physiologischen Ergebnisse, die experimentell gewonnen sind, zu verstehen, weshalb wir sie kurz skizzieren werden; sie vermitteln aber auch für andere Krankheitsbilder, z. B. für Lungen- und Magenerkrankungen, bei denen Blutungen aufgetreten sind, wertvolle Anhaltspunkte für die Beurteilungen; ja man muß zugeben, daß wir uns ohne die physiologischen Befunde kaum an diese vorliegenden Untersuchungen hätten heranwagen können.

Die neuesten und umfassendsten Ergebnisse verdanken wir FERRIS, KING, SPENCE und WILLIAMS, die in gemeinsamer Arbeit (Ingenieur, Arzt und Physiologe) versuchen, das bisher Bekannte, unterstützt durch umfangreiche eigene Versuche, auf einen einheitlichen Nenner zu bringen. Das Grundlegende dieser Arbeit ist die besonders klar ausgesprochene Erkenntnis, daß die physiologische Wirkung elektrischer Schläge mehr von der Stromstärke als von der Spannung abhängig ist, eine Erkenntnis, auf die ALVENSLEBEN in Deutschland bereits vor Jahren an Hand eines großen Unfallmaterials hingewiesen hatte, die jedoch nicht die genügende Beachtung gefunden, ja auf mancher Seite (JELLINEK) sogar zum Widerspruch angeregt hatte. Hieraus erklären sich nämlich die sich oft so widersprechenden Ergebnisse der zahlreichen physiologischen Beobachtungen in Tierversuchen; denn nur selten sind überhaupt Messungen der Stromstärke während eines Versuches unternommen worden. Ein seltener Vorteil der genannten Arbeit ist die einheitliche Wahl der Versuchstiere, und zwar sind durchweg Schafe untersucht worden, die nach Auffassung der Autoren den physiologischen Verhältnissen des Menschen am nächsten kommen; aus letztgenanntem Grunde habe ich vorwiegend Hunde zu meinen Untersuchungen verwandt. Die Autoren unterscheiden wie wir zwischen geringen, höheren und höchsten Stromstärken, die ihre verschiedenartige physiologische Wirkung am lebenden Organismus ausüben: Sobald die Stromstärke über die Schwelle der Empfindung steigt, wird ein Punkt erreicht, bei dem man unfähig ist, die vom Strom gereizten Muskeln zu beherrschen und darum außerstande ist, sich zu befreien. Diese Stromstärken, die die dem Willen unterworfenen Bewegungen der Skelettmuskeln verhindern, sind gefährlich, weil ihr Stromweg die Atmungsmuskulatur (oberflächliche und tiefe Brustmuskeln, Zwerchfell) mit umfaßt und die Atmung während des Schlages unterbrechen kann. Bei längerer Dauer würde ein Atmungstod eintreten; aber die hierfür erforderliche Zeit beträgt eher Minuten als Sekunden, so daß Gelegenheit zur Befreiung des Opfers gegeben ist. Allein vom Stillstand der Atmung sind keine ernsten oder dauernden Nachwirkungen zu befürchten, vorausgesetzt, daß die Atmung bis zu dem Zeitpunkt der noch möglichen

Wiederbelebung in Gang kommt. Diese Wirkung der unwillkürlichen Unterbrechung der Atmung ergibt sich aus der erzwungenen Muskelkontraktion, die bei Unterbrechung des Stromes aufhört und nicht verwechselt werden darf mit einer Atmungsbehinderung, die von viel stärkeren Strömen, als sie zur Muskelkontraktion nötig sind, herrührt. Derartige Atmungsbehinderungen dauern oft eine Zeitlang fort, nachdem der Schlag aufgehört hat.

Stromstärken, die gerade etwas größer sind als zum Verhindern der Atmung durch die Wirkung auf die Muskeln erforderlich ist, können tödlich wirken, obgleich die Dauer solcher Schläge nur einige Sekunden oder weniger beträgt — viel zu kurz, um eine schädigende Atmungsunterbrechung herbeizuführen, und offensichtlich zu kurz, um eine Gelegenheit zur Befreiung vor dem Ende des Schlages zu geben. Der Tod unter solchen Bedingungen wird durch Herzkammerflimmern hervorgerufen, d. h. durch eine Störung der normalen Herztätigkeit. Dieser Zustand stellt eine ungeordnete, ungleichzeitige Zusammenziehung der Herzkammermuskelfasern im Gegensatz zu ihrer normalen geordneten und rhythmischen Zusammenziehung dar. Er entsteht durch einen abnormen Reiz, nicht durch eine anatomisch erkennbare Herzschädigung.

Ich habe gerade diese umfassende und gründliche Gemeinschaftsarbeit der Ingenieure und Ärzte, auf die ich noch öfter hinweisen werde, so ausführlich besprochen, weil sie unsere bisherigen Untersuchungen und physiologischen Erkenntnisse über die Wirkung des elektrischen Stromes auf den lebenden Organismus weitgehend bestätigt, weil sie uns aber auch den Wert der Zusammenarbeit des forschenden Arztes mit dem Physiker bzw. dem elektrotechnischen Ingenieur eindrucksvoll vor Augen führt. Gerade diese Zusammenarbeit ist nicht nur für den schon auf dem technischen Arbeitsgebiet vorgebildeten oder forschenden Arzt von großem Wert, sondern mindestens ebenso für den praktischen Arzt und Kliniker, die sich nun neben ihrer oft gewiß stark überlasteten gewohnten Tätigkeit noch mit physikalischen Problemen beschäftigen sollen.

Unsere eigenen experimentellen Untersuchungen sind 1932 im Physiologischen Institut Leipzig (Professor GILDEMEISTER) begonnen worden. Im Archiv für experimentelle Pathologie und Pharmakologie habe ich in den Jahren 1933 bis 1935 mehrfach ausführlich berichtet und die Gesamtergebnisse erstmalig auf dem Kreislaufkongreß 1935 zusammengefaßt. Diese elektrobiologischen Versuche sind im Forschungslaboratorium in Greifenberg mit Mitteln der Deutschen Forschungsgemeinschaft und einem Stipendium der Berufsgenossenschaft der Feinmechanik und Elektrotechnik fortgesetzt (insgesamt 3500 Einzelversuche, 250 Versuchstiere, vorwiegend Hunde). Jetzt sind sie erneut im Hochspannungs-Institut der Technischen Hochschule in Braunschweig aufgenommen worden. Durch diese Versuche, die mit elektrischen Unfällen an induzierten Leitungen — Rekonstruktion des Unfalls: Berechnung der Stromstärke, des Widerstandes bei gegebener Spannung — und z. B. mit den von mir skizzierten Unfällen an Röntgen-Apparaten zu vergleichen sind, bei denen infolge der technischen Gegegebenheiten Daten wie Einwirkungsdauer und Stromstärke von vornherein gegeben waren, ist es uns möglich geworden, die im folgenden kurz skizzierten physiologischen Ergebnisse und damit die Einteilung in Stromstärkebereiche durchzuführen. Interessant ist, daß z. B. die Versuche von FISCHER und FRÖHLICHER, mit Acetylcholin bzw. mit Adenosintriphosphorsäure das Herzkammerflimmern aufzuheben, in den Stromstärkebereich II gehören. Es mag schon jetzt erwähnt werden, daß z. B. das zum Flimmern gebrachte Kaninchenherz auch spontan wieder zur normalen Herzschlagfolge übergeht (s. auch unten). Die von ihnen geschilderten Hundeversuche (z. B. Versuch Nr. 204) gehören ebenfalls in diesen Bereich (10 V, 5 Sek., 12,5 mA).

α) **Stromstärkebereich I.** Den Unfallgruppen entsprechend können wir alle bisher bekannten eigenen experimentellen Beobachtungen und die anderer Autoren in Stromstärkebereiche (KOEPPEN) einordnen, um die

nur scheinbar sich widersprechenden Ergebnisse klar zu übersehen. Wir sprechen von einem Stromstärkebereich I, wenn die gemessene *Stromstärke* bis etwa 25 mA beträgt. Die willkürlichen Bewegungen der Muskulatur sind durch den elektrischen Reiz behindert und verkrampft; dieser kann auch auf die Atmungsmuskulatur übergreifen (Abb. 15). Es können ferner Blutdrucksteigerungen eintreten, die von der während der Durchströmung gemessenen Stromstärke abhängig sind und in Parallele zu den von uns beobachteten Druckerhöhungen in der Bauchhöhle und im Liquorsystem stehen.

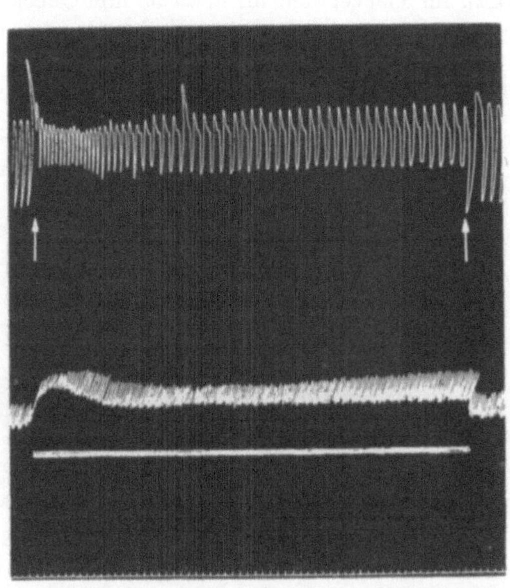

Abb. 15. Stromstärkebereich I, 220 V Spannung, 20 mA Stromstärke, 1 Min. Durchströmungsdauer $\wedge - \wedge$. Atmung obere Kurve, Messung des Blutdruckes in der Carotis untere Kurve (vgl. Text).

Dieser Stromstärkebereich I ist es, der in der Unfall-Pathologie eine sehr wesentliche Rolle spielt. Zahlreiche Unfälle des täglichen Lebens gehören infolge der günstigen Widerstandsverhältnisse (hoher Übergangswiderstand: trockener Fußbodenbelag, Schuhe, Kleidung, trockene, schwielige Hände) in diesen Bereich; er ist absolut ungefährlich. Irgendwelche nachfolgenden Erkrankungen sind nach diesen physiologischen Erkenntnissen, selbst bei längerer Einwirkungsdauer bis zu 60 Minuten, unwahrscheinlich und auch nicht zu erwarten. Daß die Grenzen zum Stromstärkebereich II fließende sind, sei unterstrichen; 18 bis 20 bis 25 mA ist etwa die untere Grenze.

Die Blutdruckuntersuchungen, die auf meine Anregung eingehender von GERSTNER durchgeführt wurden, vermitteln uns interessante Einzelheiten, die gerade für die Klinik der Herzerkrankungen von Wichtigkeit sind. Bei kleinsten Stromstärken sind Wirkungen auf den Blutdruck überhaupt nicht festzustellen; die Schwelle liegt hier etwas tiefer als diejenige, die einen sichtbaren Muskelkrampf auslöst (s. S. 7). Mit wachsender Stromstärke zeigt sich eine Steigerung des Blutdruckes, die bis zu einem Maximalwert (beim Hund etwa 200 mm Hg) ansteigen kann. Diese elektrische Stromstärke liegt etwa zwischen 60 und 80 mA, also noch im Stromstärkebereich II, während wir bei höherer Stromstärke den Tod durch Kammerflimmern sehen. Mit dieser Blutdrucksteigerung geht eine Steigerung des intraabdominalen Druckes (GERSTNER), im Tierversuch bis etwa 35 mm Quecksilber, eine erheblich geringere Steigerung des intrathorakalen Druckes und eine dem intraabdominalen Druck im Verhältnis 1 : 5 parallellaufende Liquordrucksteigerung einher (Abb. 16). Durch die abdominale Drucksteigerung im Zusammen-

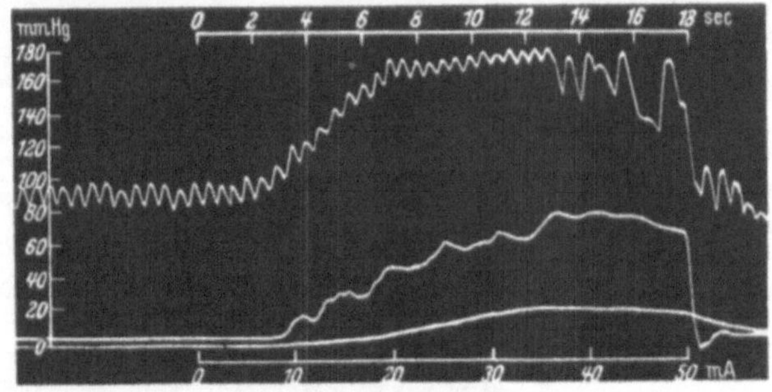

Abb. 16. Registrierung des Liquordruckes (untere Kurve), des Bauchinnendruckes (mittlere Kurve). des Carotisdruckes (obere Kurve) mit Wechselstrom 50 Hz, Steigerung der Stromstärke innerhalb von 18 Sek. von 0 auf 50 mA.

wirken mit der verkrampften Atemmuskulatur kommt es zu dem bekannten Atemstillstand, der wiederum den Sauerstoffgehalt des Blutes im Sinne einer Hyp- oder gar Anoxämie beeinflußt (vgl. S. 33).

Es ist interessant, daß diese Drucksteigerungen bei kuraresierten Tieren fehlen, wodurch der Beweis erbracht ist, daß sie durch den Muskelkrampf bedingt sind; die theoretische Annahme SCHLOMKAS, es handele sich bei den Blutdrucksteigerungen um eine unmittelbare Reizung der Vasokonstriktoren oder der Gefäßwandmuskelzellen selbst, kann experimentell nicht bestätigt werden, während die Auffassung WEGELINS über die Wirkungen des Muskelkrampfes durch diese Untersuchungen erhärtet ist. In diesen Stromstärkebereich gehören auch jene Versuche von SCHLOMKA mit niedrigen Stromstärken bei Wechselstrom, bei welchen er in Versuchen mit Lage der Elektroden am linken Vorder- und rechten Hinterlauf in keinem Falle Kammerflimmern beobachtet hat. Leider sind seine meisten Versuche mit Gleichstrom ausgeführt und komplizieren dadurch das Gesamtbild; diese Stromart spielt heute eine verhältnismäßig untergeordnete Rolle, so daß diesen Versuchen eine geringe praktische Bedeutung zukommt. Einer an sich selbstverständlichen Beobachtung, nämlich der Beeinflussung der Atmung, mißt SCHLOMKA unseres Erachtens zu große Bedeutung zu. Die Atmungsmuskulatur kann gerade in diesem Stromstärkebereich längere Zeit hindurch im Krampfzustand gehalten werden, sogar so weitgehend, daß es zu Erstickung

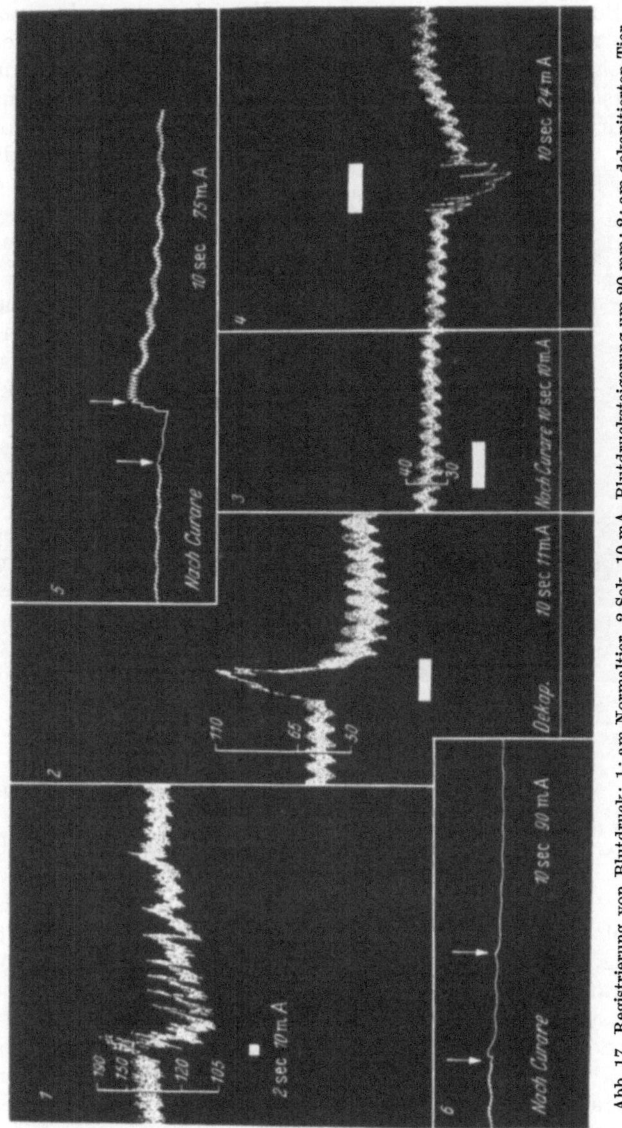

Abb. 17. Registrierung von Blutdruck: 1: am Normaltier, 2 Sek. 10 mA, Blutdrucksteigerung um 20 mm; 2: am dekapitierten Tier, 10 Sek. 10 mA, Blutdrucksteigerung um 40 mm; 3 bis 6: am curaresierten Tier: 3: 10 Sek. 10 mA, keine Blutdrucksteigerung; 4: 10 Sek. 24 mA, Herzunregelmäßigkeit; 5: 10 Sek. 75 mA, Herzstillstand; 6: 10 Sek. 50 mA (vgl. auch Text), Kammerflimmern.

kommen kann; sie spielt aber bei Unfällen, wie es ALVENSLEBEN immer wieder zeigen konnte, keine Rolle, da in derartigen Fällen Rettungsmaßnahmen eingeleitet werden können. Auch ist beim Vergleich von

Kaninchenherzen und Menschenherzen größte Vorsicht am Platze, da bekanntlich das Kammerflimmern des Kaninchenherzens oft reversibel[1], das des Menschenherzens jedoch irreversibel ist. Dagegen sind die Versuche von FERRIS, KING, SPENCE und WILLIAMS von größtem Wert für die Physiologie der elektrischen Einwirkung auf das menschliche Herz; sie zeigen gleichfalls bei einer Stromstärke dieses Bereichs noch keine direkten Herzeinwirkungen. Zur Erläuterung sei eine Kurve eines KOEPPENschen Tierversuches abgebildet, die einmal am normalen Tier die Blutdrucksteigerung bei gleichzeitiger Verkrampfung, sodann am kuraresierten Tier das Fehlen jeder Reaktion auf den Blutdruck (Abb. 17, 3—6), aber auch auf die Atemmuskulatur, erkennen läßt.

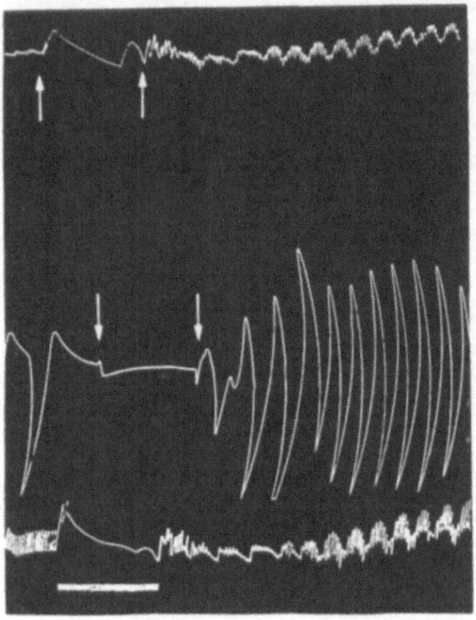

β) **Stromstärkebereich II.** Der Stromstärkebereich II ist bisher in der wissenschaftlichen Literatur kaum berücksichtigt worden, obwohl er gerade für die Bedeutung der Kreislauferkrankungen nach elektrischen Unfällen von ausschlaggebender Bedeutung ist. Die *Stromstärken* liegen hier zwischen 25 und 80 mA und verursachen[2]:

a) einen *Herzstillstand* (Abb. 18a), der sowohl am intakten Tier durch Registrierung von Karotis- und Femoralisdruck, als auch am Tier mit eröffnetem Thorax bei künstlicher Atmung durch Film festgehalten ist (Abb. 18b); er wird auch beobachtet nach Kuraresierung (Abb. 17, 4 und 5), Atropinisierung, Nicotinisierung, Klavipurinvergiftung, Dekapitation, doppelseitiger Vagusdurchschneidung, also nach operativer bzw. pharmakologischer Ausschaltung des sympathischen bzw. parasympathischen Nervensystems, so daß unsere Vermutung einer direkten Schädigung des Reizleitungssystems wohl zu Recht besteht;

Abb. 18a. Stromstärkebereich II: Herzstillstand, beobachtet an der Carotis (untere Kurve) und der Femoralis (obere Kurve) Stromschluß ⅄ Stromöffnung ⅄, Durchströmungsdauer 10 Sek., Atmung ⅄—⅄ (mittlere Kurve), hochgradiger Krampfzustand.

b) *Rhythmusstörungen*, die von SCHLOMKA ebenfalls beobachtet (in seinen Versuchsreihen mit Wechselstrom aufgeführt) wurden; SCHLOMKA

---

[1] Eine von vielen Physiologen, neuerdings auch wieder von WILLIAMS nachgewiesene Beobachtung.

[2] Diese Zahlen sind in physiologischen Grenzen zu verstehen, sie sind sogar bei der gleichen Tierart oft höher, sie sollen nur in gewissen Grenzen einen Anhaltspunkt geben.

und Schrader schließen mit Recht aus ihren Versuchen, daß diese Beobachtungen nicht mit dem Herzkammerflimmern (Stromstärkebereich III) gleichzusetzen sind. Als Ursache nehmen sie Störungen an, wie sie klinisch und experimentell als Folge von akuten Störungen der Coronardurchblutung bekannt sind, haben diese Auffassung nicht nur experimentell bestätigt gefunden, sondern auch in unserem großen klinischen Material derartige elektrokardiographische Bilder gesehen. Es ist nur noch nicht der Nachweis erbracht worden, daß, wie Schlomka und Schrader meinen, die Kranzgefäße selbst durch den elektrischen Strom beeinflußt werden; wahrscheinlicher ist vielmehr, daß einmal die Blutdrucksteigerung, zum anderen die gleichzeitig entstandene Schädigung des Reizleitungssystems die Störung im Coronarkreislauf verursacht haben (vgl. S. 54). Diese Frage endgültig mit experimentellen Untersuchungen zu stützen, wird erst möglich sein, wenn wir das Elektrokardiogramm auch während der elektrischen Durchströmung aufnehmen können, ein Problem, das vielleicht einmal gelöst werden wird (vgl. Abb. 44a u. b S. 142).

Um noch kurz die Beeinflussung der Atmung zu berühren, so sehen wir bei diesen höheren Stromstärken einen stärkeren und intensiveren Krampf der Atemmuskulatur bis zum Atemstillstand während der ganzen Elektrisierung, eine Beobachtung, die in Hinsicht auf die O_2-Versorgung des Coronarsystems ebenfalls von Bedeutung ist und die die schon vorhandenen schädigenden Einflüsse weiterhin verstärkt. Der Atemstillstand kann experimentell bis zur Erstickung verlängert werden und ist von der Höhe der Stromstärke abhängig, ähnlich wie es bei der Elektronarkose[1] gezeigt werden kann. Wir sehen also, daß diesem Stromstärkebereich II gerade für die Beurteilung der Kreislaufkranken nach elektrischen Unfällen eine sehr große Bedeutung zukommt und daß wir durch ihn die Berechtigung erhalten, Kreislaufschäden nach elektrischen Unfällen u. U. anzuerkennen (Abb. 18c).

In den letzten Jahren sind verschiedene physiologische Arbeiten von Kerkoszek,

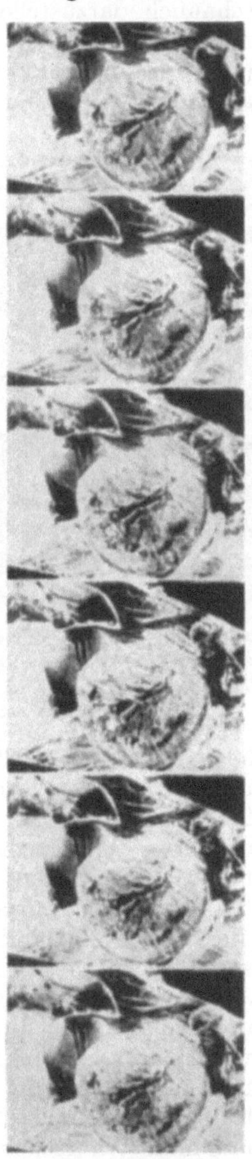

Abb. 18b. Herzstillstand in der Diastole am eröffneten Thorax, im Film festgehalten: Herzkammerwogen.

---

[1] Die Elektronarkose kann mit mittleren Stromstärken (Kopfdurchströmung! keine Beeinflussung der Herztätigkeit) mehrere Stunden lang durchgeführt werden; bei höheren Stromstärken kommt es aber in kürzester Zeit infolge des nun auftretenden Atemstillstandes zum Tode durch Asphyxie (Abb. 19a—d).

KOUWENHOVEN, VISENTIN, VELISEK, DALZIEL erschienen, deren Ergebnisse mit unseren physiologischen Versuchen innerhalb der physiologischen Grenzen völlig übereinstimmen. Um diese Ergebnisse anschaulich darzustellen, sei auf Tab. 1 hingewiesen. Auch die Fragen nach der Möglichkeit der Schädigung innerhalb des Stromstärkebereichs I (s. unten) sind hiermit nochmals, insbesondere durch KERKOSZEK, beantwortet: „Bei 15 mA kann eine ernsthafte Schädigung nicht eintreten;

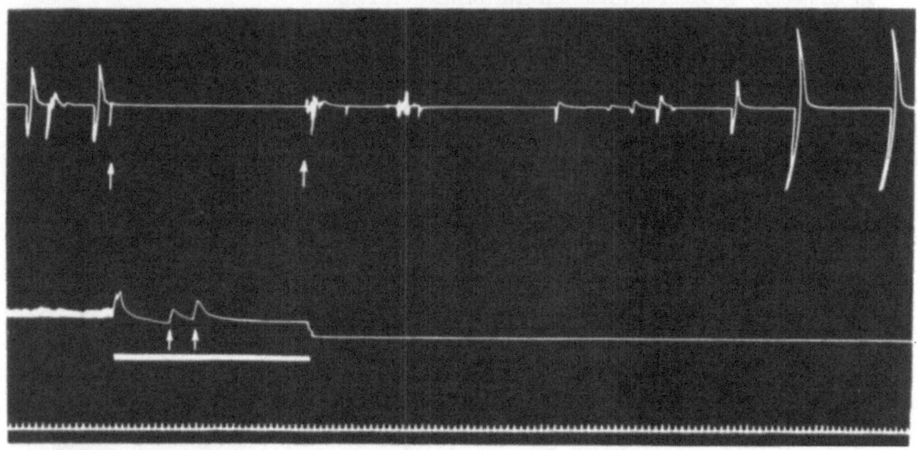

Abb. 18c. Stromstärkebereich II: Längsdurchströmung: 63 mA, 30 Sek. Blutdruckanstieg mit Absinken des Blutdrucks, ⋏⋏ Herzstillstand, Ansteigen des Blutdruckes, auskultatorisch ein paukender Herzton. Nach Stromöffnung ⋏ Absinken des Blutdrucks zur Nullinie, Kammerflimmern, Atmung überdauert den Herzstillstand um 2¹/₃ Min., während der Elektrisierung Stillstand der Atmung. Oben Atmung, Mitte Blutdruck, unten Zeitbeschreibung in Sekunden.

50 mA sieht er als die durchschnittliche Sicherheitsgrenze an, obwohl manche Autoren schon Stromstärken über 20 mA für grundsätzlich gefährlich halten (ALVENSLEBEN). Voraussetzung sind natürlich — und darum sei es vorsichtshalber nochmals erwähnt — in jedem Einzelfall halbwegs normale Widerstandsverhältnisse. Da die Ausführungen zeigten, daß der niedrigste Widerstandswert beim gefährlichsten Stromdurchgang von Hand zu Fuß mit 2000 Ohm gerechnet werden kann, entspricht der Stromstärke von 15 mA eine Spannung von 30 Volt, jener von 50 mA eine solche von 100 Volt. Der Mittelwert dieses Spannungsintervalles, nämlich 65 Volt, ist in den meisten europäischen Sicherheitsvorschriften als Gefahrenzone angegeben. Wohl ist es möglich, daß auch bei dieser Spannung unter ungünstigen Umständen ein Todesfall eintreten kann (dem Verfasser ist bisher ein einziger bekannt), diese minimale Wahrscheinlichkeit besteht aber auch bei niedrigeren Spannungen.“

Auch wir haben die physiologischen Versuche im Hochspannungs-Institut der TH Braunschweig wieder aufgenommen, um unsere bisherigen Ergebnisse zu überprüfen, aber auch um zu erforschen, inwieweit das bekannte Herzkammerflimmern durch Medikamente, wie Azetylcholin und Adenosintriphosphorsäure, aber auch durch andere Reize

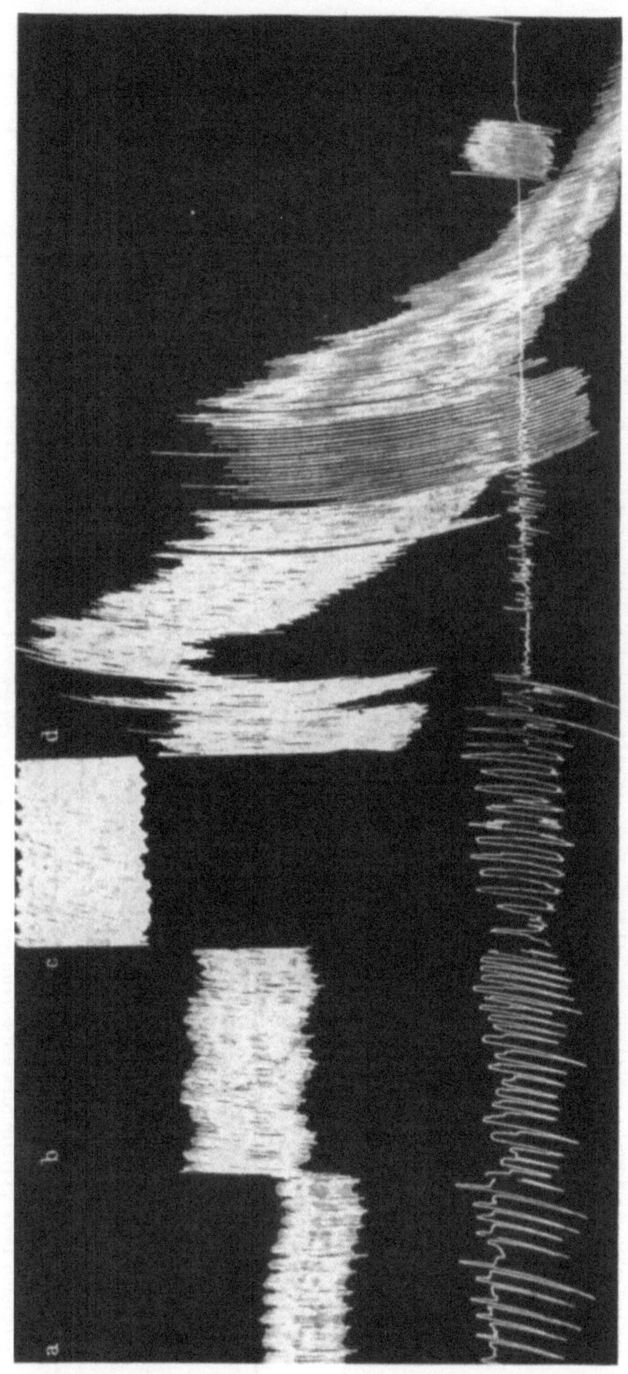

Abb. 19. Elektronarkose: Registrierung von Atmung (untere Kurve), Blutdruck (obere Kurve), Blutdrucksteigerung, abhängig von der Stromstärke a 35 mA, b 45 mA, c 55 mA, d Erstickung durch Verkrampfung der Atemmuskulatur bei 80 mA nach Dauer der Elektronarkose von 2 Stunden.

Tabelle I. *Stromstärkebereiche nach* KOEPPEN, *in neuerer Zeit durch physiologische Untersuchungen nachstehender Autoren erhärtet:*

Physiolog. Wirkungen nach Koeppen	Koeppen	Weber	Kouwenhoven	Visentin	Versuche d. E.W. Zürich	Velisek	Dalziel und Mansfield
Stromstärkebereich I bis 25 mA	Blutdrucksteigerg. in Abhängigkeit von der Stromstärke. Kein Einfluß auf die Herzschlagfolge u. das Reizleitungssystem. Physiologische Reaktionen siehe nebenstehend:	Geringe Muskelkontraktionen in den Fingern: 0,1—1 mA	1—2	—	0,9—1,6	0,5	0,44—1,92
		Nervenerschütterungen in Fingern bis Unterarm: 0,8—2,4 mA	—	—	3,5—4,5	—	—
		Loslassen des Kontaktes gerade noch möglich: 9—15 mA	Frauen über 6 Männer 8—22	Frauen 6 Männer 9	13—15	15	—
Grenze zum Stromstärkebereich II:		Selbständiges Lösen von Kontakt nicht mehr möglich: 19—22 mA	—	15	15	30	—
Stromstärkebereich II 25—80 mA	Herzunregelmäßigkeit, Blutdrucksteigerung, reversibler Herzstillstand	Noch ertragbare Stromstärke, ohne daß Bewußtlosigkeit eintritt: 28—30—50 mA	—	—	—	50	—
Stromstärkebereich III über 80 mA	Herzkammerflimmern	—	100	100	—	100	—
Stromstärkebereich IV über etwa 3—8 A	Wie Stromstärkebereich II, Blutdrucksteigerungen, Herzstillstand, Arrhythmien	Lungenlähmung	mehrere Ampère	einige Ampère	—	—	—

Briffaux nimmt 25 mA als jene Stromstärke an, bei der der Strom anfängt, gefährlich zu werden, und spricht von einer Sicherheitsgrenze bei 50 mA.

(elektrische) zu beeinflussen ist. Bisher sind unsere Versuche, die allerdings im Stromstärkebereich III, im Gegensatz zu FISCHER und FRÖHLICHER, durchgeführt worden sind, negativ ausgefallen. Einer experimentellen interessanten Fragestellung sind wir dabei nachgegangen, in welchem Grade Kondensatorentladungen bis 9000 V (s. Schaltskizze, Abb. 20) auf den Kreislauf schädigende Einflüsse haben. In letzter Zeit mehrten sich klinische Krankheitsfälle, die wir zu behandeln und zu beurteilen hatten, bei denen Herzerkrankungen auf Kondensatorentladungen zurückgeführt wurden. Zusammenfassend zeigten diese Versuche, daß infolge der gegebenen kurzfristigen Einwirkungen, selbst bei

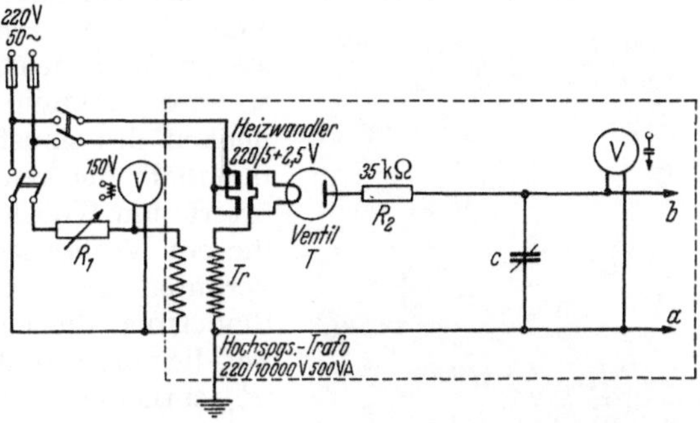

Abb. 20. Schaltbild: Die experimentellen Untersuchungen über die Einwirkung von Kondensatorentladungen auf den Kreislauf

konstanten Stromstärken bis zu 80 und sogar 100 mA, keine nachweisbaren Veränderungen des Kreislaufs, keine Unregelmäßigkeiten des Herzschlages und keine Störungen im Reizleitungssystem des Herzens (durch Ekg bestätigt) nachzuweisen sind. Interessant war die Beobachtung, daß die Tiere infolge der Kondensatorentladungen, also infolge des elektrischen Schocks, aus der tiefen Pernokton-Narkose aufwachten, jedoch weder anschließend noch bis zu $3/4$ Jahr später irgendwelche klinischen Erscheinungen am Herzen oder Nervensystem zeigten.[1]

γ) **Stromstärkebereich III.** Der Stromstärkebereich, der in bezug auf den letalen Ausgang zahlreicher elektrischer Unfälle von entscheidender Bedeutung ist, ist der dritte; wir haben hier bereits das von PREVOST und BATELLI beschriebene Herzkammerflimmern, das den Sekundenherztod (HERING) nach sich zieht. Er umfaßt die Stromstärken von etwa 80 mA beginnend und weist nach oben Stromstärken von etwa 3 bis 8 A auf (Einwirkungsdauer von $1/2$ Sek. an) Abb. 21a, während die noch stärkeren Ströme des Stromstärkebereichs IV nicht tödlich wirken, worauf GEORGES WEISS als erster im physiologischen Experiment und ALVENSLEBEN an Hand elektrischer Unfälle des täglichen Lebens hingewiesen haben. Die wissenschaftlichen Erörterungen haben gerade über das Herzkammerflimmern nach elektrischen Reizen zu sehr heftigen Auseinandersetzungen

---

[1] Bei unseren neuesten Versuchen im Hochspannungs-Institut Braunschweig (Februar 1953), bei denen wir u. a. die Abhängigkeit des Herzkammerflimmerns im Stromstärkebereich III von der Einwirkungsdauer untersuchen, haben wir bei einem der letzten Versuche (Hund) bei einer Einwirkungsdauer von $4/_{10}$ Sekunde keine Kreislaufreaktion beobachtet, während bei einer Einwirkungsdauer von $5/_{10}$ Sekunde bereits irreversibles Kammerflimmern auftritt (stets gleiche Versuchsbedingungen). Weder Acetylcholin noch elektrische Schläge mit der gleichen Stromstärke beeinflußten das Kammerflimmern (s. ausführliche Veröffentlichung in der Zeitschrift für Kreislaufforschung).

geführt, die in den Angriffen JELLINEKS gegen die physiologischen Ergebnisse BORUTTAUS gipfelten. Letzterer hat, auf statistischen und experimentellen Untersuchungen fußend, den Eintritt des Flimmerns der Herzkammern an Stelle der rhythmischen, koordinierten Tätigkeit schon bei Stromstärken von 100 mA an aufwärts nachgewiesen und damit die Versuche von PREVOST und BATELLI bestätigt. Zu gleicher Zeit haben auch GILDEMEISTER, HERING und MANN die Gefährlichkeit des sinusförmigen Wechselstromes innerhalb der genannten Stromstärken erörtert, um Kreislaufschäden bei Patienten, die mit Wechselstrom behandelt werden, zu verhüten. Der Arbeit von SCHLOMKA und SCHRADER, die meines Erachtens zu wenig auf die vorgenannten Arbeiten eingegangen ist, entnehmen wir einige Ergebnisse, die uns in diesem Zusammenhang interessieren. Sie sehen bei Wechselstromversuchen mit Stromstärken von 60 bis 100 mA in 100% der Fälle Kammerflimmern (Stromweg: linker Vorderlauf — rechter Hinterlauf), eine Auffassung, die mit dem Stromstärkebereich III wohl vereinbar ist. Wir (KOEPPEN) haben etwa gleichzeitig, da uns das Problem zu verwirrend erschien, umfangreiche Versuche angestellt, die uns zu unserer Gruppierung in Stromstärkebereiche geführt haben. Es

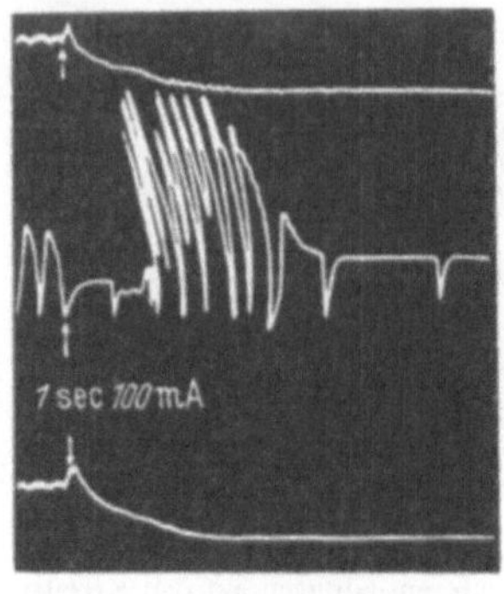

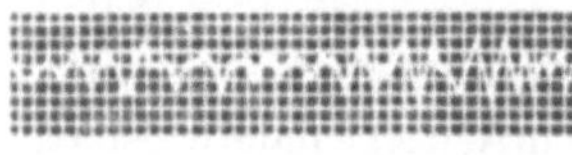

Abb. 21 a.   Herzkammerflimmern nach elektrischem Schlag. Dauer: 1 Sek. 100 mA; Stromweg: rechte — linke Vorderpfote; oben Blutdruckkurve Femoralis; unten Blutdruckkurve Carotis; Mitte Atmung; unterste Kurve Ekg: Herzkammerflimmern.

ist aber von Wichtigkeit, daß auch in diesem Stromstärkebereich der Zeitfaktor für den letalen Ausgang entscheidend ist; denn bei ganz kurzfristigen Elektrisierungen tritt nur ein Herzstillstand mit nachfolgenden rhythmischen Störungen, nicht das Herzkammerflimmern, auf. Dadurch sind, wie ich glaube, die verschiedenartigen Deutungen der Gefährlichkeit auf einen einheitlichen und für die Erklärung der Herzschädigungen leicht zu verstehenden Nenner gebracht.

Nun haben aber die Forscher FERRIS, SPENCE, KING und WILLIAMS einen neuen und wieder sehr wertvollen Beitrag für das weitere Verständnis der scheinbar verschiedenartigen Wirkungsmechanik dieses Stromstärkebereiches erbracht. In Anlehnung an die bekannte Beobachtung, daß das Herz für mäßige elektrische Reize in der Phase der Zusammenziehung (Systole) nicht empfänglich ist, haben sie mit einer interessanten Apparatur Versuche unternommen, in denen sie in den einzelnen Phasen der Herztätigkeit elektrische Schläge auf das Herz einwirken lassen. Sie können an großen Versuchsreihen zeigen, daß nur die „partial refractory Phase" (relative Refraktärphase nach WEBER) der Zeitabschnitt ist, wo kurze Schläge Herzkammerflimmern verursachen, daß aber Reizungen der „late Diastole", „overest Systole", „middle Systole", „early Diastole" (und zwar 104 Reizungen) keine Beeinflussung des Elektrokardiogramms hervorrufen (Abb. 21 b). Die für die

elektrische Unfall-Lehre ebenfalls sehr wichtigen Ergebnisse sind in dem
Folgerungssatz zusammengefaßt: „Ein Strom gerade unter der Stromschwelle, die Herzkammerflimmern verursacht, ist das Maximum, dem
man gefahrlos unterworfen werden kann; auf Grund zahlreicher Versuche an mehreren Tierarten, die in der Größe mit Menschen verglichen
werden können, beträgt dieses Maximum etwa 0,1 A für eine Dauer von
1 Sek. oder mehr bei Stromverlauf zwischen einem Arm und einem Bein.‟

Damit bestätigen die genannten Autoren unsere eigenen Versuche,
daß die zum Flimmern führende Stromschwelle beeinflußt ist: a) durch

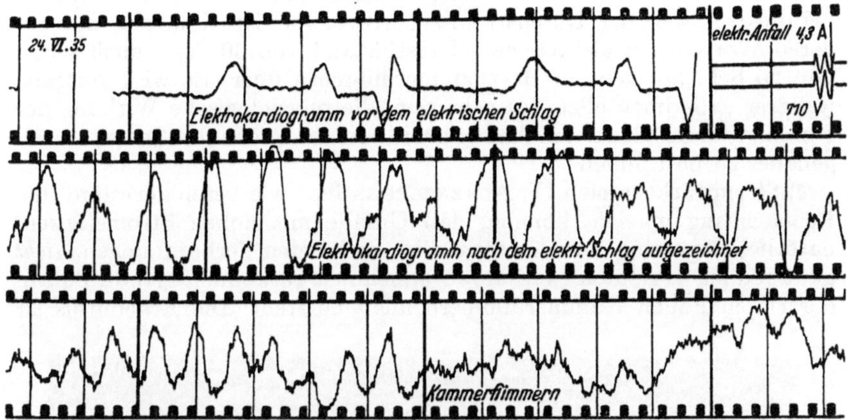

Abb. 21b. Typisches Protokoll eines elektrischen Schlages (Schaf), Dauer 0,3 Sek.
(Nach FERRIS, KING, SPENCE, WILLIAMS aus Electrical Engeneering.)

Art und Größe der Tiere (unter den verschiedenen Arten wächst die
Stromschwelle ungefähr mit dem Körper- wie mit dem Herzgewicht);
b) durch den Stromweg (Stromverlauf vom Arm zum Bein durch die
Brust, von der Brust zum Arm und vom Kopf zum Bein ergeben etwa
dieselbe Stromschwelle, während der Stromweg zwischen den Armen
eine etwas höhere Stromschwelle ergibt; für den Stromweg von Bein zu
Bein ist der Stromanteil, der das Herz trifft, so klein, daß er Herzkammerflimmern nicht zur Folge hat; selbst bei Stromstärken von 15 und mehr
Ampere würde dies nicht der Fall sein, obgleich derartige Ströme das
Opfer wahrscheinlich durch Verbrennungen schädigen würden, es sei
denn, daß die Kontakte gut und die Schläge von kurzer Dauer sind);
c) durch die Frequenz (für Schläge von 1 Sek. und mehr Dauer ist die
Stromschwelle bei 25 Hz ungefähr 25% höher als bei 60 Hz; für Schläge
von der Dauer eines Bruchteils einer Sekunde trifft das wahrscheinlich
nicht zu; die Stromschwellen nähern sich dann einander). Ferner ist,
wie die Autoren nachweisen, der Zeitfaktor von ganz ausschlaggebender
Bedeutung, da es, worauf wir ebenfalls immer wieder hingewiesen haben,
praktisch unmöglich ist, mit Schlägen von 0,1 Sek., auch etwas darüber,
bis nahezu ½ Sek., Herzkammerflimmern zu erzeugen, während von
etwa 1 Sek. an sofort Herzkammerflimmern auftritt (s. neuester Versuch S. 37).

Von elektrotechnischer Seite werden wir Ärzte immer wieder gefragt, ob nicht eine exaktere Angabe der Durchströmungsdauer und der dabei jeweils zulässigen Größe des Stromes möglich ist; diese Angaben seien für die elektrotechnische Weiterentwicklung außerordentlich wichtig. In unseren Tierversuchen haben wir bei 0,1 bis 0,3 Sek. Durchströmungsdauer (100 mA) noch reversiblen Herzstillstand und nachfolgende unregelmäßige Herzschlagfolge beobachtet. Durchströmung von 0,5 Sek. Dauer bei 100 mA hat bereits das Herzkammerflimmern ausgelöst. Auch im Stromstärkebereich II, bei einer Einwirkungsdauer von 30 Sek. (siehe Abb. 18c S. 34) kommt es zunächst zu einem Herzstillstand, der jedoch bei dieser Dauer der Durchströmung irreversibel ist, d. h. also mit anderen Worten, ein elektrischer Herzstillstand von 30 Sek., auch schon von 25 Sek. an, geht in Herzkammerflimmern über. Es wird Aufgabe weiterer experimenteller Versuche sein, die physiologische Wirkung der Durchströmungsdauer in Abhängigkeit von der Größe des Stromes noch genauer zu bestimmen.

δ) **Stromstärkebereich IV.** ALVENSLEBEN hat, wie bereits erwähnt, die Beobachtung machen können, daß Unfälle mit hohen Stromstärken, natürlich abgesehen von den oft tödlich wirkenden Verbrennungen, *nicht* akut tödlich verlaufen, weshalb er annehmen zu können glaubt, daß in derartigen Fällen Kammerflimmern nicht entsteht. Die Erkenntnis ist

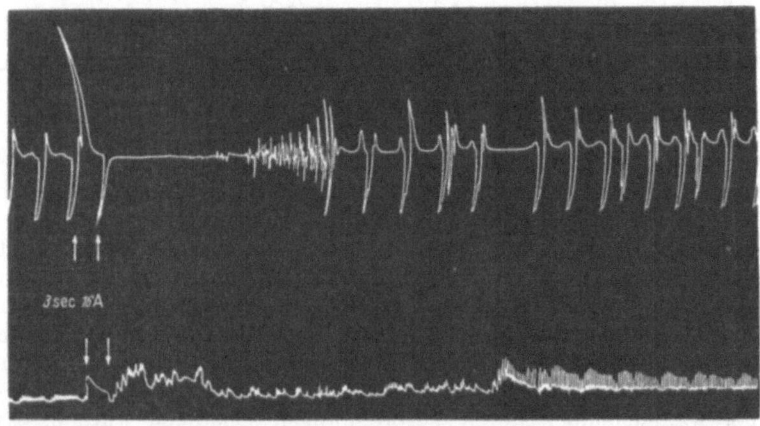

Abb. 22. Stromstärkebereich IV: Herzstillstand nach Einwirkung von 16 A mit nachfolgender Arrhythmie, Atmungskrampf, der die Elektrisierung (3 Sek.) überdauert (λ Stromschluß, Υ Stromöffnung) (obere Kurve Atmung, untere Kurve Blutdruck).

erstmalig von GEORGES WEISS an Hand experimenteller Beobachtungen nachgewiesen worden: Bei einem Versuchstier (Hund), das Stromstärken von 7 A bei 4600 V und 42 Hz ausgesetzt war, ist Kammerflimmern nicht aufgetreten, während das gleiche Versuchstier unter 0,45 A, 110 V, 42 Hz sofort tot war, d. h. Kammerflimmern vorlag. In diesem Stromstärkebereich IV ist, wie wir es schon im Stromstärkebereich II sahen, ein Herzstillstand (KOEPPEN) zu beobachten, dem sich sehr lange anhaltende Rhythmusstörungen des Herzens anschließen (Abb. 22).

Diese Ergebnisse beruhen auf sehr schwierigen Versuchen, die unter besonderen Vorsichtsmaßnahmen vorgenommen wurden. Galt es doch, Unfälle zu rekonstruieren, wie sie sich an Hochspannungsanlagen ereignen können. Zu diesem Zweck ist uns von der BEWAG ein leistungsfähiger 8-kV-Hochspannungs-Transformator zur Verfügung gestellt worden, der gestattete, Stromstärken bis zu 16 A durch das Versuchstier hindurchzuschicken. Die physiologischen Einwirkungen auf den Kreislauf bei diesen hohen Spannungen und bei Stromstärken über 5 bis 8 A, um es nochmals besonders hervorzuheben, sind Herzstillstand mit sehr lange anhaltenden Rhythmusstörungen des Herzens, Blutdrucksteigerungen und Atemstillstand mit nachfolgender unregelmäßiger Krampfatmung. Diese Störungen sind, wie auch im Stromstärkebereich II, reversibel und wohl auf elektrischbiologische Vorgänge im Reizleitungssystem des Herzens zurückzuführen.

Deshalb sehen wir in unserem klinischen Material ebenfalls bei Starkstromunfällen (Unfallgruppe IV) Herzerkrankungen, die wir als ursächliche Folge des elektrischen Geschehens anerkennen müssen. Ferner ist der Zeitfaktor für die Schwere der Herzschädigung, u. U. mit tödlichem Ausgang, von großer Wichtigkeit, da der Herzstillstand bei längerer Elektrisierung (Einwirkungsdauer länger als 30 Sek.) in Flimmern übergehen kann. Praktisch allerdings ist das von untergeordneter Bedeutung, da in dieser Unfallgruppe stets und besonders bei längeren Durchströmungen schwerste Verbrennungen entstehen. Die kurz skizzierten Beobachtungen werden ebenfalls von FERRIS, KING, SPENCE, WILLIAMS bestätigt. Sie haben einer Gruppe von 11 Schafen 5mal Stromstöße von 23 und 26 A bei 0,03 Sek. Dauer zufließen lassen und Herzkammerflimmern auch in der relativen Refraktärphase nicht beobachtet; beim Herabsetzen auf 4 bis 5 A ist bei fünf der gleichen Schafe sofort Herzkammerflimmern eingetreten, dagegen hat ein Schaf fünf Schläge, ein weiteres zwei Schläge überlebt, während drei Schafe beim dritten Schlag Herzkammerflimmern zeigten. Selbstverständlich können die für das einzelne Individuum gefährlichen Stromstärken nicht mit mathematischer Genauigkeit und mit exakten Zahlen festgelegt werden; die Übergänge sind fließend und gerade bei hohen Stromstärken nur in breiten Grenzen anzugeben. Deshalb müssen gerade die elektrischen Schäden von einer hohen Warte aus und unter Zugrundelegung dieser interessanten Beobachtungen wissenschaftlich ausgewertet werden, ohne daß kleinliche Streitigkeiten um etwas höhere oder niedrigere Stromstärken, etwas längere oder kürzere Zeit in den einzelnen Stromstärkebereichen auszutragen sind. Die von uns angegebenen Zahlen sollen nur einen Anhalt für die Beurteilung der Wirkung des elektrischen Stromes auf das Kreislaufsystem, insbesondere auf das Herz, geben; sind diese Zahlen doch nur durch Vergleich des technischen Unfalles mit Tierversuchen zu ermitteln, die uns allein gestatten, die während eines Unfalles wirksame Stromstärke zu messen.

Zusammenfassung.

Stromstärkebereich I. Stromstärke: bis etwa 25 mA; Spannung: etwa 110, 220, 380 V; Frequenz: 50 Hz, auch Gleichstrom; sehr hoher Übergangswiderstand; geringgradige Blutdrucksteigerungen in Abhängigkeit von der Stromstärke; geringe Verkrampfung der Atmungsmuskulatur; keine nachfolgenden Schädigungen des Leitungssystems des Herzens. Einwirkungsdauer unbegrenzt.

Stromstärkebereich II. Stromstärke: etwa 25 bis 80 mA; Spannung: etwa 110, 220, 380 V; niedrigerer Übergangswiderstand als bei I; Herzstillstand mit nachfolgender unregelmäßiger Herzschlagfolge, (arrhythmisch wie *IV*) Blutdrucksteigerung, Atmungsverkrampfung; bei Einwirkungsdauer von etwa 25 bis 30 Sek. an geht Herzstillstand in Herzkammerflimmern über.

Stromstärkebereich III. Stromstärke: zwischen etwa 80 bis 100 mA und 5 bis 8 A; Spannung: etwa 110, 220, 380 V; sehr niedriger Übergangswiderstand; Herzkammerflimmern, (irreversibel) (mit Ausnahme sehr kurzer Zeiten: etwa 0,1 bis 0,3 Sek., physiologische Reaktion wie Stromstärkebereich II).

Stromstärkebereich IV. Stromstärke: von etwa 5 bis 8 A aufwärts; Spannung: von etwa 2000—3000 V aufwärts; Kreislauf- und Herzstillstand mit nachfolgender, sehr lang anhaltender Herzunregelmäßigkeit (arrhythmisch wie *II*); Blutdrucksteigerung während der Durchströmung und Verkrampfung der Atmung. Einwirkungsdauer bis zu einigen Sekunden, dann Tod infolge schwerster Verbrennungen (vgl. S. 13).[1]

ε) **Der elektrische Herztod.** Wenn wir schon die im Rahmen einer solchen Arbeit nur skizzenmäßig zu berührenden Ergebnisse der physiologischen Forschung über die Einwirkung der elektrischen Energie auf den lebenden Organismus besprochen haben, so ist es wohl auch notwendig, ganz kurz den Mechanismus des elektrischen Todes zu erörtern, bei dem, was aus dem bisherigen hervorgeht, das Versagen des Herzens durch Kammerflimmern im Vordergrund steht. Diese Frage hat bisher jeden, der sich mit elektrischen Unfallkrankheiten beschäftigt hat, so in ihren Bann gezogen, daß er sich eingehend mit ihr beschäftigt hat, sei er Anatom, Physiologe, Kliniker oder Nervenarzt (PANSE). Sie ist naturgemäß nicht nur eine interessante, einer wissenschaftlichen Diskussion werte physiologische Fragestellung, sondern spielt eine sowohl menschliche wie auch große volkswirtschaftliche Rolle, da die Zahl der tödlichen Unfälle durch Elektrizität relativ groß, eine wirksame Wiederbelebung aber trotz aller möglichen Sofortmaßnahmen, trotz aller umfangreichen Untersuchungen, Experimente und wissenschaftlichen Diskussionen noch nicht möglich ist. ALVENSLEBEN, der zweifellos beste Kenner der elektrischen Unfälle, dem das gesamte Material der Deutschen Berufsgenossenschaften in Hinsicht auf elektrische Unfälle zur Verfügung stand, hat nicht einen den wissenschaftlichen Nachprüfungen standhaltenden akut tödlich verlaufenden Unfall innerhalb von 35 Jahren beobachtet, bei dem irgendwelche Hilfsmaßnahmen, von der künstlichen Atmung angefangen über den elektrischen Schlag bis zur Injektionstherapie, durch Kreislaufmittel aller Art irgendwelche Erfolge gehabt haben. Wenn ich

---

[1] Maßgebend ist die Stromstärke. Die einzelnen Strombereiche können bei Unfällen an elektrischen Anlagen mit den angegebenen Netzspannungen auftreten.

selbst in nahezu 250 Tierversuchen unter für die Wiederbelebung günstigsten äußeren Bedingungen ebenfalls keinen einzigen gelungenen Wiederbelebungsversuch beobachten konnte, so bestätigt auch diese Tatsache die Annahme eines Todes durch Herzkammerflimmern. Steht nicht jedem Kliniker, wenn er die Schilderung des Elektrotodes liest, der akute Flimmertod bei einem Anfall von Angina pectoris vor Augen, dem wir ebenfalls, selbst wenn in der Klinik sofort beim Einsetzen des Flimmerns alle Hilfsmaßnahmen zur Verfügung stehen, machtlos gegenüberstehen? Lockt deshalb nicht den wissenschaftlichen Arbeiter im Rahmen der großen Klinik gerade das Ziel, das geheimnisvolle „Warum und Wie" des Herzkammerflimmerns zu ergründen? Ob es uns gelingen wird, dieses Geheimnis, das die Grenzen zwischen Leben und Tod in sich birgt, zu lösen? Die scheinbar so gegensätzlichen Auffassungen gerade über diese Frage des elektrischen Geschehens im Organismus seien deshalb kurz skizziert.

Meine eigenen Untersuchungen über die Schädigung des lebenden Organismus durch elektrische Energie sind durch einen Obduktionsfall angeregt worden, bei dem die Frage zur Erörterung stand, ob wiederholte elektrische Schläge zu einem Krankheitsbild führen können, das anatomisch als Sinusthrombose und doppelseitige Wadenthrombose, also eine Thrombosenbereitschaft, zu erkennen war, ohne daß jedoch irgendwelche entzündlichen Quellen als Ursache festzustellen waren. Wir haben nun bei chronisch Geschädigten anatomische, morphologische und chemische Blutanalysen durchgeführt und schließlich die Versuchstiere elektrisch getötet. Das anatomische Bild, das uns vorlag, habe ich oben (s. S. 20) beschrieben; aus diesen vorwiegend morphologischen Untersuchungsergebnissen versuchten wir den physiologischen Ablauf zu deuten und haben aus der auffallenden und eigenartigen Blutverteilung in Verbindung mit dem Herzbefund erstmalig auf ein Zusammenwirken von Herz- und Gefäßsystem beim Zustandekommen des elektrischen Todes geschlossen und so das Problem der Herzgefäßlähmung zur Diskussion gestellt. Dabei haben wir keineswegs, wie SCHLOMKA es herausgelesen zu haben glaubt, physiologischen Untersuchungsergebnissen vorzugreifen beabsichtigt, sondern gerade auf ihre Notwendigkeit hingewiesen. Unsere physiologischen Versuche sind somit erst durch das morphologische Bild angeregt worden. Sie zeigen, daß durch den elektrischen Reiz im Stromstärkebereich III Kammerflimmern entsteht, daß aber gleichzeitig ein maximaler Muskelkrampf auftritt, durch den die Blutüberfüllung des venösen Systems im Zusammenwirken mit Drucksteigerungen in der Brust- und Bauchhöhle sowie in den Hirnkammern ausgelöst ist, die beim kuraresierten Tier, also nach Ausschalten des Muskelkrampfes, fehlt. Oben habe ich das Zusammenspiel von Brust-, Bauchhöhlen- und Hirnkammerdruck eingehend erörtert. Aus diesem komplexen Vorgang erklären sich in logischer Folge alle beschriebenen anatomischen Ergebnisse. Das Primäre beim elektrischen Tod muß das Kammerflimmern sein, da es auch ohne Muskelkrampf entsteht. Daß auch einmal ein Erstickungstod vorkommen kann, daß einmal eine Wärmeschädigung des Zentralnervensystems einen akuten elektrischen Tod nach sich ziehen kann, daß sogar eine Gehirndurchströmung ohne Wärmeschädigung durch den zentral ausgelösten Atmungskrampf den Tod nach sich ziehen kann, ist sichergestellt und wird von niemandem bestritten (s. S. 136 u. 138); nur sind die zuletzt erwähnten Todesursachen im Vergleich zum Kammerflimmern äußerst selten und spielen praktisch, wie es ALVENSLEBEN tatsächlich gezeigt hat, eine sehr untergeordnete Rolle. Hieraus erklären sich aber auch die angeblichen Wiederbelebungserfolge; denn bei rechtzeitiger Unterbrechung kann eine Erstickung (beispielsweise experimentell durch Abklemmen der Trachea), bei der das Herz nicht aufgehört hat zu schlagen, noch nach mehreren Minuten durch künstliche Atmung behoben werden (KOEPPEN).

Der praktische Schluß, den wir hieraus ziehen müssen, ist der, daß künstliche Wiederbelebung beim tödlichen elektrischen Unfall immer noch anzuwenden ist, und zwar auch aus dem Motiv heraus, den Angehörigen das Bewußtsein zu geben, es sei dem Verunglückten ärztlicherseits jede nur mögliche Hilfe zuteil geworden. Die Dauer der Wiederbelebungsversuche hat der hinzugezogene Arzt zu entscheiden. Der Unfallverhütung durch Belehrung der Ärzte und Laien ist jedoch das größte Augenmerk zu schenken, solange es nicht gelungen ist, das Herzkammerflimmern zu beheben. Denn der weitaus größte Teil aller akut tödlich verlaufenden elektrischen Unfälle ist bedingt durch irreversibles Herzkammerflimmern! Gerade die so umfassenden, fast zehn Jahre dauernden Untersuchungen von FERRIS, KING, SPENCE, WILLIAMS haben die bekannten Arbeiten über das Herzkammerflimmern aufs neue eindrucksvoll bestätigt und vor allem den Beweis gestützt, den ich hier noch einmal erwähne, daß der elektrische Strom des Stromstärkebereiches III eine direkte Störung des Leitungssystems, und zwar in der relativen Refraktärphase, im Sinne des Kammerflimmerns bewirkt. Ich hoffe, mit dieser Erkenntnis dazu beizutragen, daß nutzlose Polemiken unterbleiben und die durch JELLINEK herbeigeführte unerwünschte Unruhe in dem so notwendigen Rettungswesen vermieden wird. Wie wir nachweisen konnten, sind alle bisher bekannten physiologischen Untersuchungen richtig beobachtet und oft nur durch ungeeignete oder wegen zu kleinen Versuchsmaterials ungenügende technische Erkenntnisse unrichtig gedeutet oder verallgemeinert worden.

2. Die bisher bekannten Herzerkrankungen nach elektrischen Unfällen.

Nach diesem Überblick über die morphologischen Untersuchungsergebnisse und die physiologischen Beobachtungen während und nach einer elektrischen Einwirkung ist es nicht verwunderlich, daß Herzerkrankungen nach elektrischen Unfällen entstehen können; es ist aber doch seltsam, daß das klinische Bild dieser Erkrankungen nur geringe Beachtung gefunden hat. Das liegt sicher daran, daß einmal das ganze Interesse der Forscher dem elektrischen Tod gegolten hat und daß zum anderen kaum ein Kliniker, sondern vorwiegend Anatomen und Physiologen sich mit diesen Gedankengängen befaßt haben. Die wenigen Arbeiten über elektrisch bedingte Herzschäden fußen auch nur auf einzelnen Fällen. Als Verdienst von ALVENSLEBEN ist es anzusehen, diesen Mangel ausgeglichen und es uns ermöglicht zu haben, ein Krankenmaterial vor 1945 von 103 Fällen, nach 1948 von 35 Fällen beobachten, behandeln, begutachten und nachuntersuchen zu können, wodurch es mir ermöglicht ist, diese Erkrankungsfälle in einer Übersicht zu besprechen.

Tabelle 2. *Herzerkrankungen nach elektrischen Unfällen.*

Gesamtzahl		A. Funktionelle Angina pectoris electrica		B. Organische Angina pectoris electrica		C. Coronarsklerose und Hypertonie				D. Klappenfehler unfallunabhängig
						vor 1945		nach 1948		
						a) unbeeinflußt	b) verschlechtert	a) unbeeinflußt	b) verschlechtert	
vor 1945	nach 1948	vor 1945	nach 1948	vor 1945	nach 1948					
103		56		17		8	6			16
	35		19		5			5	5	1
138		75		22		24				17

Als erster haben JACKSCH-WARTENHORST und RIHL einen Herzerkrankungsfall mit Vorhofflimmern bei einem jungen Menschen von 31 Jahren beschrieben, der bereits 12 Stunden nach dem elektrischen Unfall in ihre Klinik eingeliefert und untersucht werden konnte. Da das Vorhofflimmern in wenigen Stunden abgelaufen war, schließen die Verfasser, daß möglicherweise dasselbe gar nicht so selten auftritt, aber oft übersehen wird, weil bei den meist ausgebreiteten Verbrennungen, die hier das Trauma begleiten, diesen Symptomen das Hauptaugenmerk zugewendet und auf das Verhalten des Zirkulationsapparates weniger geachtet wird. Der eben erwähnte Unfall war dadurch zustande gekommen, daß ein Kutscher mit seinem beladenen Gespann an eine elektrische Leitung (220 Volt) gestoßen war. Die Leitungsdrähte zerrissen, fielen auf die Pferde, die dadurch einen elektrischen Schlag erlitten; bei dem Bemühen, diese Drähte von seinen Pferden abzuwehren, kam der Kutscher selbst mit den Drähten in Berührung. Er stürzte sofort zu Boden, war 20 Minuten bewußtlos, erwachte, kam sodann in die Klinik, war bei Bewußtsein, sah blaß aus und zeigte heftiges Zittern, Wogen und Wühlen des Herzens. Eine sofort vorgenommene Untersuchung des Herzens mittels Orthodiagraphie ergab eine geringe, aber deutliche Dilitation des Vorhofes. Die Pulsfrequenz betrug bei der Aufnahme 84, Blutdruck 110; die Zunge wurde gerade vorgestreckt, zeigte eine Bißwunde; an den Fingern beider mit einer sehr starken Kutis versehenen

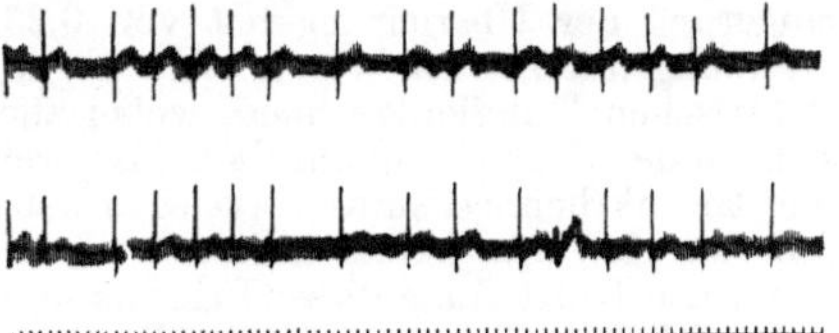

Abb. 23. Vorhofflimmern
(nach JAKSCH-WARTENHORST und RIHL).

Hände tiefgreifende Brandblasen. Im Elektrokardiogramm wurde Vorhofflimmern (Abb. 23) festgestellt. 14 Tage später Elektrokardiogramm o. B., nunmehr als geheilt entlassen.

Sehr interessant ist in diesem Zusammenhang auch der von SCHÖNE beschriebene Fall. Es handelt sich um einen 48jährigen Betriebsmeister, der, immer kerngesund, im Jahre 1929 einen Starkstromunfall erlitt. Stromdurchgang: linke — rechte Hand. Spannung 620 Volt, Stromstärke 400 mA. Der Verletzte wurde nach vorn geworfen, richtete sich trotz starker Schwäche und Unsicherheit wieder auf und ging in sein Amt. Nach einer Stunde hatte er sich wieder erholt. In den nächsten 4 Wochen hatte er nur ein gewisses Angstgefühl, „daß etwas zurückgeblieben sein könnte". Im Juli 1929 (5 Monate später), nach einer Bergwanderung, wie er sie alljährlich machte, schwerer Zusammenbruch. Seitdem alle 2 bis 3 Wochen anfallsweise Magenbeschwerden mit heftigem Würgegefühl, Herzklopfen, Gedächtnisschwäche. Im Herbst 1932 wurde der Zustand als paroxysmales Vorhofflimmern erkannt. Bei dem mittelgroßen Kranken von pyknisch-muskulärem Typ findet sich kein Anhalt für das Bestehen einer sonstigen organischen Schädigung. Deshalb ist SCHÖNE trotz des 5monatigen Zwischenraumes zwischen Unfall und Auftreten der ersten stärkeren Herzbeschwerden der Ansicht, daß dieses paroxysmale Vorhofflimmern auf den elektrischen Unfall zurückzuführen ist. Vermutlich hatte der elektrische Unfall eine Flimmerbereitschaft erzeugt und die Bergwanderung den ersten Anfall ausgelöst (nach Ansicht SCHÖNES). Später zeigten die Anfälle nach Art des sogenannten ROEMHELDschen gastrokardialen Symptomenkomplexes auch eine Abhängigkeit von der Nahrungsaufnahme. In diesem Falle sei das Auftreten einer Myokardschädigung in den Vorhöfen wahrscheinlich; vielleicht sei durch den Stromdurchgang ein erhöhter Reizzustand des Vagus ausgelöst worden, der sich bei Anlässen verschiedener Art in Anfällen von Vorhofflimmern äußert.

Eine wertvolle Arbeit, auf die wir näher eingehen müssen, liegt aus der Düsseldorfer Klinik (EDENS) von HÜLLSTRUNG vor, die uns über das Bild der elektrisch bedingten Angina pectoris erstmals Hinweise gibt. Alle drei von HÜLLSTRUNG beschriebenen Unfälle haben das technische Geschehen insofern gemeinsam, als Spannungen unter 500 Volt des gebräuchlichen 50-Perioden-Wechselstromes vorgelegen haben, weshalb wir sie in die Stromstärkenbereiche I oder II einordnen können. Während die Beschwerden im Fall 2 und Fall 3 unmittelbar nach dem Unfall aufgetreten sind, hat sich im Fall 1 ein Angina-pectoris-Anfall erst 2 Monate nach dem Unfall eingestellt, und zwar nicht bei einem jungen Menschen, sondern bei einem Mann von 51 Jahren, bei dem zweifellos auch ohne den Unfall eine Angina pectoris vorliegen kann. Derartige Fälle habe ich auch beobachtet, sie aber getrennt in einer III. Gruppe Herzkranker nach elektrischen Unfällen besprochen, so daß ich auch auf diesen Fall näher unter V b, 5 eingehen werde. Den einen der beiden anderen Fälle von HÜLLSTRUNG kann man zu der funktionellen Angina pectoris nach elektrischen Unfällen rechnen, weil weder klinisch noch röntgenologisch noch elektrokardiographisch irgendwelche von der Norm abweichende Befunde festgestellt worden sind. Daß die so typisch geschilderten Herzbeschwerden unfallbedingt sind, unterliegt keinem Zweifel. Der andere betrifft einen Patienten im Alter von erst 33 Jahren, der kurz nach dem Unfall bereits der Klinik überwiesen war. Seine Beschwerden bestehen vorwiegend in stechenden Schmerzen, Angst- und Beklemmungsgefühl, ohne in den Arm ausstrahlende Schmerzen, nach körperlichen Anstrengungen an Intensität zunehmend. An den inneren Organen, vorwiegend am Herzen, ist klinisch ein krankhafter Befund nicht nachzuweisen; lediglich das Elektrokardiogramm deckt eine Störung auf, die sich in einer Verlängerung der Überleitungszeit von 0,25 bis 0,26 Sekunden äußert. Diesen Erkrankungsfall können wir zu den organisch bedingten Herzerkrankungen nach elektrischen Unfällen rechnen, wobei allerdings in diesem Fall eine gewisse Vorsicht in der Beurteilung am Platze ist, weil in der Vorgeschichte Halsentzündungen und Gelenkrheumatismus vorgelegen haben, Erkrankungen, die bekanntlich ebenfalls zu Herzerkrankungen führen können. Der Vorgeschichte messe ich bei der kritischen Beurteilung dieser Erkrankungsfälle stets ganz besondere Bedeutung bei. Aus zeitlichen Gründen jedoch (die Beschwerden sind erstmalig direkt nach dem Unfall aufgetreten, und der Befund konnte bereits wenige Tage danach festgestellt werden) würde ich mich dem Urteil von HÜLLSTRUNG anschließen.

Erwähnenswert sind in diesem Zusammenhang ferner noch zwei weitere Fälle von BLUMBERGER, ein Fall von KARTAGENER, ein Fall von HICKL, ein Fall von SIGLER und SCHNEIDER und ein Fall von VOGT, die das klinische Bild der organischen Angina pectoris electrica zeigen und bei denen verschiedenartige Schäden im Sinne einer Coronarinsuffizienz und von Rhythmusstörungen vorliegen. Die Schüler EDENS: BLUMBERGER, HÜLLSTRUNG und VOGT haben über die Entstehung der Erkrankung die gleiche Auffassung; sie sind der Ansicht, daß es durch den elektrischen Strom zu einem Coronarspasmus komme, der bei längerer Dauer in Kammerflimmern übergehen könne. Es sei erst bei der Besprechung der organischen Angina pectoris electrica auf die Mechanik der elektrischen Schädigung an Hand der physiologischen und anatomischen Untersuchungsergebnisse eingegangen.

Auch Jellinek hat eine Reihe von Unfallverletzten beschrieben, die über Herzbeschwerden nach elektrischen Unfällen klagen; da ihm als Gerichtsmediziner die klinischen Untersuchungsmethoden nicht zugänglich sind, fehlen naturgemäß eingehende insbesondere elektrokardiographische Befunde, durch die wir sie exakt analysieren konnten. Es ist jedoch möglich, seine Erkrankungsfälle nach bestimmten Gesichtspunkten in unsere vier Gruppen Herzkranker einzuordnen. So handelt es sich bei dem Fall R. D. (35jähriger Arzt) wohl sicherlich um Vorhofflimmern, was schon der Anamnese zu entnehmen ist. Der Verunglückte hat nämlich beobachtet, daß nach unzählbaren Pulsen ein verlangsamter Rhythmus von 60 Schlägen eintrat und daß auf je zwei schwache Systolen eine kräftige folgte (s. Unfallbeschreibung). Das entspricht offensichtlich dem Bild des klinisch bekannten Vorhofflimmerns, wo wir ein ähnliches Übergangsstadium sehen: Das Flimmern ist zunächst grobschlägig mit nachfolgenden einzelnen Systolen, im Anschluß daran tritt Stillstand des Vorhofes ein (postundulatorische Phase), darauf die postextrasystolische Phase und endlich nochmals Schlagen der Vorhöfe (Weber). Dieser Fall sei deshalb kurz skizziert (nach Jellinek):

R. D. 35 Jahre. Spannung nicht genannt. Stromweg vermutlich: Kopf — Füße. Es war augenblicklich eine „folie du coeur" mit beiläufig 200 Schlägen aufgetreten, verbunden mit außerordentlich schmerzhaften Krämpfen in Händen und Füßen; D. hatte das Gefühl, „daß er sterben würde". Es wurde Sauerstoff, intravenöse Strophanthininjektion, Kampheröl, Koffein usw. appliziert, ohne daß die lebensbedrohliche Herzirregularität gewichen wäre. Plötzlich trat Nausea, wie er selbst schildert, „exactement mal de mer" ein, und gleichzeitig trat an Stelle der unzählbaren Pulse ein verlangsamter Galopprhythmus von 60 Schlägen auf, und zwar in der Weise, daß auf je zwei schwache Systolen eine kräftige folgte; dieser Rhythmus dauerte 5 bis 6 Tage an. Bemerkenswert ist es, daß zugleich mit dieser Änderung der Tachysystole oder sonst wie zu bezeichnenden jagenden Herzaktion in eine verlangsamte und regelmäßige von 60 Schlägen auch die schmerzhaften, an Raynaudsche Krankheit gemahnenden Phänomene an den Extremitäten ebenfalls ein Ende nahmen und daß der Verunglückte in demselben Moment auch das Gefühl der Rettung hatte. Nach beiläufig einer Woche waren alle objektiven Zeichen der gestörten Herzfunktion geschwunden. Noch andere Erkrankungsfälle mit Beschwerden von Angina pectoris finden wir bei Jellinek: sie mögen teilweise in die Gruppe der funktionellen Angina pectoris gehören; bei einem Teil dieser Fälle jedoch ist es bedenklich, die elektrische Unfallfolge anzuerkennen. Ich nenne hier nur den Fall Georg G. (obduziert im Leipziger Pathologischen Institut), der außer von Jellinek noch von namhaften Pathologen im Laufe der sich anschließenden umfangreichen Begutachtung beurteilt wurde. Ich werde im Rahmen der unten zu besprechenden arteriosklerotisch bedingten Angina pectoris in Zusammenhang mit einem elektrischen Unfall auf diese Fragestellung näher eingehen (s. S. 60 Fall 49).

Genau wie bei diesen Erkrankungsfällen ist auch bei den Herzklappenfehlern Jellineks in der Anerkennung als elektrische Unfallfolge selbst bei der Annahme einer Verschlechterung außerordentliche Vorsicht am Platze. Zuzustimmen ist Jellinek bei den beiden Fällen mit Mitralinsuffizienz und dem Fall mit Aorteninsuffizienz, wenn er eine Verschlechterung durch den Unfall ablehnt, eine Beobachtung, auf die wir oft hingewiesen haben und die wir von neuem bestätigen konnten. Die Unterlagen Jellineks in den Fällen Franz W., Hermann B. und Vinzenz St. genügen nicht, um sich ein klares klinisches Bild machen zu können.

Die bisher in der Literatur bekannten Erkrankungsfälle werden von Koeppen durch ein größeres klinisches Material, das jetzt bereits 138 Fälle umfaßt, ergänzt und gestatten einen größeren Überblick, als es bisher möglich gewesen ist. Wir sind jetzt in der Lage, diese Herzerkrankungen in einzelne Gruppen mit ähnlichen Befunden einzuordnen, die sowohl hinsichtlich ihrer Behandlung als auch betreffs der Prognose und der Begutachtung zusammengehören. Wir unterscheiden:

I. Die funktionelle Angina pectoris electrica (insgesamt 75, seit 1948 19 Krankheitsfälle).

II. Die organisch bedingte Angina pectoris electrica (22 Fälle).

III. Die Angina pectoris bei älteren Menschen mit Coronarsklerose, die durch das Trauma ausgelöst sein kann, aber oft nicht unfallbedingt ist (24 Fälle).

IV. Herzerkrankungen (Klappenfehler, Muskelerkrankungen), die wohl vom Laien unfallbedingt, vom Arzt jedoch nicht als Folge der elektrischen Einwirkung angesehen werden können (17 Fälle).

3. Die funktionelle Angina pectoris electrica[1].

Unter den funktionellen „Herzangst"-Erkrankungen fassen wir jene Krankheitsfälle zusammen, bei denen Herzbeschwerden während, unmittelbar oder eine angemessene Zeit (einige Tage, in seltenen Fällen einige Wochen) nach dem elektrischen Unfall aufgetreten sind. Die Beschwerden sind mannigfacher Natur und sind ganz von dem Konstitutionstyp des einzelnen Erkrankten abhängig. Es sei vorweg betont, daß alle sonstigen nervösen oder gar rentensüchtigen Unfallreaktionen in diesem Zusammenhang ausscheiden und nicht erwähnt werden. Ein Teil der hierhin gehörenden Verunglückten, bei denen Bewußtlosigkeit nicht aufgetreten ist, führt bei der Schilderung des Unfalles wirklich *charakteristische Beschwerden* an. So verstehen sich folgende Äußerungen: Während der Elektrisierung habe er starkes, krampfartiges Zusammenziehen auf der Brust mit Atemnot verspürt, das Herz habe ausgesetzt, um dann sehr stark und unregelmäßig zu schlagen; oder während der Elektrisierung sei ein Beklemmungsgefühl auf der Brust entstanden, es sei ihm zumute gewesen, als ob der Brustkorb sich nicht bewegen könne. Außerdem werden oft Herzstiche, Herzklopfen, brennende Herzschmerzen mit Atemnot und Luftmangel, Angstgefühl, Verkrampfung, starkes Schwitzen, Unruhe und Schwäche, Herzjagen, Herzfliegen, Wundgefühl am Herzen und Lufthunger beschrieben; mannigfache Beschwerden, die durchweg zu dem Bild der „Herzangina" gehören. Wenn wir der Glaubhaftigkeit dieser Beschwerden nachgehen wollen, so brauchen wir nur auf den Tierversuch zu blicken, der uns anschaulich die Bestätigung für solche Klagen der Patienten gibt. Der elektrische Strom ruft eben einen Krampfzustand der Muskulatur hervor, durch den die Atmung behindert wird, oft sogar vollständig zum Stillstand kommt; er bewirkt einen Herzstillstand mit nachfolgender Pulsbeschleunigung oder gar Unregelmäßigkeit des Pulses. Bedenken wir weiter, daß der Verunglückte oft mit vollem Bewußtsein das Trauma erlebt, während im Tierversuch stets tiefe Narkose angewandt wird, so nimmt es nicht wunder, daß das seelische Erleben, die Angst vor der Erstickung die unmittelbare elektrische Beeinflussung noch steigert.

Die Beschwerden unmittelbar *nach* dem Unfall sind oft Unregelmäßigkeiten in der Herzschlagfolge, starke Pulsbeschleunigung und, wie die Patienten es ausdrücken „Herzjagen", „Herzfliegen", „Herzklopfen wie ein Maschinengewehr", wohl um darzulegen, wie schnell das Herz schlägt;

---

[1] Ich habe davon abgesehen, in dieser monographischen Arbeit die einzelnen Fälle aufzuzählen und verweise auf Arch. Klin. Med. **186**, 421 (1940).

sie werden nicht selten mit Luftmangel, Atemnot und anfallsweise auftretendem Engigkeitsgefühl verbunden geschildert. In der Regel stellen sich diese Beschwerden bereits kurze Zeit nach dem Unfall ein, oft allerdings erst nach einigen Tagen, in seltenen Fällen nach einigen Wochen und später. Bei längeren Intervallen ist größte Vorsicht bei der Anerkennung des Unfallzusammenhanges erforderlich; denn die Eigenart des elektrischen Traumas ist eben die Atmungs- und Kreislaufstörung schon während des Unfalles. Die Beschwerden treten bei den Erkrankten dieser Gruppe in der Zeit nach dem Unfall noch gehäuft auf, um allmählich an Intensität nachzulassen und schließlich ganz aufzuhören; in einigen Fällen allerdings sind sie auch trotz Aufklärung und Behandlung fixiert geblieben.

In diesem Zusammenhang sei auf Krankheitsfälle hingewiesen, die sich beispielsweise in Radiofabriken bei Entladungen von Kondensatoren ereignen. Bei diesen Unfällen kann es nach technischen Gesichtspunkten unmöglich zu irgendwelchen Schäden kommen, da einmal die Einwirkungsdauer sehr kurzfristig ist, zum anderen die Spannung sofort zusammenbricht und insgesamt nur eine geringe Elektrizitätsmenge einwirkt:

Heinz K., 27 Jahre, Unfall September 1949. Bei der Überprüfung einer Klangfilm-Koffer-Verstärker-Apparatur kam K. mit seiner rechten Hand an die Anode der Endröhre und mit der linken Hand an Masse. K. erhielt dadurch einen elektrischen Schlag der Anoden-Spannung, die bei dieser Verstärker-Apparatur bis zu etwa 350 V betragen hat. Dieser Schlag verursachte bei K. im ersten Moment ein geringes Unwohlsein, derart, daß er sich für kurze Zeit setzen mußte. Laut Angabe des K. war seine rechte Hand während einiger Tage etwas geschwächt. Damit ein Strom durch den Verletzten zustande kommt, muß selbstverständlich ein geschlossener Stromkreis, evtl. mit der Erde, vorhanden sein, und zur Beurteilung des Falles müssen die dazwischenliegenden Widerstände bekannt sein. Über den Netzanschluß kommt offenbar eine Gleischpannung von 290 V an die beiden genannten Berührungspunkte. Je nach der Höhe des Widerstandes, den man für den Menschen bei einer kurzzeitigen Berührung annehmen will, kann man die Stromstärke zwischen 30 und 150 mA schätzen. Wurde der Mittelpunkt des Tonausgangstransformators berührt, so kam nur die Gleichspannung zur Auswirkung, weil anzunehmen ist, daß zwischen dem Mittelpunkt und Erde keine wesentliche Tonfrequenzspannung bestanden hat.
Bei Berührung der Anode überlagert sich noch eine tonfrequente Wechselspannung, deren Höhe mit 100 V, vermutlich Effektivwert, angegeben ist. Über die Frequenz ist nichts gesagt, ebenso nichts über die Kurvenform (z. B. sinusförmig oder Sprache und dgl.). Der überlagerte Wechselstrom wird im Bereich zu maximal 80 mA angegeben, der aber nur zu einem Teil über den Verletzten geflossen ist. Bei Berührung der Anode ist dem Gleichstrom ein Wechselstrom von Tonfrequenz überlagert. Da wahrscheinlich der Wechselstrom wesentlich kleiner als der Gleichstrom ist, bedeutet dies einen Strom, der sein Vorzeichen nicht wechselt, sondern lediglich in seiner Stärke entsprechend der Tonfrequenz schwankt. Diese Kurven halte ich für sehr „unangenehm". Technisch wahrscheinlich ist, daß K. die Anode berührt hat. Unter Berücksichtigung dieses Umstandes erklärt sich auch die Bemerkung des K.: „Dieser Schlag war bis jetzt der stärkste, den ich in der Berufszeit erhielt."

Die klinische Beobachtung und auch die Sonderuntersuchungen ließen einen krankhaften Befund am Herzen bzw. Kreislauf nicht erkennen. Eine sehr heftige Kondensatorentladung, (vergleiche die Weckwirkung nach Kondensatorentladungen im Tierversuch) hat vorübergehende funktionelle Herzbeschwerden nach sich gezogen, die in kurzer Zeit nach dem

Unfall völlig abgeklungen waren. Zwei ähnlich gelagerte Kondensator-„Unfälle" ohne jeden krankhaften Befund, lediglich mit funktionellen Herzbeschwerden, sind ebenfalls von uns beobachtet worden. Eine organische Schädigung des Leitungssystems des Herzens ist, wie auch aus den Tierversuchen hervorgeht, nicht zu erwarten.

Das Alter dieser Patienten liegt zwischen 20 und 45 Jahren, nur einige wenige, die wir noch zu dieser Gruppe rechnen, waren älter, bis zu 57 Jahren; bei letzteren konnte aber, soweit es klinisch möglich ist, eine auf arteriosklerotischer Grundlage beruhende Angina pectoris ausgeschlossen werden, zumal ihre Beschwerden nach dem Unfall bald völlig abgeklungen sind (vgl. Gruppe III der Herzerkrankungen nach elektrischen Unfällen). Es kommen also in der Regel Menschen jüngeren und mittleren Lebensalters in Betracht, die bis zum Unfalltage kreislaufgesund gewesen sind.

Daß wir bei der Beurteilung dieser Krankheitsfälle besonders Wert auf die Vorgeschichte gelegt haben, habe ich oben schon kurz erwähnt. Es ist in jedem einzelnen Fall geprüft worden, ob irgendwelche Infekte an den Tonsillen, rheumatische Erkrankungen, Gallenblasen- oder Prostataentzündungen oder andere entzündliche Erkrankungen, auf die gegebenenfalls diese Schäden zurückzuführen sind, vorgelegen haben; jedoch sind solche Erkrankungen fast in allen Fällen ausgeschlossen worden, und wenn sie vorgelegen haben, so sind sie in die Gruppe IV einzuordnen, wenn nicht glaubwürdige und exakte Beweise ergeben, daß der Betreffende vor dem Unfall völlig kreislaufgesund gewesen ist. So hätte ich bei der Beurteilung des Falles 2 von HÜLLSTRUNG größere Zurückhaltung in der Frage des Zusammenhanges mit dem Elektrotrauma geübt und als Ursache der Erkrankung zum mindesten die rheumatischen Infekte mit berücksichtigt, auf deren Bedeutung bei der Erkennung nichtelektrischer Frühschäden am Herzen gerade erst in jüngster Zeit von BOHNENKAMP hingewiesen wurde. Es ist allerdings auch durchaus möglich, daß der elektrische Reiz allein die Störung in der Überleitungszeit hervorruft, was wir unten noch eingehend besprechen müssen.

Wie wir auf die Fahndung kryptogener Infekte in der Vorgeschichte großen Wert gelegt haben, so haben wir nicht minder große Mühe der *Erfassung kryptogener Infekte* bei der *klinischen Beobachtung* angedeihen lassen. Die Tonsillen, die Zähne wurden eingehend untersucht, ebenso die Blutsenkungsreaktion nach WESTERGREEN in fast allen Fällen ausgeführt, wobei wir wohl eine Verlangsamung, niemals aber eine Beschleunigung dieser Reaktion feststellen konnten; die Urinuntersuchungen, sowohl chemisch als auch morphologisch, waren in allen Fällen negativ ausgefallen.

Nach diesen Voruntersuchungen gilt dann das Hauptaugenmerk der *Kreislaufuntersuchung.* Herzvergrößerungen im Sinne einer Hypertrophie oder Dilatation habe ich nicht beobachten können, während BAADER einen derartigen Fall mit vorübergehender Herzdilatation beobachtet hat, ein Befund, der von GERSTNER und mir im Tierexperiment röntgenologisch bestätigt worden ist. Pathologische Herzgeräusche, abgesehen von ausgesprochen akzidentellen systolischen Geräuschen, sind nicht wahrzunehmen, die zweiten Herztöne über der Aorta und Pulmonalis zeigen stets gleichartige Qualität. Die Herzschlagfolge ist rhythmisch, aber in einem hohen Prozentsatz in Ruhe bereits beschleunigt, respiratorische Arhythmie ist keine Seltenheit.

Insbesondere sind die *Kreislauffunktionsprüfungen* aufschlußreich und zeigen oft Störungen der Herzfunktion, die nicht hochgradig zu sein brauchen. Für den praktischen Gebrauch hat sich bei uns in Anlehnung an HOCHREIN und SCHELLONG die Prüfung von Puls, Blutdruck, Atmung, Vitalkapazität und Elektrokardiogramm vor und nach Belastung und im Stehen bewährt; sie ist sowohl klinisch als auch ambulant leicht durchführbar. Eine derartige Prüfung, die bereits eine Störung der Herzfunktion aufweist, sehen wir im Fall 92, den wir anschließend schildern:

	RR	Puls	Atmung	Vitalkapazität
In Ruhe............	120/85	16, 17, 17, 17	20	4400
Nach Belastung	140/85	34, 33, 28, 25	28	3900
Nach 1 Minute	125/85	22, 19, 18, 17	24	4400

Fall 92. Willi K., 31 Jahre, Unfall: 23. 5. 1938. Spannung 380 V. Stromweg: rechter — linker Arm. K. rutschte bei der Reparatur an einem Leitungsmast von der Leiter und griff dabei mit beiden Händen an den stromführenden Leitungsdraht. Verbrennungswunde am linken Oberarm. Vier Wochen nach dem Unfall starkes Druck- und Beklemmungsgefühl auf der linken Brustseite, Schmerzen im linken Arm mit Schwächegefühl. Befund: Herz klinisch, röntgenologisch und elektrokardiographisch o. B. PQ = 0,16 Sek. vor und nach Belastung.

Die auffallende Veränderung nach Belastung zeigt die Vitalkapazität, die eine Abnahme von 500 ccm erkennen läßt, während die höchst zulässige Abnahme nach HOCHREIN nur 300 ccm beträgt. Das Funktionselektrokardiogramm ergibt eine unverkürzte Überleitungszeit (s. unten). Eine stärkere Belastung, ein kurzer langsamer Lauf zusammen mit einem Kreislaufgesunden, ließ ebenfalls eine gewisse Funktionsschwäche hervortreten. Im Zusammenhang mit den typisch geschilderten Herzbeschwerden ist bei K. also die Anerkennung einer funktionellen Angina pectoris angebracht.

Eine ebenfalls gestörte Herzfunktion sehen wir bei Fall 3, J. G., der in einer anderen Klinik erstmals beobachtet wurde:

	RR	Puls	Atmung
In Ruhe	150/80	24, 25, 24, 24	17
Nach Belastung	185/90	28, 25, 32, 24	31
Nach 1 Minute	165/90	25, 24, 25, 25	30
„ 2 Minuten ...	160/85	25, 24, 24, 25	27
„ 3 „ ...	160/90	24, 25, 24, 25	25
„ 4 „ ...	155/85	25, 24, 24, 25	25
„ 5 „ ...	150/80	24, 25, 25, 24	23

Ich lege gerade diesen Untersuchungen großen Wert bei der Beurteilung der funktionellen Angina pectoris bei; bringen sie uns doch wesentliche Anhaltspunkte und große Erleichterung für die Beurteilung dieser Herzkranken, besonders in Hinsicht auf die Ausschaltung von Simulanten. Der pathologische Ausfall der Prüfung ist aber nicht unbedingtes Erfordernis für die Anerkennung der funktionellen Angina pectoris electrica; denn bei vielen Unfällen dieser Gruppe findet eine Abweichung von der Norm nicht statt.

Die *Röntgenuntersuchungen* zeigen in der Regel völlig normale Herzfiguren; eine vorübergehende Dilatation (BAADER) wird man als durch den elektrischen Reiz entstanden anerkennen können. Durch die Röntgenuntersuchungen sind weiterhin klinisch nicht in Erscheinung tretende Lungen- oder Gefäßerkrankungen ausgeschlossen worden.

Einer besonderen Besprechung bedarf das *Elektrokardiogramm,* und zwar zunächst einmal das Ruhe-Elektrokardiogramm. Irgendwelche pathologische Veränderungen im Ablauf des Ventrikelkomplexes, Verlängerungen der Systolendauer oder Verlängerungen der Überleitungszeit sind bei den Erkrankten dieser Gruppe nicht zu beobachten, das P mag in einigen wenigen Fällen etwas breit, gespalten, auch negativ sein, was vielleicht mit der beschriebenen Herzdilatation (Vorhof) in Zusammenhang steht. In vielen Fällen sind auch Brustwandableitungen angewandt worden, die keine Abweichungen von der Norm zeigen. Das Belastungs-Elektrokardiogramm hingegen kann geringe Veränderungen aufweisen, wenn wir annehmen, daß die ausbleibende Verkürzung der Überleitungszeit nach Belastung als pathologisch anzusehen ist. Ich glaube, wir gehen nicht fehl, sie im Rahmen der Gesamtfunktionsprüfung zur Beurteilung mit heranzuziehen; im oben kurz skizzierten Fall 92 ist die Überleitungszeit nicht verkürzt. Ähnlich wie in diesem Falle sind in vielen anderen geringe Abweichungen von der normalen Herzfunktion, erkennbar aus der Herzfunktionsprüfung und dem Belastungs-Elektrokardiogramm, festzustellen. Ich habe deshalb bei der Zusammenstellung dieser Schäden in einer Gruppe mit der Bezeichnung „funktionelle Angina pectoris electrica" zum Ausdruck bringen wollen, daß diese Erkrankungen vorwiegend auf reparablen Störungen der Kreislauffunktion, nicht auf Schäden des Leitungssystems oder gar auf anatomischen Veränderungen des Herzmuskels beruhen. Eingehende Prüfungen sind nur in einem Teile der von mir untersuchten Erkrankungsfälle dieser Gruppe gemäß dem augenblicklichen Stande der Herzfunktionsprüfungen vorgenommen worden. Ich glaube nun, daß solche Funktionsstörungen in der Mehrzahl dieser Fälle vorliegen, was in der Regel noch durch die Vorgeschichte und durch die von dem Patienten geschilderten Beschwerden bestätigt wird; denn „eine noch so gute Funktionsprüfung verliert an Wert ohne eine gut aufgenommene Anamnese" (SIEBECK).

Aber auch in Fällen, bei denen die Funktionsprüfungen keine Abweichungen ergeben, werden wir durch den Patienten selbst in die Lage versetzt, seinen Krankheitszustand als durch das elektrische Trauma bedingt aufzufassen. Dabei hilft uns weitgehend die technische Unfalluntersuchung. Die meisten Erkrankungen dieser Art gehören wohl dem Stromstärkebereich I an, bei dem die gebräuchlichen Spannungen von 110 bis 220 V vorliegen und dessen Stromstärken nicht wesentlich höher als 25 mA sind, so daß wir also eine direkte Schädigung des Leitungssystems als Unfallfolge nicht annehmen dürfen. Die Einwirkungsdauer ist in der Regel sehr kurz, kann aber auch bis zu Minuten betragen. Dem Stromweg ist besondere Aufmerksamkeit zuzuwenden; er *muß* über das Herz gegangen sein, wenn überhaupt eine Störung anerkannt werden soll. Es geht nicht an, daß wir „nervöse", oft stark aggravierte Beschwerden nach einer Elektrisierung von einem zum anderen Finger der gleichen Hand, also bei einem ganz kurzen über die Mittelhand gehenden Stromweg, und ebenso eine funktionelle Herzerkrankung oder ein noch schwereres Leiden wie Herzklappenfehler bei einer nur geringen Verbrennung durch einen Lichtbogen als Unfallfolge anerkennen, wie ich es selbst in ausführlichen Begutachtungen zu lesen Gelegenheit hatte. Es wird jedem Arzt möglich sein — er gibt damit keine Minderung seines Könnens zu —, einen elektrotechnisch vorgebildeten Fachmann zu Rate zu ziehen und durch ihn an Hand des auf S. 5—7 gezeigten Beispieles das technische Geschehen zu ermitteln. Dann können und dürfen wir den Angaben unserer Kranken Glauben schenken und ihre Erkrankung als Unfallfolge ansehen; denn Störungen in der Coronardurchblutung im Zusammenspiel mit der stets auftretenden Blutdrucksteigerung während der elektrischen Durchströmung des Organismus sind immer als Unfallfolge anzuerkennen. Es wird wohl auch vorkommen, daß Unfälle der Stromstärkebereiche II bis IV lediglich

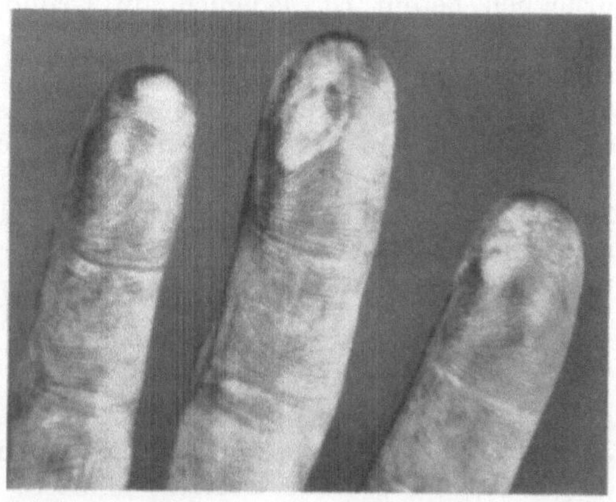

Abb. 24. Elektrische Strommarken: grauweißlich, derb, über das Hautniveau ragend, blasenähnlich, bei 2 und 3 mit hyperämischer Randzone und schmerzhaft. Unfall Dr. H., rechte Hand (Sammlung PANSE).

Funktionsstörungen nach sich ziehen, wenn die Elektrisierung nur den Bruchteil von Sekunden gedauert hat, wie ich denn auf die Bedeutung der Einwirkungsdauer bereits oben eingehend hingewiesen habe. Bei der Erkennung des Stromweges hilft uns das Vorhandensein von frischen Strommarken (Abb. 24 und Abb. 4, S. 12) oder Stromnarben; oft aber fehlen sie.

Wenn wir nun nach exakter klinischer und technischer Untersuchung unseres Patienten zu der Diagnose „funktionelle Angina pectoris electrica" gekommen sind, so stehen wir jetzt vor der Frage, was nun mit ihm *therapeutisch* geschehen soll. Mit dem „Abspeisen" durch eine Rente ist ihm nicht geholfen; das kann sogar in manchen Fällen zur Fixierung der Beschwerden führen. Deshalb halte ich eine intensive Behandlung in geschlossener Anstalt oder in einem Herzbad für erforderlich. In den meisten Fällen werden wir dabei mit Maßnahmen wie Bürst- und Vollmassagen, Arm- und Beinwechselbädern, Unter- und Überwassermassagen und Kohlesäurebädern auskommen. Von Fall zu Fall wird auch erst eine intravenöse Traubenzuckerbehandlung zum gewünschten therapeutischen Ziel führen, was dem Ermessen des behandelnden Arztes überlassen sein muß. Wesentlich ist vor allem die psychologische Behandlung gerade dieser Kranken, die wissen müssen, welche Schäden an ihrem Kreislauf vorhanden sind und daß diese durchaus heilbar sind. Denn die Prognose gerade dieser Gruppe ist als gut anzusehen; alle bisher vorliegenden Nachuntersuchungen haben sie bestätigt. Bleibende Schäden sind eben Folge eines elektrischen Traumas, wie wir es auch im Stromstärkebereich II sehen.

Deshalb halte ich es im Interesse unserer Patienten für unumgänglich, die Rentenfestsetzung auf unter 10% Erwerbsminderung vorzunehmen, um dem Kranken auch dadurch die Geringfügigkeit seiner Erkrankung vor Augen zu führen. Es geht nicht an, was auch in den Gutachten ausdrücklich betont ist, lediglich auf Grund eines abweichenden Herzfunktionsprüfbefundes bei normalem Ausfall aller klinischen Untersuchungen eine 40%ige Unfallrente anzuerkennen[1], wie es im Fall 3, aber auch in mehreren anderen Fällen geschehen ist. Wo kämen wir dann mit unseren Rentenpatienten hin! Ich halte aus diesem Grunde die Ablehnung einer Rente für gerechtfertigt und schlage ein Heilverfahren vor, das dem kranken Menschen völlige Wiederherstellung bringen wird und bringen muß. Das Ziel unseres ganzen ärztlichen Denkens und Handelns ist eben die „Heilung" des kranken Menschen!

4. Die organische Angina pectoris electrica.

Unter dem mir zur Verfügung stehenden Krankenmaterial (insgesamt 22 Erkrankungsfälle) befinden sich Fälle, bei denen eine organisch bedingte Angina pectoris electrica klinisch, vorzugsweise elektrokardiographisch, nachgewiesen und als elektrische Unfallfolge anerkannt ist. Mit voller Absicht habe ich diese elektrisch bedingten Kreislaufschäden als organische Angina pectoris electrica bezeichnet, um damit zum Ausdruck zu bringen, daß alle diese Kranken, deren Krankheitsbild unten näher beschrieben ist, unter Beschwerden leiden, die uns in der Klinik als „Angina-pectoris-Anfälle" mit Lufthunger, Engigkeitsgefühl auf der Brust, vernichtendem Angstgefühl, Herzstechen, ausstrahlenden Schmerzen u. a. bekannt sind. Wir unterscheiden hier: 1. Erkrankungen im Sinne einer Coronarinsuffizienz, 2. Erkrankungen im Sinne von Vorhofflimmern bzw. -flattern, 3. Störungen im Reizablauf.

α) **Die Coronarinsuffizienz.** Der Begriff der Coronarinsuffizienz ist von REIN auf Grund seiner physiologischen Untersuchungen über die Coronardurchblutung geprägt worden. Wir verstehen darunter Zustände, bei denen ein Mißverhältnis zwischen Blutbedarf und Blutangebot und somit eine mangelhafte Sauerstoffversorgung des Herzmuskels vorliegt. Entspricht die Blutversorgung des Herzens nicht der Anforderung, so liegt eine Coronarinsuffizienz vor. WEBER und HOLZMANN unterscheiden eine akute und eine chronische Coronarinsuffizienz. Während die akute

---

[1] Es sei auch in diesem Zusammenhang auf SIEBECKS Buch „Beurteilung und Behandlung Herzkranker" (Berlin—München: Urban & Schwarzenberg 1947, 3. Aufl.) hingewiesen, ebenso auf KOEPPEN: Ein Beitrag zur Beurteilung der Einsatzfähigkeit Kreislaufkranker. Münch. med. Wschr. **1940, 646.**

Coronarinsuffizienz in der Regel mit anginösen Beschwerden verbunden ist und mit heftigsten Schmerzen und tödlicher Angst einhergeht, wird die chronische Coronarinsuffizienz oft überhaupt nicht empfunden und verursacht oft erst bei körperlicher Belastung Schmerzen. Der Herzmuskel verträgt eben, wie es insbesondere BÜCHNER in seinen experimentellen Untersuchungen zeigt, eine mangelhafte Sauerstoffversorgung außerordentlich schlecht, so daß besonders empfindliche, vorwiegend vom Sauerstoffmangel betroffene Teile die Erregung langsamer weiterleiten. Diese Leitungsstörung kann sodann im Elektrokardiogramm erkannt werden. Was über das Elektrokardiogramm der Coronarinsuffizienz heute als annähernd gesichert erscheint, sei nur kurz zusammengefaßt: Eine Senkung des ST-Stückes mit oder ohne Abflachung der T-Zacke; verdächtig schon ist ein bogenförmiger Übergang der R-Zacke in das ST-Stück (ein Abschrägen von ST aus der S-Zacke heraus kommt nach körperlicher Anstrengung und damit bedingter Erhöhung der Herzfrequenz vor). Nicht minder ist die muldenförmige Senkung von ST, entgegengesetzt der Hauptschwankung, als Zeichen einer Coronarinsuffizienz anzuerkennen. Auch ein negatives T in Abteilung I oder II kann eine Coronarinsuffizienz bedeuten, wie das von UHLENBRUCK bei Herztraumen beobachtet worden ist, bei denen nur ein negatives T in zwei Ableitungen vorlag, während die ST-Strecke nicht beteiligt war. Endlich kann eine schräg gradlinig ansteigende ST-Strecke in Ableitung I und II mit sehr flacher oder fehlender T-Zacke bei niedriger Pulsfrequenz als Symptom der Coronarinsuffizienz angesehen werden.

Nach elektrischen Unfällen können anginöse Anfälle auftreten, die mit tödlicher Angst, sehr heftigen Herzschmerzen und Atemnot einhergehen. In einer verhältnismäßig kleinen Zahl dieser Erkrankungsfälle können wir nun im Elektrokardiogramm Befunde feststellen, die wir als Störung der Sauerstoffversorgung des Herzmuskels im Sinne eines Sauerstoffmangels auffassen. Betrachten wir das physiologische Geschehen am Kreislauf während einer elektrischen Stromeinwirkung, so sehen wir im Stromstärkebereich II einen Herzstillstand, der mit einem Atemstillstand parallel läuft und noch mit einer Steigerung des Blutdruckes kombiniert ist. So nimmt es nicht wunder, daß es hierbei zu einer Störung des Sauerstoffangebotes für den Herzmuskel kommt, die während des elektrischen Unfalls und direkt im Anschluß daran zu dem Bilde der akuten Coronarinsuffizienz führt.

Es ist nun bekannt und, wie oben erwähnt, auch schon von anderen Klinikern beschrieben worden, daß sich Angina-pectoris-Anfälle nach elektrischen Unfällen des öfteren wiederholen und auch, wie beispielsweise in dem Fall B. (Fall 59), zu mehrmaligen, insbesondere nach körperlicher Anstrengung auftretenden anginösen Beschwerden geführt haben. Bei diesen Fällen müssen wir daran denken, daß es vielleicht infolge physischer Einflüsse zu einer zentralen Regelung kommt, die eine Tonisierung der Herzkranzgefäße über das Vasomotorenzentrum — ich vermeide absichtlich den Ausdruck Coronarspasmus — bedingt, welche, ohne erhebliche Beschwerden zu verursachen, auch nach dem Unfallereignis als chronische Coronarinsuffizienz bestehen bleibt und lediglich infolge

äußerer Ursachen, wie körperlicher Belastung, Kälteeinwirkungen u. a.,
von Zeit zu Zeit zum klinischen Bild der akuten Coronarinsuffizienz führt.

Nach diesen kurz skizzierten Gesichtspunkten habe ich auch die nachstehenden Erkrankungsfälle, bei denen Herzbeschwerden nach elektrischen Unfällen aufgetreten waren, beurteilt; ich bin mir bewußt, daß in
dem einen oder anderen Krankheitsbild die elektrokardiographischen
Untersuchungsergebnisse nicht typische Befunde aufweisen. Jedoch sprechen sowohl die angeführten Beschwerden als auch die klinisch beobachteten Herzanfälle zusammen mit den übrigen klinischen Befunden für
die elektrisch bedingte Angina pectoris, wie denn auch WEBER und

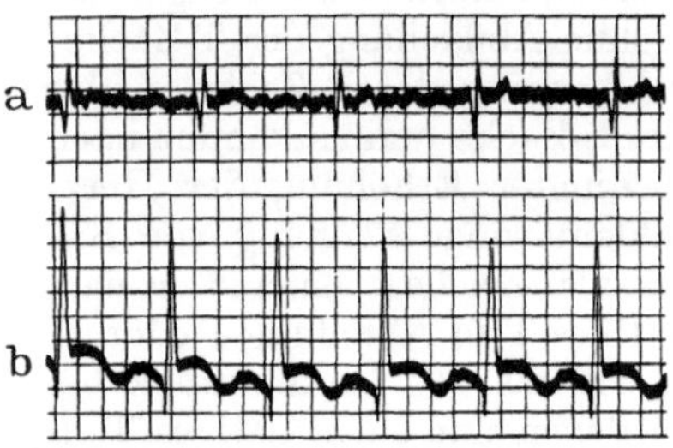

Abb. 25. Coronarinsuffizienz bei der Katze
nach Einwirkung von 220 V Spannung,
11 mA Stromstärke, 0,6 Sek. Dauer: a Ekg
vor dem elektrischen Schlag, b Ekg nach
dem elektrischen Schlag.

BÜCHNER zeigen, daß das klinische
Bild der Coronarinsuffizienz ohne ausgesprochene elektrokardiographische
Veränderungen auftreten kann, selbst
wenn anatomische Läsionen des Herzmuskels vorliegen.

Wir haben also gesehen, daß gerade
nach Durchströmungen, die über das
Herz gehen, Herz- und Kreislaufstörungen entstehen, die zweifellos auch zu
bleibenden Störungen führen können.
Zur weiteren Erläuterung sei ein Tierversuch erwähnt, den ich im Rahmen
von Strommessungen am Herzen
durchführte:

Protokoll Nr. 501, 17. 10. 1940, Katze, Mo-
Pernoctonnarkose. Bleielektroden vordere rechte
— vordere linke Extremität, 40 × 50,2 mm; 220 V
Spannung, 1,1 A Stromstärke, Dauer der Durchströmung 0,6 Sek. Die Abb. 25 zeigt uns das Ekg
vor und nach dem Versuch; nach der elektrischen
Einwirkung sind die Spannungswerte der R-Zacken
von 0,16 mV auf 0,77 mV angestiegen, die ST-Linie
beginnt weit oberhalb der isoelektrischen Linie,
um bogenförmig in ein negatives T überzugehen
(Aufnahme des Ekg sofort nach dem elektrischen
Schlag)

Vergleichen wir dieses Tier-Elektrokardiogramm mit einem menschlichen Elektrokardiogramm, so finden wir ähnliche Befunde
wie bei dem uns bekannten klinischen Bild
der Coronarinsuffizienz, kombiniert mit Myokardinfarkt. Wenn auch makroskopisch ein
Infarkt am Tierherzen nicht vorliegt, so ist
zweifellos eine Coronarinsuffizienz unmittelbar nach der elektrischen Einwirkung zu erkennen. In unserem klinischen Material

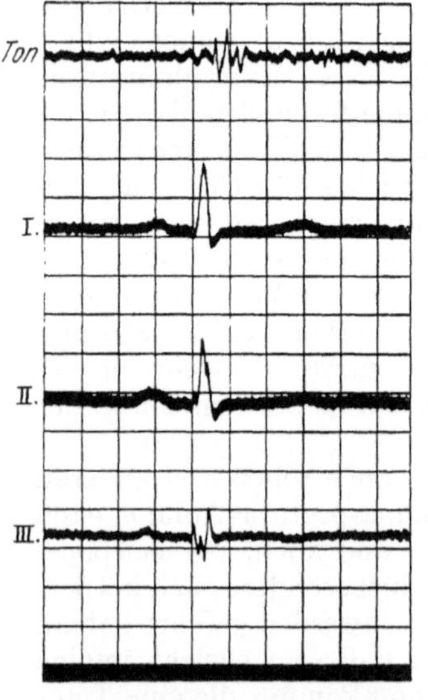

Abb. 26. Coronarinsuffizienz (Fall 98)

elektrischer Unfälle sind wir dem Bild der Coronarinsuffizienz fünfmal
begegnet; den charakteristischsten Befund zeigt der Erkrankungsfall
des Wilhelm K., Fall 98 (Abb. 26).

Fall 98. Wilhelm K., 50 Jahre, elektrischer Unfall 14. 10. 1939. Spannung 15000 V Wechselstrom, 50 Hz, Großkraftwerk. Einwirkungsdauer ca. 1 Minute. Stromstärkebereich IV. Stromweg Kopf — Rumpf — Gesäß. Am Kopf und am Gesäß sehr erhebliche Verbrennungen. Beschwerden: K. klagt, abgesehen von neurologischen Beschwerden, die uns in diesem Zusammenhang nicht interessieren, auch über Beschwerden von Engigkeitsgefühl auf der Brust und Herzklopfen. Befund: Herz: Grenzen regelrecht, Töne rein, leise, Aktion regelmäßig, nicht beschleunigt.

Herzfunktionsprüfung (da körperlich behindert, im Bett; Belastung: 10mal Aufrichten im Bett):

	RR	Puls	Atmung	Vitalkapazität
In Ruhe	115/75	72	16	2700
Nach Belastung	135/70	22, 21, 21, 21	18	2100
Nach 1 Minute	120/65	19, 19, 18, 18	16	2500

Röntgenbefund: Zwerchfell bds. mäßig beweglich, hochstehend. Herz: liegende Form, etwas nach links verbreitert, Aorta von dem Alter entsprechender, nicht übermäßiger Schattenintensität, P = 0,1 Sek., PQ = 0,15 Sek., QRS = 0,06 Sek., im absteigenden Schenkel geknotet, ST fast isoelektrisch, leicht gewellt. $T_1 =$ 0,16 mV, $T_2 = 0,10$ mV, $T_3 =$ isoelektrisch. Typisches Bild einer Coronarinsuffizienz. ·Klinische Diagnose: Coronarinsuffizienz, bedingt durch Elektrounfall (Abb. 26).

Die Beschwerden dieser Erkrankten werden im Gegensatz zu den Beschwerden, die wir bei unseren Patienten mit der funktionellen Angina pectoris sehen, wesentlich eindrucksvoller geschildert; sie klagen über die uns bekannte Herzangst, die anfallsweise auftreten kann, häufig nach körperlichen Anstrengungen, verbunden mit starkem Herzklopfen, oft krampfartiges Zusammenziehen in der Herzgegend, Vernichtungsgefühl und Luftmangel, in der Regel direkt nach dem Unfall auftretend. In einigen Fällen, bei denen eine Bewußtlosigkeit nicht vorgelegen hat, haben wir so drastische Schilderungen über die elektrische Einwirkung erhalten, als ob uns die Sensationen wie das physiologische Geschehen in den Experimenten angegeben würden. So schildert L. (Fall 50) seine Beschwerden während der Elektrisierung folgendermaßen: Ein außerordentliches Engigkeitsgefühl des Brustkastens, als ob er in ein starres Gebilde verwandelt gewesen sei; der Schmerz habe, so lange als der elektrische Strom geflossen sei, angedauert (wohl der starke Muskelkrampf durch Reizung der peripheren Muskulatur), gleichzeitig habe er Luftmangel verspürt und das Gefühl der Erstickung gehabt (im Experiment der durch den Krampf der Brustmuskulatur und den erhöhten Bauchhöleninnendruck entstandene Atmungsstillstand). Besonders interessant ist weiter, daß L. verspürt habe, daß das Herz vorübergehend ausgesetzt habe (Herzstillstand im Stromstärkebereich II), um nach Beendigung der Durchströmung beschleunigt weiterzuschlagen (vgl. die Unregelmäßigkeit der Herzaktionen der Kurve, Abb. 19a, S. 35). Man muß bedenken, daß L. diese Schilderung von sich aus, ohne jede Beeinflussung, gegeben hat. Gerade diese Angaben des L. sind für die Anerkennung der Herzerkrankungen nach elektrischen Unfällen wertvoll.

Fall 50. Walter L., 30 Jahre, elektrischer Unfall 15. 3. 1934. Spannung 220 V, Dauer der Einwirkung etwa 1 Minute. Unfallhergang: L. berührte mit der rechten Hand den Mittelpunktleiter, mit der linken Hand den Außenleiter direkt. Er hing etwa 1 Min. an der Leitung, keine Bewußtlosigkeit, verspürte dabei sehr starke

Atemnot, Druck auf der Brust und Stechen in der Herzgegend. Strommarken:
rechter Daumen und Zeigefinger, linke Hand Innenfläche. Beschwerden: Anschließend an den Unfall Atemnot bei geringster Anstrengung, starkes Druckgefühl auf der Brust, Herzstiche und Herzklopfen. 8 Wochen nach dem Unfall
dauerndes leichtes Herzklopfen bei geringster körperlicher Anstrengung, verbunden mit Schwindelgefühl, bei stärkeren körperlichen Anstrengungen stärkeres
Herzklopfen, Atemnot, Angstzustände, Druckgefühl auf der Brust. Vorgeschichte:
Stets gesund und arbeitsfähig. Befund: Kreislauffunktionsprüfung ergibt normale
Werte. Ekg: Typisches Bild für eine Coronarinsuffizienz. Frequenz 85, PQ = 0,16
Sek., Ventrikelkomplex in A_2 und A_3 geknotet, T_1 und T_2 über der isoelektrischen
Linie abgehend, T_3 negativ.

Der klinische Befund ist in den vorliegenden Fällen gering: Die Herz-
figur ist regelrecht, Geräusche über den Klappen sind nicht wahrnehm-
bar, die Herzaktion kann beschleunigt sein, der Blutdruck ist im Ruhezustand normal. Die Herzfunktionsprüfung zeigt Störungen, besonders
typisch sind diese Funktionsstörungen in dem nachfolgenden Fall 56:

	RR	Puls	Atmung	Vitalkapazität
In Ruhe	120/80	20, 19, 19, 20	20	4300
Nach Belastung	140/90	32, 30, 28, 28	24	3600
Nach 1 Minute	120/85	26, 23, 22, 22	20	3800

Fall 56. Klaus K., 27 Jahre, Unfall 19. 10. 1937. Spannung 500 V Gleichstrom.
Stromweg: linke Hand — rechte Hand — Erde. Einwirkungsdauer etwa einige
Minuten. Keine Bewußtlosigkeit. Danach anfänglich starkes Zittern am ganzen
Körper und Herzstiche, nervöse Übererregbarkeit. Befund: Herz: Grenzen regel-
recht, Töne rein, Spitzenstoß im 4. ICR. in der Mammillarlinie, nicht hebend, Ak-
tion regelmäßig, beschleunigt. RR = 125/75 mm Hg. Röntgendurchleuchtung:
Kein Anhaltspunkt für Herz- oder Lungenerkrankung. Ekg: Coronarinsuffizienz.

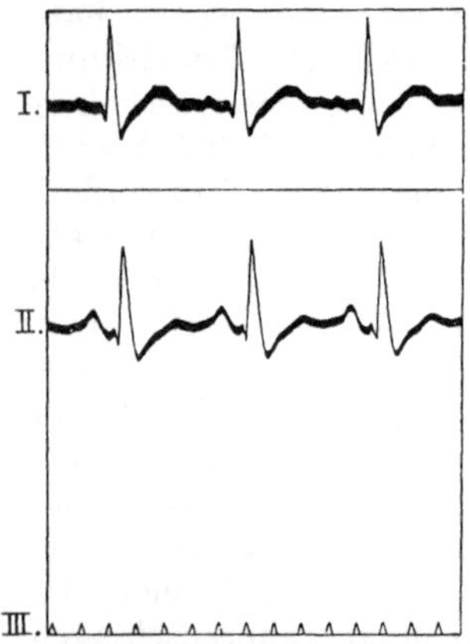

Abb. 27. Fall 99, Br. K., 37 J., Un-
fall 29. 3. 1929, Spannung 10000 V.
Verbrennungen am rechten Fuß
u. linken Oberarm. Beschwerden:
Kopfschmerzen, Schwindel, Herz-
klopfen, Ängstlichkeit. Befund:
Leises systolisches Geräusch der
Herzspitze, RR 170/110 mm Hg.

Auf die Röntgenuntersuchung ist zwecks
Sicherung der Diagnose ebenfalls großer Wert
zu legen, um einen Herzklappenfehler oder
eine vorzeitige Arteriosklerose bei Menschen
mittleren Lebensalters auszuschließen; der
größere Teil unserer Patienten dieser Gruppe
ist freilich unter 40 Jahre alt gewesen.

Die wertvollste Untersuchung gerade dieser
Erkrankungen, besonders auch in Hinsicht
auf die Glaubwürdigkeit der angegebenen Beschwerden, ist die elektrokardiographische.
Wir sehen das typische und klinisch bekannte
Bild der Coronarinsuffizienz, wie es nicht nur
bei der Coronarsklerose, sondern auch bei
toxischen Schädigungen, z. B. bei Kohlenoxydvergiftungen, bei Anämien und bei
Sauerstoffmangelatmung zu finden ist. Diese
Krankheitsbilder gehören im Zusammenhang
mit den aufgezählten Beschwerden in das
Krankheitsbild der Angina pectoris. Wir sehen
oberhalb und unterhalb der isoelektrischen Linie abgehende ST-Linien,
sehen geringe Werte T_1 und T_2 unter 0,25 mV bis zu isoelektrischem
oder sogar negativem T und beobachten nach Belastung Verlängerungen

der Überleitungszeit mit weitgehend abgeflachtem T oder sogar negativem T (Abb. 27, 28 u. 29)[1].

Den Begriff „Coronarinsuffizienz" habe ich einleitend schon erörtert; wir verstehen darunter Zustände, bei denen die Durchströmung des Coronarsystems mit dem Blutbedarf des Herzens nicht Schritt hält. Wenn wir die Unterscheidung der „Coronarinsuffizienzen", wie sie BÜCHNER macht, in Coronarinsuffizienzen durch mechanische Erschwerung der Blutzufuhr zum Herzmuskel, durch verminderte Sauerstoffspannung im Blut und durch krankhafte Überlastung des Herzens anerkennen, so scheidet von vornherein in unserer Erörterung die Coronarinsuffizienz durch mechanische Faktoren aus; es bleibt also nur die Wahl zwischen den beiden anderen Möglichkeiten. Bei dem elektrischen Reiz sehen wir nun 1. eine Atmungsbehinderung bis zum Atmungsstillstand, wodurch zweifellos, wie man es bei der Erstickung sieht, ein Sauerstoffmangel im Herzmuskel bedingt ist; 2. kommt es zum Herzstillstand, wodurch das bereits gestörte Gleichgewicht zwischen Kohlensäure und Sauerstoff im Blut zugunsten eines erhöhten Sauerstoffmangels verschoben wird; 3. tritt stets eine sehr erhebliche Blutdrucksteigerung auf, die im Zusammenwirken mit den beiden zunächst genannten Faktoren die Durchblutung der Herzkranzgefäße ungünstig beeinflußt. Wir können also die Coronarinsuffizienz nach elektrischen Reizen als durch Sauerstoffmangel bedingt, als *hypoxämische* Form der Coronarinsuffizienz, auffassen; sie ist in der Regel geringfügiger und reparabler Natur, da der elektrische Reiz nur sehr kurzfristig einwirkt. Ein sehr schönes Beispiel einer derartig experimentell hypoxämischen Coronarinsuffizienz zeigt uns die Abb. 30.

Die *Prognose* der Schädigung ist als *günstig* anzusehen, da im Gegensatz zu den bekannten hypoxämischen Coronarinsuffizienzen bei Anämien, Kohlenoxydvergiftungen oder Sauerstoffmangelatmung in großen Höhen die schädigende Einwirkung nur ganz kurzfristig, maximal nach unseren experimentellen Untersuchungen 30 Sekunden, andauern kann. Nachuntersuchungen unserer klinischen Fälle

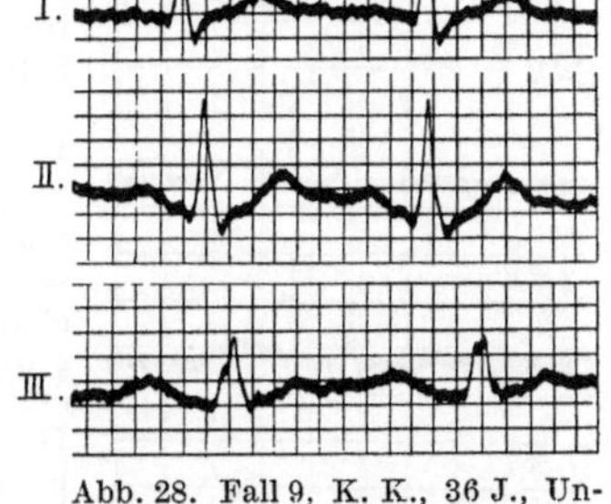

Abb. 28. Fall 9, K. K., 36 J., Unfall Juni 1936, Spannung 220 V, Einwirkungsdauer kurzzeitig, Stromweg: rechte — linke Hand. Beschwerden: Kurze Bewußtlosigkeit, starkes Herzklopfen, zeitweise Stiche auf der Brust, Schwächeanfälle. Befund: Herz o. B., RR 130/75 mm Hg.

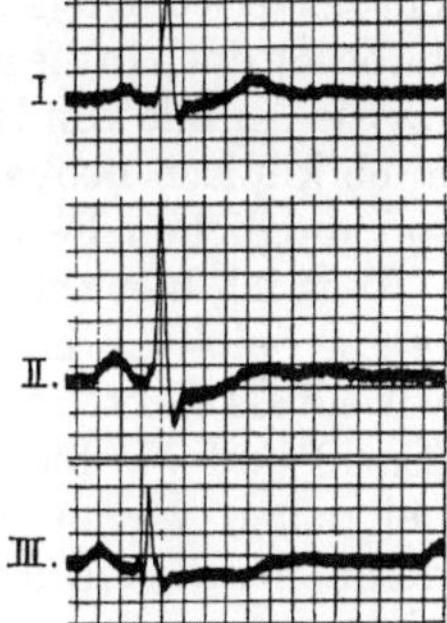

Abb. 29. Coronarinsuffizienz, Fall 55, A. Sch., 47 J., Unfall 19. 7. 1935. Spannung: 1000 V, Stromweg: rechte Hand — Erde. Beschwerden: Sofort innere Unruhe, nach 7 Wochen Herzstiche, Atemnot. Befund: Herz: Aktion etwas beschleunigt, sonst o. B., RR 135/85 mm Hg.

---

[1] Die Elektrokardiogramme der beiden klinisch beobachteten Fälle habe ich noch im Sinne einer Coronarinsuffizienz trotz der bestehenden Tachykardie gedeutet, da sowohl die Beschwerden als auch die klinische Beobachtung für das Bild einer organischen Angina pectoris electrica sprechen.

bestätigen unsere Auffassung; denn nur der Fall Otto B., Nr. 49, hat bei Nachuntersuchungen etwa den gleichen Befund klinisch wie elektrokardiographisch gezeigt, was aber auch durch die berufsmäßig bedingte körperliche Inanspruchnahme des Patienten bedingt sein kann.

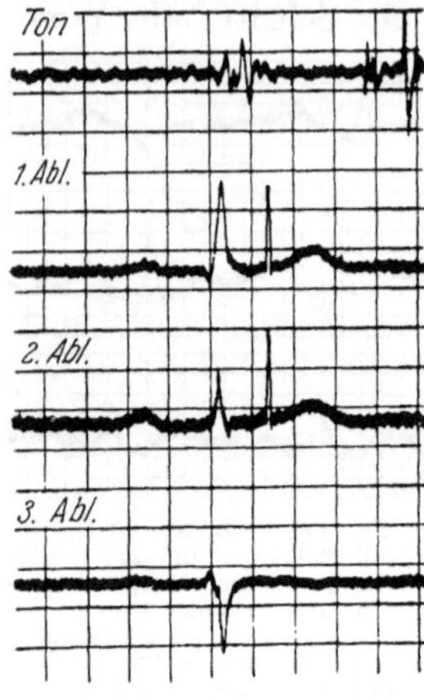

Abb. 30. Fall 49, S. 60.

Fall 49. Otto B., 41 Jahre, Unfall am 5. 8. 1933. Spannung 500 V gegen Erde. Stromweg: Hand zu Hand. Einwirkungsdauer: Kurzer Schlag. Unfallhergang: Beim Ausschalten der Maschine (Nietenwärmer mit Hochspannungsleitung) erhielt B. einen starken Schlag, wonach er zusammenbrach. Er sei etwa 4 Stunden bewußtlos gewesen. Bei dem Unfall stand er mit Holzpantoffeln, die naß waren, auf nassem Boden. Strommarken am linken Daumen. Beschwerden: Seit Unfall krampfartige Schmerzen und Beklemmungsgefühl in der Herzgegend, die langsam zunehmen und etwa ½ Stunde andauern, besonders nach Anstrengungen, aber auch nachts auftretend, außerdem Übererregbarkeit und Unruhe, schlechter Schlaf. Befund: Herz: Grenzen nicht verbreitert, Töne rein, leise, keine Geräusche, Aktion regelmäßig. Herzfunktionsprüfung: Gewisse Unterfunktion des Kreislaufs. Ekg.: Normalrhythmus, Frequenz 61, Linkstyp, PQ = 0,18 Sek., QRS = 0,3 Sek., T_1 = 0,217 mV, T_2 = 0,24 mV, T_3 = negativ. Zwischenstück in A_1 und A_2 bogenförmig über der isoelektrischen Linie abgehend (Abb. 30).

Wenn auch das Elektrokardiogramm keine charakteristischen Befunde im Sinne einer Coronarinsuffizienz aufweist, habe ich doch in diesem Fall eine elektrische Herzschädigung angenommen, da die Anfälle von Herzangst nicht nur eindrucksvoll geschildert, sondern auch klinisch beobachtet worden sind. Vor dem Unfall ist B. nach allen nur möglichen Feststellungen völlig kreislaufgesund gewesen.

Was ich hier schon kurz berühren möchte, ist die *Bedeutung* der *Anamnese* bei allen diesen und auch den folgenden Herzerkrankungen, wenn wir sie als elektrische Unfallfolge ansehen; ich gehe im Abschnitt 5 und 6 (S. 69 und 77) hierauf noch näher ein und habe alle Erkrankungsfälle, bei denen wir bereits zur Zeit des Unfalles eine Herzerkrankung annehmen müssen, gesondert und getrennt behandelt. Bei dem Studium vieler und zwar gerade elektrischer Unfälle fällt immer wieder auf, daß oft schwere Infekte, wie z. B. Gelenkrheumatismus, bei der Erörterung der Herzschädigungen nicht berücksichtigt werden.

Ferner ist zu beachten, daß diese und die unter β) und γ) folgenden Erkrankungsfälle bei Unfällen mit Spannungen unter 500 Volt, also Unfälle, die in den oben kurz skizzierten Stromstärkebereich II gehören, und mit sehr hohen Spannungen, die mithin in den Stromstärkebereich IV gehören, vorkommen. Auch hier konnten wir an Hand unserer physiologischen Untersuchungen Herzschädigungen bis zum Herzstillstand wahrnehmen[1]. Daß bei allen diesen Unfällen eine Herz-

---

[1] Dies hat nur in bestimmten Fällen Gültigkeit, und zwar dann, wenn die Widerstände eine bestimmte Größe haben, z. B. im Fall 1 (Spannung = 500 V), R = 6666 bis 20000 Ohm (würde ein Unfall bei 500 V Spannung und einem Gesamtwiderstand von 5000 Ohm erfolgen, was durchaus möglich ist, gehörte er also schon in den Stromstärkebereich III). Es ist also nicht möglich, einem fest definierten Stromstärkebereich bei verändertem Widerstand eine bestimmte Spannung zuzuordnen.

durchströmung vorgelegen hat, braucht wohl nicht besonders hervorgehoben zu werden und geht aus meinen Ausführungen zur Genüge hervor. Über die erforderlichen Heilmaßnahmen sei im Zusammenhang am Ende dieses Kapitels gesprochen. Die bisher bekannten anatomischen Untersuchungsergebnisse habe ich schon oben verwertet; es sei hier nur noch kurz bemerkt, daß wir alle Tierherzen mit im Experiment gesetzten Schäden anatomisch eingehend untersucht haben, aber bisher ähnliche Befunde, wie sie Büchner bei der hypoxämischen Coronarinsuffizienz beschreibt, nicht haben finden können. Ich bin der Auffassung, daß die kurzfristige elektrische Schädigung vielleicht keine anatomischen Läsionen im Herzmuskel setzt.

β) **Vorhofflattern und -flimmern, intraventrikuläre Leitungsstörungen.** Wie schon oben erwähnt, hat Jacksch-Wartenhorst den ersten Fall elektrisch bedingten Vorhofflimmerns beobachtet. Wir können aus unserem klinischen Material sechs Erkrankungsfälle hinzufügen, die zweifellos nach gewissenhafter Prüfung auf das elektrische Trauma zurückgeführt werden müssen. Ähnlich wie im Fall von Jacksch-Wartenhorst handelt es sich in einem unserer Fälle (Fall 47) um einen bis zum Unfall völlig gesunden *jungen* Mann im Alter von 30 Jahren; aber auch die übrigen Patienten sind mit Ausnahme unseres Falles 53 (48 Jahre alt) Menschen unter 40 Jahre, bei denen nach dem klinischen Befund eine andere Ursache als das elektrische Trauma auszuschließen ist.

Fall 53. Karl R., 48 Jahre, elektrischer Unfall Januar 1929. Spannung 220 V, Stromweg: rechte Hand — linke Hand. Unfallhergang: R. berührte mit der rechten Hand die Frontscheibe eines älteren Amperemeters, mit der linken Hand hat er sich beim Bücken an dem Eisengeländer des Maschinenhauses festgehalten. Er bekam einen gewaltigen Schlag auf die linke Brustseite und ist nach vorn auf die

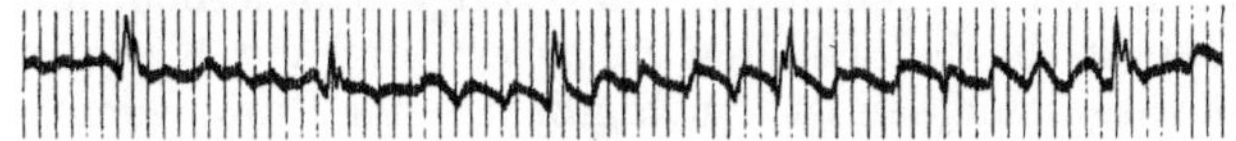

Abb. 31. Vorhofflattern (Fall 53, S. 61).

Knie und Hände hingeschlagen. Keine Bewußtlosigkeit, starkes Angstgefühl, keine Brandwunden. Nach ½ Jahr zunehmende, anfallsweise auftretende Herzbeschwerden. Befund: Herz etwas nach links verbreitert, Aktion stark beschleunigt, Töne rein, Aktion unregelmäßig. Puls unregelmäßig. Ekg: Vorhofflattern (Abb. 31).

Die Beschwerden dieser Patienten sind denen der ersten Zusammenstellung unter *α*) sehr ähnlich, sie klagen über Druckgefühl auf der Brust, Kurzatmigkeit, „Wogen und Wühlen“ des Herzens, oft lediglich über anfallsweises Auftreten von Herzklopfen; auch Angstzustände werden angegeben, aber nicht so regelmäßig wie bei den Patienten unter *α*).

Der klinische Befund weist bereits auf das Vorhandensein einer Rhythmusstörung hin; der Puls und die Herzaktion sind stark beschleunigt und unregelmäßig, Geräusche sind am Herzen nicht nachweisbar, in dem einen oder dem anderen Fall kann eine geringe Herzverbreiterung nach links perkutorisch festgestellt werden, Blutdruck ist im Bereich der Norm, die Herzfunktionsprüfungen weisen in der Regel auf Funktionsstörungen hin, wobei uns gerade die Bestimmung der Vitalkapazität im

Zusammenhang mit der Registrierung von Atmung und Blutdruck wertvolle Hilfe leistet. Herzfunktionsprüfung Fall 47:

	RR	Puls	Atmung	Vitalkapazität
In Ruhe	140/80	17, 18, 17, 17	19	4500
Nach Belastung	175/90	24, 24, 23, 23	25	3700
Nach 1 Minute	150/85	18, 17, 17, 18	20	4100

Fall 47. Gutsav M., 30 Jahre, elektrischer Unfall 22. 7. 1939. Bei der Reparatur eines Ölschalters (15000 V Drehstrom) ist M. ausgerutscht und mit spannungführenden Teilen in Berührung gekommen. Strommarken am linken und rechten Arm. Dauer der Berührung nur momentan, ist danach bewußtlos umgefallen. Etwa 3 Wochen nach dem Unfall seien die jetzigen Beschwerden aufgetreten: Druckgefühl auf der Brust, Luftmangel verbunden mit Angstgefühl und innerer Unruhe. Vorgeschichte: Keine Erkrankungen. Befund: Herz: Grenzen nicht verbreitert, Töne rein, 2. AT. = 2. PT. Röntgenbefund: Herz in regelrechten Grenzen, nach rechts etwas stärker abge-

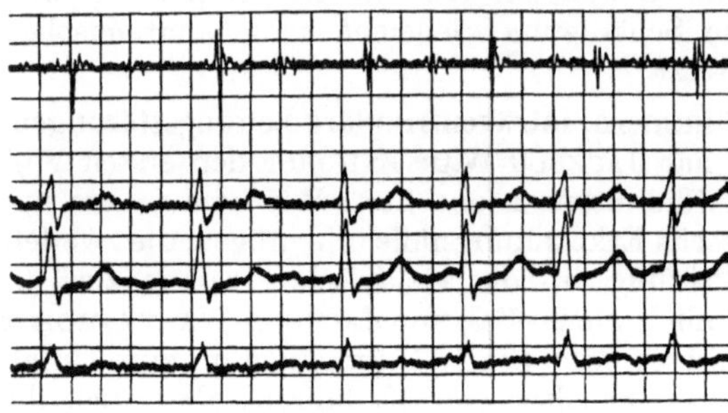

Abb. 32. Vorhofflimmern (Fall 47, S. 62).

rundet, Herzhinterwand o. B., kräftige Pulsation, Aorta von regelrechter Schattenintensität. Ekg: Vorhofflimmern mit Kammertachykardie (Abb. 32). Die Nachuntersuchung bereits nach 4 Wochen zeigt nicht mehr den geringsten von der Norm abweichenden Befund.

Die Röntgenuntersuchungen zeigen im allgemeinen keine pathologischen Abweichungen, in dem einen oder anderen Fall vielleicht eine geringe Verbreiterung nach links. Ich halte die Röntgenuntersuchungen einschließlich Herzaufnahmen für unbedingt erforderlich, um einen objektiven Beweis in den Händen zu haben, daß ein Klappenfehler mit Sicherheit ausgeschlossen ist. Auch gibt uns der Durchleuchtungsbefund Aufschluß über den Zustand der großen Gefäße, insbesondere der Aorta; denn schon das Vorhandensein einer Aortensklerose erschwert die Unfallzusammenhangsfrage; der Erkrankungsfall gehört sodann zu jenen, die wir unter V, b) 5, S. 69, besprechen.

Das Elektrokardiogramm zeigt in den vorliegenden Fällen Vorhofflimmern bzw. Vorhofflattern. Es ist in den meisten Fällen in kürzester Zeit, oft bereits nach Tagen, nicht mehr nachzuweisen; nur in einem Fall (Fall 48) ist das als Unfallfolge anerkannte Vorhofflimmern noch nach Jahren festzustellen:

Fall 48. Friedrich G., 37 Jahre, elektrischer Unfall 28. 11. 1925. Spannung 500 V, Einwirkungsdauer etwa 1½ Minuten, Stromweg: rechte Hand — Rumpf — Erde.

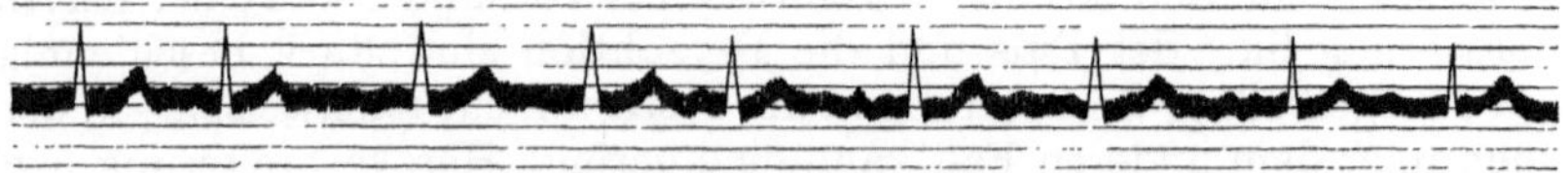

Abb. 33. Vorhofflattern (Fall 48, S. 62 u. 63).

Beschwerden nach dem Unfall: Krampf in der rechten Körperseite, besonders in der Herzgegend, Beklemmungsgefühl und Kurzatmigkeit bei körperlicher Belastung, Mattigkeit, Hitzegefühl, Schweißausbrüche. Befund: Herz: Grenzen etwas nach links verbreitert, zeigt eine von der Atmung unabhängige Irregularität, Töne rein, Puls regelmäßig. Röntgenbefund: Herz nach links verbreitert und stark gerundet, Herzbucht tiefer als normal, Herzhinterwand o. B., Aorta von regelrechter Schattenintensität. Ekg: In allen Ableitungen Vorhofflattern, QRS = 0,06 Sek., Nachuntersuchungen 1927 und 1935 zeigen den gleichen klinischen und elektrokardiographischen Befund (Abb. 33).

Ein kürzlich beobachteter Krankheitsfall von Vorhofflattern, eine halbe Stunde nach einem elektrischen Unfall in unsere Klinik eingeliefert, sei noch erwähnt:

Fall 112. R., 39 Jahre, elektrischer Unfall 22. 12. 1951. Spannung 220 V Wechselstrom; Stromweg: linke Hand — Füße — Erde. Einwirkungsdauer: etwa 10 bis 20 Sek. R. wollte einen elektrischen Luftkompressor, der unter Strom stand, beiseite schieben. Er faßte mit der linken Hand zu, schrie auf, blieb hängen, wurde vom Strom zu Boden gedrückt, fiel in eine Wasserlache und wurde bewußtlos. Strommarken an der linken Hand zwischen Daumen und Zeigefinger und am Daumen. Bei der Aufnahme ist R. leicht benommen, gibt jedoch auf Befragen klare Antworten, er klagt über Herzstiche, Engigkeitsgefühl, starkes Herzklopfen und allgemeine Unruhe. Charakteristisch schildert er uns seine während der Stromeinwirkung aufgetretenen Beschwerden: Er weiß noch, daß er einen Schrei ausgestoßen hat, es habe ihn mit aller Macht zu Boden gedrückt — „Die Füße sind mir weggezogen" — „und als letztes spürte ich einen rasenden Schmerz in der

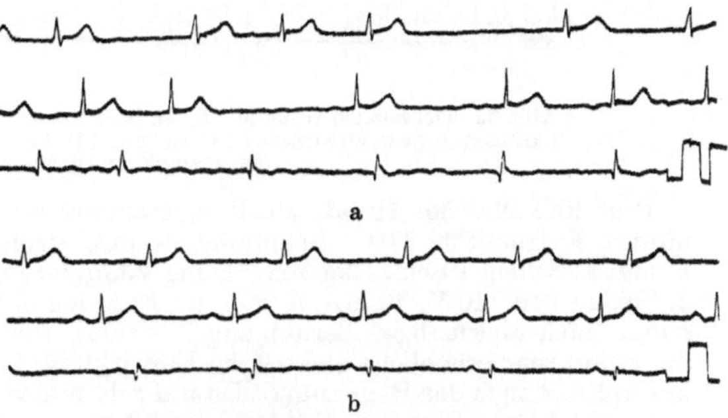

Abb. 34. Vorhofflattern (Fall 112, S. 63).
a Das Ekg zeigt das typische Bild des Vorhofflatterns;
b nach 12 Stunden ist das Ekg völlig normal.

Herzgegend" — „wie wenn mir jemand ein Messer in die Brust stößt und es herumdreht" — dann Bewußtlosigkeit. Klinische Untersuchung: unregelmäßige Herzschlagfolge (112/Min.), sonst keinen pathologischen Befund. Das Ekg zeigt das typische Bild des Vorhofflatterns (Abb. 34a). Nach 12 Stunden fühlte sich R. noch etwas müde, hatte aber keinerlei Beschwerden mehr. Das Ekg ist jetzt völlig normal (Abb. 34b). R. konnte bereits nach 48 Stunden in häusliche Pflege beschwerdefrei entlassen werden. Die Nachuntersuchung nach 8 Wochen o. B.

Auf das Zustandekommen des Vorhofflimmerns und -flatterns im Anschluß an einen elektrischen Reiz sei noch kurz eingegangen. Bekannt ist, daß man durch Faradisieren der Vorhöfe Vorhofflimmern experimentell erzeugen kann; schon die bloße Berührung der Vorhöfe genügt dazu. Wir können deshalb annehmen, daß auch der technische Strom Vorhofflimmern durch direkte Einwirkung auf die Vorhöfe erzeugt, wobei das Hissche Bündel nicht mehr in der Lage ist, diese frequenten Reize fortzuleiten, und wobei es dann zur unregelmäßigen Schlagfolge der Kammern kommt. Dies stützt ebenfalls unsere Auffassung und unsere physiologischen Untersuchungen, nach denen wir die elektrische Schädigung als direkten Reiz des so komplizierten Leitungssystems des Herzens erklären (vgl. auch S. 32). Allerdings habe ich bisher im Tierexperiment Vorhofflimmern oder -flattern durch technischen Wechselstrom nicht erzeugen können, eine Tatsache, die wohl erwähnenswert ist, aber nicht gegen die elektrische Ätiologie des Vorhofflimmerns beim Menschen spricht. Zeigt doch gerade der Fall von JACKSCH-WARTEN-HORST, daß das Vorhofflimmern direkt im Anschluß an den elektrischen Unfall aufgetreten war.

Mit Hilfe von Stromstärken zwischen etwa 25 und 80 mA gelingt es, im Tierexperiment kurvenmäßig (Karotis-Femoralis-Druck) und am eröffneten Thorax einen Herzstillstand, der bis zu etwa 30 Sekunden andauern kann, sowie Störungen im Elektrokardiogramm (sofort nach dem elektrischen Schlag aufgenommen) im Sinne von Rhythmusstörungen mit Veränderungen im Reizablauf aufzuzeichnen (Abb. 35a und b).

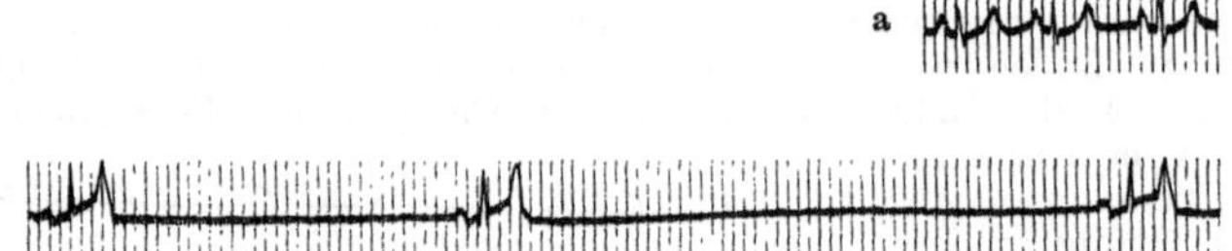

Abb. 35. Tierversuch Hund 56. a Vor dem Versuch in tiefer Mo-Pernoctonnarkose; b nach elektrischer Einwirkung 110 V, 40 mA, 10 Sek.: partieller sinuaurikularer Block.

Protokoll Nr. 56. Hund, Mo-Pernoctonnarkose. Elektroden: Kopf — rechte hintere Extremität; 110 V Spannung, 40 mA Stromstärke, Dauer der Durchströmung: 1. Schlag 1 Sek., Ekg zeigt keine Veränderungen. Nach völliger Beruhigung 2. Schlag von 110 V, 40 mA, 5 Sek., im Ekg ebenfalls keine nachweisbare Schädigung. Nach abermaliger Beruhigung 3. Schlag von 110 V, 40 mA, 10 Sek., diese immerhin sehr erhebliche elektrische Einwirkung, bei der sowohl die Atmung verkrampft als auch das Herz zum Stillstand gekommen war, zeigte nach Ausschaltung des elektrischen Stromes eine schwere Störung im Ekg, bei der innerhalb der langen Vorhofpause weder eine rechtzeitig noch eine vorzeitig auftretende Vorhofzacke sichtbar war; es handelt sich demnach um einen partiellen sinuaurikulären Block (Abb. 35).

Es ist deshalb zu erwarten, daß auch nach elektrischen Unfällen ähnliche Befunde festgestellt werden können. Außer den oben aus der Literatur erwähnten Fällen sind uns 3 Verunglückte begegnet, bei denen wir Veränderungen der Überleitungszeit, Veränderungen (Knotungen im absteigenden Schenkel und Deformierungen) von QRS, Verlängerungen der Systole und gehäufte Extrasystolen beobachten konnten.

Als besonders eindrucksvoller Fall sei der am 24. 4. 1930 verunglückte K. (Fall 51) erwähnt, bei dem nach dem Elektrokardiogramm eine Schädigung im Sinne eines gestörten intraventrikulären Reizablaufes vorliegt. Seine Erkrankung ist für die Beurteilung deshalb so außerordentlich interessant, weil der Patient sehr oft nach längst abgeklungenem Befund wegen angeblich erneuter und nicht nachlassender Beschwerden untersucht wurde.

Fall 51. Johann K., 40 Jahre, elektrischer Unfall 25. 4. 1930. Vorgeschichte: Am 25. 4. 1930 erlitt K. einen elektrischen Unfall, wobei er mit einer Leitung von 600 V Spannung mit beiden Händen in Berührung kam und angeblich 2½ Minuten der Strom durch seinen Körper hindurchging. Es bestanden anfänglich Strommarken an den Händen, die bald völlig abgeheilt waren. Pat. konnte nach dem Unfall noch einige Tage weiterarbeiten und begab sich erst am 28. 4. 1930 wegen Herzbeklemmung in ärztliche Behandlung. Am 31. 5. 1930 nahm er seine Tätigkeit wieder auf, meldete sich jedoch am 1. 8. 1930 erneut wegen stechender Schmerzen

in der Herzgegend krank. Seine Wunden an den Händen sind innerhalb 4 Wochen
geheilt, ein pathologischer Befund am Herzen war nicht nachzuweisen (beim Ekg).
Eine klinische Beobachtung vom 2./4. 10. 1930 ergibt das Vorliegen einer objektiv
nachweisbaren organisch bedingten Herzerkrankung, welche als Unfallfolge aufzufassen ist. Befund: Herz: Grenzen der Norm entsprechend (rechts = 2½ cm, links
= 9½ cm von der Mittellinie relative Dämpfung). Der Spitzenstoß ist im 5. ICR.
an normaler Stelle, einwärts der Mammillarlinie eben fühlbar. Die Herztöne sind
rein, Aktion regelmäßig, keine Akzentuation der 2. Töne. Puls 60, gut gefüllt und
gespannt. RR. 110/70 mm Hg. Thoraxdurchleuchtung: Lungenfelder hell, keine
Herdschatten. Zwerchfell beiderseits glatt und gut beweglich. Herz in normalen
Grenzen und normal konfiguriert. Aorta o. B. Herzfunktionsprüfung: Puls 60,
nach 10 Kniebeugen 96, nach ½ Minute 58 Schläge. Kein Auftreten von Atemnot.
Puls dauernd völlig regelmäßig. Ekg: Abl. 1: Hauptschwankungen nach unten
gerichtet (tiefes S), große diphasische Nachschwankung. Abl. 2: Negatives T, ST-
Segment leicht bogenförmig. Abl. 3: Nachschwankung diphasisch. Rechtstyp des
Kammer-Ekg. Überleitungszeit PQ = 0,14 Sek., Frequenz 67 pro Minute, Systolendauer 0,5 Sek. (also verlängert, höchste erlaubte Dauer der Systole 0,41 Sek.).
Diagnose: Störung der intraventrikulären Reizleitung (Abb. 36). Die Erwerbsminderung wird auf 66²/₃% geschätzt.
Schon bei der Nachuntersuchung am
10. 1. 1931 war eine Besserung des
Herzbefundes deutlich nachzuweisen,
so daß die Erwerbsminderung auf 40%
herabgesetzt wird. Eine Nachuntersuchung am 21. 3. 1933 nimmt eine Erwerbsminderung von nur noch 20%
wegen der geringen elektrokardiographischen Veränderungen an. Wegen der
Herabsetzung der Rente wurde von K.
Berufung eingelegt mit der Begründung,
daß seine Herzbeschwerden nicht besser
geworden seien. Schon nach geringsten
Anstrengungen verspüre er Herzbeschwerden mit heftigen Schmerzen; sie
bestünden in Stichen und Herzklopfen;
die Stiche seien in der linken Brustseite
vorn und hinten, sie träten nach An-

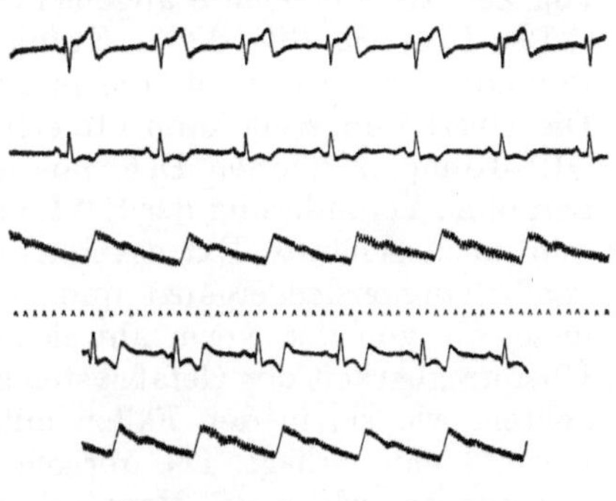

Abb. 36. Intraventrikulare Leitungsstörung nach
elektrischem Unfall (Fall 51, S. 64 u. 65).

strengungen, aber auch in der Ruhe auf; beim Bücken würde es ihm schwarz vor den
Augen und er bekäme Schwindelanfälle, er könne auf der linken Seite nicht liegen
und schlafe dadurch schlecht. Sein Versuch, wieder zu arbeiten, sei mißglückt. Sein
Appetit sei schlecht, sein Gewicht habe etwas zugenommen. Beim Gehen müsse er
häufig wegen Herzklopfen stehenbleiben und sich ausruhen. Er fühle sich im ganzen
sehr matt. Die erneute klinische Untersuchung läßt einen krankhaften Befund nicht
erkennen, auch das Ekg zeigt nun völlig normalen Reizablauf.

Über die Empfindungen während des Unfalles selbst vermag K. keine
Angaben zu machen, da er bewußtlos war; er gibt jedoch an: Sobald er
zum Bewußtsein zurückgekehrt war, habe er Herzbeschwerden gehabt,
die vorwiegend in stechenden Schmerzen und Herzklopfen bestanden
hätten; er habe zwei Tage nach dem Unfall mit seiner Arbeit aufhören
müssen; Angstgefühl habe er nicht verspürt. Wir sehen überhaupt bei
diesen Erkrankungen das Gefühl der Herzangst gar nicht so stark ausgeprägt wie bei den zuerst beschriebenen Fällen der organisch bedingten
Angina pectoris. Die Beschwerden dieser Kranken, die sie fast anhaltend
bedrücken, sind lediglich Herzschmerzen, gepaart mit Herzstichen und
Herzklopfen, gelegentlich auch etwas Angstgefühl; nur in einem Fall
(Fall 59) handelt es sich um ausgesprochene Herzangst. Diese Herz-

beschwerden sind oft mit nervösen Störungen verbunden, wie Kopfschmerz, allgemeiner Schwäche, Schwindelgefühl, Übererregbarkeit oder Schwäche in den Beinen. Gerade diese nervösen Symptome sind bei diesen sechs Erkrankungsfällen besonders ausgeprägt und überdauern auch die in den meisten Fällen objektiv nachgewiesenen Schäden, worauf ich bei der Besprechung der Behandlung noch zurückkommen werde. Bei derartigen Erkrankungsfällen bemerken wir oft, daß die Patienten als Simulanten angesehen werden; wir müssen aber mit BOHNENKAMP den erforderlichen Ernst bei der Untersuchung dieser Kranken walten lassen und „vielenorts noch bei der Bewertung rein subjektiver, mehr oder minder mißlicher Gefühle von seiten des Herzens umlernen".

Die *Vorgeschichte* dieser Patienten, die, wie auch in allen früheren Fällen, eingehend geprüft worden ist, weist keine Besonderheiten auf; allerdings sehen wir, daß einige dieser Patienten auch vor dem Unfall von Zeit zu Zeit leichte allgemein-nervöse Beschwerden hatten.

Das *klinische Bild* dieser Kranken ist durch elektrokardiographische Befunde gekennzeichnet, die in Störungen des Reizablaufes bestehen. Die Überleitungszeit kann oft erst nach Belastung verlängert sein, im QRS-Komplex können Deformierungen oder Knotungen vorliegen mit und ohne Veränderung der ST-Linie, die Systolendauer kann verlängert sein, auch gehäufte Extrasystolen kommen vor. Diese Untersuchungsergebnisse werden ergänzt und vervollständigt durch Funktionsergebnisse, die von der Norm abweichen; oft ist eine ziemlich ausgeprägte Übererregbarkeit des Gefäßsystems, eine erhöhte Vasolabilität zu beobachten, wie sie in den Fällen mit Vorhofflimmern oder Coronarinsuffizienz nicht vorliegt. Die übrigen klinischen Befunde lassen keine Abweichungen erkennen; Herzverbreiterungen sind weder klinisch noch röntgenologisch erkennbar gewesen. Geräusche über den Herzklappen sind nicht zu erwarten, auch nur als akzidentelle in zwei Fällen beobachtet, die Herzaktion ist allerdings stets beschleunigt gewesen. Daß irgendwelche anderen Erkrankungen der inneren Organe oder auch des Herzens auszuschließen sind, versteht sich von selbst. Dekompensationserscheinungen von seiten des Herzens konnte ich in keinem einzigen Falle nachweisen, was in bezug auf die Arbeitsfähigkeit dieser Erkrankten nicht ohne Bedeutung ist. Auch die Urinuntersuchungen, insbesondere die Urobilin- und Urobilinogenproben, sind in allen Fällen negativ ausgefallen.

Die *Unfalluntersuchung* läßt bei allen *Erkrankungsfällen* einen *Stromweg* erkennen, der *über das Herz führt*, ein für die Anerkennung elektrischer Herzschäden unbedingt notwendiges Postulat. Die Spannungen liegen zweimal bei 220 Volt, einmal bei 600 Volt Wechselstrom, während sich der Unfall in den übrigen Fällen an der Hochspannungsleitung (Spannung 10 kV) abgespielt und auch noch Verbrennungen, allerdings nicht allzu schweren Grades, nach sich gezogen hat. Aus letzterem ergibt sich, daß die Einwirkungsdauer zweifellos sehr kurzfristig gewesen ist, wie wir es auch in den ersten drei Fällen annehmen müssen; sie hätte unter ungünstigen Bedingungen (sehr niedrige Übergangswiderstände) zweifellos tödlich gewirkt. Der Verunglückte ist geneigt, die Dauer jedes

Unfalles für viel länger zu halten, als sie in Wirklichkeit gewesen ist. Es soll ihm daraus kein Vorwurf der ungenauen Angabe gemacht werden; es ist eben rein psychologisch verständlich, wenn er die Dauer des Erlebnisses überschätzt. ALVENSLEBEN hat sich in mehreren Fällen die Mühe gemacht, am Unfallort selbst die Einwirkungsdauer zu bestimmen, und zwar in der Weise, daß er mit einer Stoppuhr die von Kameraden durchgeführten Rettungsmaßnahmen vom Eintritt des Unfalles bis zur Befreiung vom Unfallsort oder zum Abschalten der betreffenden Leitung kontrollierte. Er stellte dabei fest, daß in den von ihm geprüften Fällen die Durchströmungszeit stets wesentlich kürzer gewesen ist, als die Einwirkungsdauer von den Verunglückten selbst oder von ihren Arbeitskameraden empfunden worden ist.

Die *Arbeitsfähigkeit* ist nach dem Unfall bei Auftreten derartiger Erscheinungen zunächst stets erheblich eingeschränkt; sämtliche Verunglückten, unbeschadet der uns hier nicht interessierenden Verbrennungen, melden sich krank und erbitten vom Arzt Klärung ihrer Erkrankung und Hilfe. Leider ist in den meisten Fällen zunächst eine eingehende Untersuchung versäumt worden, und auch die Behandlung besteht oft nur im Aufschreiben irgendeines wahllos herausgegriffenen Herzpräparates, Beruhigungs- oder Stärkungsmittels. Es liegt jedoch nicht nur im Interesse der Verunglückten selbst, sondern im Interesse der Allgemeinheit, daß diese meist gut vorgebildeten und so dringend in allen Wirtschaftszweigen benötigten Facharbeiter, die bis zum Unfall gesund waren, einer intensiven Behandlung zugeführt werden, um ihnen Gesundheit und Arbeitsfreudigkeit wiederzugeben. Gerade bei diesen Kranken gibt es Begutachtungen, die zu oft monatelang dauernden Meinungsverschiedenheiten der einzelnen Gutachter führen und die so nötige Behandlung ungebührlich lange verschleppen. Statt dessen ist dringend geboten, sofort eine ordnungsmäßige Untersuchung, bei der nun einmal das Elektrokardiogramm unbedingt erforderlich ist, durchzuführen und eine intensive klinische oder Bäderbehandlung in geschlossener Anstalt vorzunehmen; dies gilt, wie ich schon oben erwähnte, auch für die funktionelle Angina pectoris electrica. Wenn nach der Behandlung alle Erscheinungen abgeklungen sind, soll dem Verunglückten eine Rente nicht mehr gegeben werden, da er als voll arbeitsfähig zu gelten hat. Das Rentensystem führt nur zu einer ständigen Erinnerung des Patienten an sein Leiden und weckt in ihm das Verlangen nach Unterstützungen, nur um nicht auf etwas verzichten oder gar der Berufsgenossenschaft etwas schenken zu müssen. Ein Vergleich seiner Leistungsfähigkeit mit der von Menschen in den freien Berufen, die an ähnlichen Erkrankungen litten und keine Rente zu beanspruchen haben, bestätigt die Richtigkeit dieser Auffassung. Aufgabe der Berufsgenossenschaft ist es, Heilfürsorge so lange zu gewähren, bis der Verunglückte wieder voll einsatzfähig und gesund ist; dann ist jede Rente überflüssig.

Bei uns hat sich die *klinische Behandlung* gegenüber der ambulanten Behandlung durch einen praktischen Arzt als nutzbringender erwiesen. Letzterem steht die Aufgabe zu, die vorläufige Diagnose zu stellen, den

Verunglückten über die zu erwartenden Schäden aufzuklären und nach erfolgter Heilbehandlung die Nachbehandlung zu übernehmen, bei der er auch seinem Patienten die erforderlichen Angaben über die Art seiner Krankheit machen muß. Wir beginnen die Behandlung mit absoluter Bettruhe, verbunden mit Strophanthingaben von 0,25 bis 0,5 mg mit Embran. Sehr wertvoll ist jedoch, sofort mit Bürstenmassagen zu beginnen, die je nach Zustand zu Ganzmassagen, später auch zu Über- und Unterwassermassagen ausgedehnt werden. Allmählich lassen wir den Patienten aufstehen sowie an der Morgen- und Abendgymnastik der übrigen Kreislaufkranken teilnehmen; gegen Ende der Behandlung setzen wir ihn zu leichter Arbeit — Garten-, Haus-, Holzarbeit — an, oft auch in unserer technischen Werkstatt, um seine Leistungsfähigkeit zu prüfen. Die Patienten gehen gern und freudig mit dieser Behandlungsmethode mit. Vor allem ist es angebracht, den Verunglückten die Art ihrer Erkrankung klarzumachen und ihnen auseinanderzusetzen, daß irgendwelche Folgeerkrankungen nach den bisherigen Kenntnissen der elektrischen Unfälle nicht zu erwarten sind. Diese Heilfürsorge führt in den meisten Fällen zu einem vollen Erfolg, abgesehen von jenen Patienten, die um jeden Preis eine Rente herausschlagen wollen und unbelehrbar sind. Allerdings haben wir mit den bei uns behandelten Patienten keine Schwierigkeiten gehabt.

Die *Erwerbsminderung* dieser Kranken nach Abschluß des Heilverfahrens und nach Abklingen aller klinischen Symptome liegt zweifellos unter 10%, so daß ihnen eine Rente nicht zusteht. Bei den Fällen, in denen die objektiven Befunde und die Beschwerden wohl gebessert sind, aber sich wiederholen (z. B. Fall 49, Otto B., oder Fall 48, Friedr. G.), haben wir eine Unfallrente anerkannt, die je nach Einschätzung der Arbeitsfähigkeit zwischen 20 und 40% liegt. Auch in diesen Fällen halten wir die Wiederholung der klinischen Behandlung für notwendig, wofür wir bei den Berufsgenossenschaften, den Eisenbahnverwaltungen oder anderen Versicherungsträgern stets großes Verständnis gefunden haben.

Wenn ich bereits bei der Besprechung der bisher bekannten physiologischen Einwirkungen der elektrischen Energie auf den Kreislauf und auf das Zustandekommen von Schädigungen des Leitungssystems sowohl in Hinsicht auf die Reizbildung als auch auf den Reizablauf hingewiesen habe, so sei hier im Anschluß an die bisher bekannten Herzschädigungen elektrisch Verunglückter zusammenfassend gesagt, daß eine direkte elektrische Einwirkung während der Durchströmung (linker Kopf — Füße, Arm — Arm, linker Arm — Füße, rechter Arm — Füße) schon aus rein experimentell erwiesenen Tatsachen für sehr wahrscheinlich anzusehen ist.

Das Leitungssystem des Herzens, beginnend im Sinusknoten, dem Schrittmacher des Herzens, über den ASCHOFF-TAWARAschen Knoten zum HISschen Bündel, ist ein außerordentlich kompliziertes System, dessen Erregungsablauf wir bekanntlich im Elektrokardiogramm photographisch festhalten können. Es ist möglich, durch elektrische Ströme den Herzmuskel nach Ausschaltung des Sinusknotens zu einer Systole zu erregen. Reizt man dagegen einen spontan schlagenden Herzmuskel, so können sogar Extrasystolen entstehen. Während diese Beobachtungen am isolierten Herzen festgestellt wurden, sind unsere Untersuchungen am intakten Herzen mit dem gebräuchlichen technischen Wechselstrom nach pharmakologischer oder operativer Ausschaltung des Vagus bzw. Sympathicus, sogar nach Dekapitation, und am eröffneten Brustkorb vorgenommen worden und haben das Ergebnis gehabt, daß Störungen der Reizbildung und des Reizablaufes bis zum Herzstillstand entstanden sind. Ferner ist es möglich, in der sogenannten relativen Refraktärphase durch technischen Wechselstrom das Herz zum Kammerflimmern zu bringen, während in der absoluten Refraktärzeit selbst direkte Reize unwirksam sind. Es ergibt sich daraus, daß die elektrischen Reize unabhängig von zentralen Regulationsstörungen und unabhängig vom Blutdruck und den Druckverhältnissen in den Körperhöhlen Störungen des Herzens hervorrufen, die in einer direkten Schädigung des Leitungssystems bestehen und sich als Herzstillstand oder Kammerflimmern äußern. Wenn wir uns diese Ergebnisse vergegenwärtigen, ist es nicht verwunderlich, daß es durch den gebräuchlichen technischen Wechselstrom zu Herzerkrankungen kommen kann, wie wir sie oben beschrieben haben.

5. Das elektrische Trauma und die Angina pectoris bei älteren Menschen mit Coronarsklerose (22 Fälle).

Die Verunglückten, die wir, abgesehen von einigen wenigen Fällen, bisher in den beiden Kapiteln V b, 3 und 4 besprochen haben, stehen in dem Alter, in dem die „während des ganzen Lebens sich entwickelnde Aufbraucherkrankung" der Gefäße, wie wir nun einmal die Erkrankung der Arteriosklerose auffassen, in der Regel noch nicht anzunehmen ist. Es kommt natürlich auch vor, daß Menschen in höherem Alter einen elektrischen Unfall erleiden. Die Beurteilung dieser Krankheitsfälle ist außerordentlich schwierig, weil mit Hilfe unserer klinischen, röntgenologischen und elektrokardiographischen Untersuchungsmethoden die Trennung von schicksalsmäßig sich einstellenden Herzkranzader-Verhärtungen mit oder ohne Myokardschaden von elektrischen Schäden des Leitungssystems sehr schwer, oft aber unmöglich mit Sicherheit durchzuführen ist. Nach unseren klinischen und experimentellen Untersuchungen sowie nach den in der Literatur bekannten elektrischen Herzschäden ist die Möglichkeit einer Herzschädigung im Sinne von Vorhofflimmern oder Störungen im Reizablauf oder einer funktionellen Angina pectoris electrica auch in höherem Alter durchaus gegeben. Es kann aber auch sein, daß, wenn eine der genannten Herzerkrankungen nicht nachzuweisen ist, durch den elektrischen Unfall eine Angina pectoris ausgelöst wird, die, wie wir wissen, bereits bei dem Kreislaufgesunden, also dann erst recht bei dem Kranken mit einer Coronarsklerose zu einer Coronarinsuffizienz führen kann. Zwei Faktoren sind es, die uns bei der Beurteilung dieser Erkrankungen helfen: Einmal die exakte und glaubhafte Vorgeschichte, die nach Möglichkeit auch durch Angaben der Angehörigen, der Arbeitgeber und der Mitarbeiter erweitert werden soll, zum anderen — und darauf kommt es hier besonders an — die von einem gewissenhaften Techniker ausgeführte elektrische Unfalluntersuchung. Es darf nicht vorkommen, daß ein Gutachter, wie es mehrmals geschehen ist, bei einem Menschen mit einer schweren autoptisch festgestellten Coronarsklerose einen elektrischen Tod annimmt, wenn überhaupt eine elektrische Einwirkung gar nicht vorgelegen haben kann. Der Laie ist natürlich gewillt und schnell bei der Hand, für einen plötzlichen Tod eine Ursache zu finden; und was liegt wohl näher, als bei einem Elektromonteur, der in einem Schaltgang tot aufgefunden wird, eine durch die Elektrizität herbeigeführte Todesursache anzunehmen? Da wir in der elektrischen Unfallkasuistik mehrere derartige Fälle finden, ist bei der Beurteilung dieser Erkrankung stets größte Vorsicht und Gewissenhaftigkeit am Platze. Auf der anderen Seite kann, wenn die technischen Möglichkeiten gegeben sind, naturgemäß auch bei einem älteren Menschen durch technischen Wechselstrom ein plötzlicher Tod durch Kammerflimmern entstehen.

Bevor ich Erkrankungsfälle bespreche, bei denen ich nach reiflicher Prüfung eine Verschlechterung einer zur Zeit des Unfalles bestehenden Herzkranzader-Verhärtung — ähnlich liegt die Sache bei Hochdruck mit Coronarinsuffizienz und arteriosklerotisch bedingter Herzmuskelerkrankung — als Folge des Unfalles anerkannt habe, will ich zunächst einige Fälle vorwegnehmen von Personen, die unabhängig von einem elektrischen Trauma schicksalsmäßig an einer Herzkranzader-Erkrankung verstorben sind und deren Tod von Laien, aber auch von Gutachtern als elektrische Unfallfolge angesehen worden ist. Zwei sehr eindrucksvolle Erkrankungsfälle seien in diesem Zusammenhang eingehender skizziert; bei beiden läßt die Unfalluntersuchung die *Unmöglichkeit eines elektrischen Traumas* (vgl. tödlichen Unfall, S. 23) klar erkennen.

Fall 72. Gustav U., 40 Jahre, elektrischer Unfall 2. 3. 1937. Unfalluntersuchung: Nach der Aussage eines Zeugen, der etwa 6 m von der Unfallstelle entfernt auf einem Bagger arbeitete, war U. mit dem Anklemmen eines Kabelrohres beschäftigt. Von den drei Drähten der Leitung, die ausgeschaltet war, hatte er bereits einen Draht angeklemmt und an dem zweiten Draht eine Klemme angesetzt. Plötzlich ist er nach vorn zusammengesackt, wodurch ihm die Mütze und eine Zange entfielen. Danach wurde der angeblich Verletzte tot vom Mast heruntergeholt; längere Zeit wurden noch Wiederbelebungsversuche durchgeführt, die jedoch erfolglos blieben. Obduktionsbefund: Die rechte Kranzarterie zeigt reichlich viel gelblichweiße beetartige Einlagerungen in der Intima mit Kalk inkrustiert, etwa 3 cm von der Einmündung in die Aorta auf einem geschwürig zerfallenen Beet eine bräunlich derbe Auflagerung, die das Lumen, das durch die Intimaeinlagerungen schon stark verengt ist, fast völlig verschlossen hat. Die linke Kranzarterie zeigt ebenfalls zahlreiche gelblichweiße beetartige Intimapolster mit Kalkeinlagerungen. Oberhalb der Teilung des Ramus desc. ant. befindet sich ein Beet, das stark mit Kalk inkrustiert, geschwürig zerfallen und mit braunrotem Blutgerinnsel belegt ist. Der vordere Ast dieser absteigenden Arterie ist in seinem weiteren Verlauf fast völlig durch die Intimaeinlagerungen verschlossen. Diagnose: Akuter Herztod im Angina-pectoris-Anfall; kein elektrisches Trauma.

Fall 74. Ing. Hans H., 38 Jahre, angeblich elektrischer Unfall 23. 12. 1934. H. wird in einem Schaltgang einer 10-kV-Hochspannungsanlage tot aufgefunden. Die technische Untersuchung erstreckte sich darauf festzustellen, ob ein Überschlag in dem Ölschalter oder an anderer Stelle stattgefunden hat, in der eine Spannung zwischen dem Schaltrad und dem Standpunkt des H. auftreten konnte.

Im Schaltgang selbst zeigte der Boden, auf dem H. gestanden hatte, keine Zeichen
eines Stromüberganges, auch am Handrad war nichts. In der Anlage war ebenfalls
an keiner Stelle ein Stromübergang zu erkennen, ebensowenig am Ölschalter, den
H. betätigen wollte. Der Schalter wurde eingehend untersucht, auch der Widerstand des Handrades gegen Erde gemessen, der einen Erdungswiderstand von
noch nicht 1 Ohm ergab, so daß kaum angenommen werden kann, daß eine nennens-
werte Spannung zwischen Handrad und Erde aufgetreten ist, selbst wenn ein
starker Überschlag stattgefunden hätte. — Von den Angehörigen wurde Antrag
auf Unfallrente gestellt mit der Begründung, H. habe einen elektrischen Unfall erlitten. Es wurde daraufhin eine Obduktion durchgeführt: Keine Strommarken.
Herz: Auffallend schlaff, Vorhöfe und Kammern fast völlig leer. Die Außenfläche
ist glatt und feucht. Die Höhlen sind allgemein etwas erweitert, die Innenhaut
glatt, feucht, durchscheinend. Die Klappen der Mitralis und der Aorta zeigen
keine Besonderheiten. Die Muskulatur ist von graurötlicher Farbe, mit grauweißlichen Streifen durchsetzt. Die Kranzinnenhaut der beiden Kranzadern ist mit
sehr vielen graugelblichen, kissenartigen Verdickungen versehen, die sich teilweise ganz hart anfühlen, besonders im absteigenden Ast der linken, teilweise
auch der rechten Kranzader. Dadurch ist eine erhebliche Verengerung des Hohl-
raumes der Kranzadern eingetreten. Mikroskopischer Befund: Ältere Schwielen-
bildungen im Herzmuskel. Hochgradiger Zerfall der Muskelfasern in Fragmente.
Kranzadern: Atheromatose und schwielige Sklerose der Kranzadern. Allgemeine
Verdickung der Wände. An einer Stelle in der mittleren Wandschicht liegt athero-
matöser Zerfall des Gewebes vor. Dieser geht in kissenartige, teilweise völlig fibrös-
hyaline Knotenbildungen der Innenhaut über, so daß der Hohlraum der Kranzadern teilweise stark verengert ist. Diagnose: Akuter Herztod bei schwerer Coronarsklerose; elektrisches Trauma nach der technischen Unfalluntersuchung unmöglich.

Während bei diesen beiden Erkrankungsfällen ein elektrisches Trauma nach der Unfalluntersuchung mit Sicherheit ausgeschlossen werden
konnte, ist es bei einem weiteren Fall (Fall 71) nicht ganz sicher zu entscheiden, ob eine Elektrisierung stattgefunden hat oder nicht. Der Lud-
wig S. ist nämlich in der Umspannstelle tot aufgefunden worden, technische Einzelheiten, die für ein elektrisches Trauma sprechen, sind nicht
festgestellt worden: Zeugen sind nicht vorhanden gewesen, auch der
technische Aufsichtsbeamte weist nach, daß eine Stromeinwirkung bei
S. nicht stattgefunden hat. Die Obduktion ergibt eine schwere Herz-
muskel- und Coronarerkrankung mit allgemeinen Stauungsorganen und
Infarkten, die bereits klinisch von der behandelnden Ärztin längere Zeit
vor dem Unfall festgestellt wurde. Wenn es auch nicht ganz ausgeschlossen ist, daß S. von einem elektrischen Schlage getroffen worden ist, so ist
die Wahrscheinlichkeit hierfür doch sehr gering. Es handelt sich bei einer
so schweren Herzerkrankung viel eher um ein plötzliches Herzversagen,
rein zufällig an der Arbeitsstelle eingetreten, ohne daß ein elektrisches
Trauma vorgelegen hat. Die Begutachtungen namhafter Pathologen und
Kliniker widersprechen sich, nicht grundsätzlich, sondern lediglich über
die Anteilswirkung des elektrischen Stromes bei einem kranken Herzen,
wobei sich die ärztlichen Gutachten über die technischen Möglichkeiten
ereiferten. Die Auseinandersetzung darüber müssen wir nun einmal den
Technikern überlassen und uns ihrem Urteil anschließen, besonders wenn
unvoreingenommene und objektive Ingenieure die technische Untersuchung durchgeführt haben.

Dem Kliniker ist es bei der Beurteilung dieser Erkrankungsfälle besonders wichtig, sich an das morphologische Bild dieser Erkrankung zu
erinnern; es sei deshalb gerade in diesem Zusammenhang das ausge-

zeichnete Buch von HALLERMANN erwähnt, das auf die Ursachen des plötzlichen Herztodes bei den verschiedenen Erkrankungsarten der Herzkranzgefäße hinweist. Es ist uns bei kritischer Beurteilung der Herzkranken mit Coronarsklerose ein wertvoller Ratgeber; denn die elektrische Unfallpraxis zeigt immer wieder eindrucksvolle Fälle, die lediglich infolge zufälligen Zusammenfallens eines plötzlichen Todes mit der Arbeitsstätte, an der die Möglichkeiten eines Elektrotraumas gegeben sind, als elektrischer Herztod angesehen werden.

Wegen der besonderen Wichtigkeit gerade dieser vermeintlichen Schäden sei noch ein Fall (Fall 104) besprochen. Die Obduzenten halten trotz Unfalluntersuchung durch einen anerkannten technischen Gutachter, der über jahrelange Erfahrung auf dem Gebiet der elektrischen Unfälle verfügt, an der Möglichkeit eines Elektrotraumas fest. Ich vertrete den Standpunkt, daß gerade bei der Coronarsklerose in Zweifelsfällen, gleichviel wie der anatomische Befund ausfällt, zunächst das technische Geschehen soweit als möglich von einem Techniker geklärt werden muß und daß nur dann, wenn der Strom über das Herz geflossen ist, eine elektrische Todesursache anerkannt werden kann. Dieser eben genannte Fall sei noch angeführt:

Fall 104. Franz B., 49 Jahre, angeblicher elektrischer Unfall 14. 5. 1938. B. wurde im Schaltraum des Hochofenwerkes auf dem Rücken liegend aufgefunden; er wurde in den Sanitätsraum getragen, wo der Tod festgestellt wurde. Technische Unfalluntersuchung: Wenige Minuten, nachdem B. tot aufgefunden wurde, war eine Blaufärbung auf der ganzen einen Körperseite nachzuweisen, auch war sehr bald völlige Todesstarre eingetreten. Außerdem ist ermittelt worden, daß B. schon vor dem Vorgang des Ölholens durch absonderliche Schweißbildung aufgefallen ist. Dies berechtigt zu der Annahme, daß schon im Laufe des Vormittags irgendeine schwere Gesundheitsstörung eingetreten war. Prüfung über die Möglichkeit einer Stromeinwirkung im Schaltraum: Die Stelle, an der B. auf dem Rücken liegend aufgefunden worden war, liegt neben einer alten Schalttafel, an der noch offene Trennschalter für 220 V der Lichtleitungen sitzen. Es ist technisch an sich möglich, daß ein Mensch, wenn er einen solchen Schalter an den blanken Teilen und gleichzeitig die geerdete eiserne Verkleidung der Schalttafel anfaßt, Strom durch seinen Körper bekommt. Dazu lag aber weder für B. irgendeine Veranlassung vor, noch sind bis jetzt irgendwelche Anhaltspunkte dafür gefunden worden. Der Boden im Schaltraum ist zementiert; die in diesem liegenden Kanäle sind mit geerdeten eisernen Riffelblechen abgedeckt. Die Untersuchung, ob von diesen aus irgendeine elektrische Einwirkung mitgespielt haben könnte, ergab dafür keinerlei stichhaltige Anhaltspunkte. Obduktion: Die Herzkranzgefäßabgänge sind nicht verengt. Die Innenhaut weist in mäßigem Maße gelbe Flecken und vereinzelte polsterartige Verdickungen auf. Diagnose: Herztod im Angina-pectoris-Anfall bei mäßiger Coronarsklerose. Ein elektrisches Trauma ist unwahrscheinlich.

Daß einmal bei einer schweren Herzerkrankung auch eine Verschlimmerung mit nachfolgendem Herztod eintreten kann, ist nicht abzustreiten. Nur kurz sei ein Erkrankungsfall eines Ing. G. erwähnt, der zu ganz besonders heftigen wissenschaftlichen Meinungsverschiedenheiten geführt hat, an denen namhafte Pathologen und Gerichtsmediziner beteiligt waren.

Fall 49. Georg G., 43 Jahre, elektrischer Unfall 5. 3. 1929. Spannung 380 V Wechselstrom, elektrischer Schlag, Stromweg: Arme — Oberkörper. Unmittelbar nach dem Anfassen der stromführenden Teile soll G. einen starken Schlag verspürt haben, wobei ihm die Zigarre aus dem Mund geflogen sei; er soll sich sofort den umstehenden Herren gegenüber geäußert haben, einen so starken Schlag hätte er in seinem Leben noch nicht erlitten. Am Abend desselben Tages sind dann offenbar keine krankhaften Erscheinungen aufgetreten. Erst am anderen Morgen stellte sich eine Unpäßlichkeit und ein Schmerzgefühl in der Herzgegend ein, so daß G. den Unterredungen nicht mehr folgen konnte. Gegen Mittag verschlimmerte sich der Zustand, und der Kranke legte sich gegen 14 Uhr zu Bett. Hier wurde er dann einige Stunden später, halb angezogen, tot aufgefunden. Befund: Obduktion: Coronargefäße durchgängig, im absteigenden Ast der 1. Coronararterie kurz nach dem Abgang aus dieser findet sich im Bereich stark sklerotischer Flecken ein etwa bohnengroßes, mit graubräunlichen, lockeren, thrombotischen Massen bedecktes „Geschwür'' in der Längsrichtung des Gefäßes. Intima enthält zahlreiche dicke, weiße Beete, besonders um die Abgangsstellen der kleinen Äste.

Nach langen wissenschaftlichen Erörterungen ist in einer Kommissionssitzung eine Einigung dahin erzielt worden, daß G. an einer schweren Arteriosklerose der linken Herzkranzader unter Mitwirkung eines Elektrounfalles gestorben ist; der Anteil des Unfalles am Ableben ist mit 30% bewertet worden. JELLINEK erwähnt diesen Fall ebenfalls auf S. 166 seines Buches „Elektrische Verletzungen'' und glaubt, annehmen zu können, daß „anatomische Gefäßveränderungen nach Stromeinwirkung keine allzu große Seltenheit'' sind; er meint weiter, daß trotz der bestehenden chronischen Veränderungen in der Aortenwand der Verunglückte sich bis zum Unfallstage gesund gefühlt hat. Das letztere ist gewiß eine klinisch oft beobachtete und bekannte Tatsache. Immer wieder erlebt man es, daß solche Kranken bis zum Eintreten des tödlichen Angina-pectoris-Anfalles voll gearbeitet haben; erst vor kurzer Zeit wurde ich morgens zu einem 38jährigen Kollegen gerufen, der im Angina-pectoris-Anfall innerhalb weniger Minuten gestorben war und noch am Abend zuvor völlig gesund mich im Krankenhaus besucht hatte. Außerdem ist die Arteriosklerose der Aorta weder für die Schwere der klinischen Erscheinungen noch für den Grad der Erkrankung an den Kranzgefäßen selbst ausschlaggebend; wie oft sieht der Pathologe schwerste Arteriosklerose der Aorta mit Geschwürs- und Thrombenbildung, ohne daß klinische Erscheinungen nachzuweisen sind. Auf Einzelheiten einzugehen, ist mir an dieser Stelle unmöglich; mit seiner Behauptung, daß anatomische Veränderungen der Gefäße nach Stromeinwirkungen keine Seltenheit sind, steht JELLINEK recht vereinzelt da (vgl. WEGELIN).

Wenn wir in derartigen Fällen eine Anteilswirkung des elektrischen Traumas an dem plötzlichen Tod oder dem ersten Auftreten der Angina pectoris anerkennen, so tun wir es aus den Erwägungen heraus, die wir bei der Besprechung der hypoxämischen elektrisch bedingten Coronarinsuffizienz angestellt haben und die auf experimentellen Grundlagen aufgebaut sind. Gefäßschädigungen der Art, wie JELLINEK sie behauptet, allerdings ohne zu zeigen oder zu beweisen, welcher Natur sie sind, sind — abgesehen von direkten durch die Wärmeeinwirkungen bei hohen Spannungen herbeigeführten schweren Verbrennungen — bisher jedenfalls nicht erwiesen.

Auch wir haben in mehreren Fällen (6 Fälle) eine *Auslösung* oder eine *Verschlechterung einer zur Zeit des Unfalles klinisch nachweisbaren Angina pectoris bei Menschen höheren Alters* anerkannt. Voraussetzung für die Anerkennung ist allerdings die einwandfreie Feststellung, daß wirklich ein elektrischer Unfall mit der Möglichkeit einer Herzschädigung vorangegangen ist. Dies zu erwähnen, erscheint müßig; die Unfallpraxis hat aber ergeben, daß in mehreren Fällen, wo ein elektrisches Trauma nicht stattgefunden hat, der Gutachter trotzdem den elektrischen Unfall als selbstverständliche Folge einer elektrischen Einwirkung vorausgesetzt hat. Deshalb raten wir, vor Abschluß einer Begutachtung, die Unfalluntersuchung abzuwarten oder diese zu veranlassen, falls sie noch nicht eingeleitet ist.

Es sei nun noch ein Fall geschildert, bei dem wir das Auslösen einer Angina pectoris bei einer schon zur Zeit des Unfalles bestehenden Coronarsklerose durch das elektrische Trauma anerkannt haben, während die weiteren drei Fälle im Zusammenhang mit diesem Erkrankungsfall besprochen seien.

Fall 62. Fritz S., 50 Jahre, elektrischer Unfall 24. 4. 1936. Spannung 380 V, kurzer elektrischer, sehr heftiger Schlag. Stromweg: Arme — Rumpf — Beine (feuchte Schuhe) — Erde. Keine Bewußtlosigkeit, jedoch große Schwäche in den Beinen. Beschwerden nach dem Unfall: Schmerzen und Druckgefühl in der Herzgegend, ausstrahlend in das Schulterblatt und den linken Arm; der linke Arm sei anfangs lahm gewesen. Später Besserung der Beschwerden, sie treten nur nach Anstrengungen auf. Befund: Herz: Grenzen regelrecht, Aktion regelmäßig, über der Spitze ein gespaltener 1. Ton, 2. AT. etwas stärker als 2. PT., im übrigen keine Geräusche. RR. 180/100 mm Hg, Puls schwankt zwischen 78 und 60 Schlägen. Ekg: In Ruhe und auch nach Belastung geringgradige Veränderungen im Sinne einer Coronarinsuffizienz. Klinische Diagnose: Angina pectoris, ausgelöst durch ein elektrisches Trauma.

Während der elektrischen Einwirkung kann es im Stromstärkebereich II wie im Stromstärkebereich IV zu einer Beeinflussung der Herztätigkeit mit elektrischen Rhythmusstörungen kommen; es ist durchaus verständlich, daß nicht nur jüngere Monteure, Arbeiter oder Ingenieure, sondern auch ältere einen Unfall erleiden, bei dem die Bedingungen der Stromstärkebereiche II und IV vorliegen, das heißt also: eine elektrische Herzschädigung kann dem elektrischen Trauma folgen. Wir haben es in den von uns beobachteten Krankheitsfällen mit Patienten zu tun, bei denen nach dem Unfall Beschwerden im Sinne einer Angina pectoris aufgetreten sind, die oft nicht so typisch sind wie bei den Verunglückten mit der organischen Angina pectoris electrica, oft auch von sehr erheblichen nervösen Komponenten begleitet sind und die trotzdem die charakteristischen Kennzeichen dieser Erkrankung an sich tragen.

Die *klinischen Untersuchungen* können eine Verbreiterung des Herzens nach links mit betontem 2. AT., vorwiegend systolischem Geräusch über der Herzspitze und Aorta und beschleunigter Herzaktion zeigen; der systolische Blutdruck ist oft relativ hoch, z. B. 180 mm Hg, 210 mm Hg, wobei der diastolische Blutdruck oft über 100 liegen kann (beginnende Dekompensation!); die Herzfunktionsprüfungen lassen schon ziemliche Insuffizienzerscheinungen erkennen. Unterstützt wird die klinische Diagnose durch den Röntgenbefund, der oft eine deutlich erkennbare Arteriosklerose der Aorta, mit Verbreiterung, vorspringendem und mit Kalksichel eingelagertem Aortenknopf, oft auch Verbreiterung der absteigenden Aorta ergibt. Eine luetische Gefäßerkrankung ist nach der Vorgeschichte und den serologischen Untersuchungen auszuschließen. Urin kann Spuren von Eiweiß zeigen, ist aber in den meisten Fällen negativ.

Die *elektrokardiographische Untersuchung* ist in allen Fällen ohne besonders typische Befunde ausgefallen. Im Fall S. (Fall 62) kann man den Befund im Zusammenhang mit den Beschwerden und dem übrigen klinischen Befund als geringgradige Coronarinsuffizienz deuten; in einem anderen Fall (M. G., Fall 63) zeigt das Elektrokardiogramm annähernd normale Reizbildung und normalen Ablauf; im Fall A. R. (Fall 64) können wir ventrikuläre Extrasystolen beobachten, die zu dem bekannten Herzstolpern geführt haben, während ziemlich typische Beschwerden und der übrige klinische Befund die Diagnose „Angina pectoris" rechtfertigen.

In allen diesen Fällen haben wir nach der Anamnese der Verunglückten, nach Vernehmung der Mitarbeiter und Arbeitgeber, die die volle Leistungsfähigkeit und Beschwerdefreiheit der Erkrankten bestätigten, nach der Unfalluntersuchung und nach dem klinischen Befund anerkannt, daß die Angina pectoris zwar durch den elektrischen Unfall ausgelöst worden, aber auf die nachweisbare Coronarsklerose zurückzuführen ist. Wir haben eine Heilbehandlung vorgeschlagen und in der Regel den Erfolg gehabt, daß die Verunglückten bald wieder arbeitsfähig geworden sind. Die durch den Unfall bedingte Erwerbsminderung liegt in Anlehnung an die funktionelle Angina pectoris in der Regel unter 10%. Für die Heilbehandlung und Einschätzung der Erwerbsminderung gilt dasselbe, was wir oben schon eingehend erörtert haben.

In einigen klinischen Erkrankungsfällen (vier Fälle) haben wir die Anerkennung einer Verschlechterung oder einer Auslösung der Angina pectoris durch das elektrische Trauma abgelehnt. In den Fällen O. M. (Fall 68) und H. D. (Fall 69) ist die Entscheidung darüber nicht schwer gewesen, da die vermeintlichen elektrischen Schläge Jahre, ja sogar Jahrzehnte zurückliegen. Ein Elektromonteur erleidet bekanntlich oft aus eigener Nachlässigkeit elektrische Schläge verschiedener Art, so daß es unmöglich ist, diese oft schon in frühester Jugend aufgetretenen Schläge für eine schicksalsmäßige Erkrankung, wie sie gerade die Arteriosklerose ist, verantwortlich zu machen. Schwieriger war der Fall P. H. (Fall 67) zu beurteilen, bei dem klinisch der Typ eines abgeheilten Myokardinfarktes vorlag. H. hatte nämlich behauptet, an einer Profiliermaschine einen elektrischen Schlag erlitten zu haben; die Unfalluntersuchung ließ jedoch eindeutig erkennen, daß ein elektrischer Unfall nicht vorlag, weshalb das elektrische Trauma für seine Erkrankung nicht verantwortlich gemacht werden kann.

Zusammenfassend stellen wir fest, daß eine zur Zeit eines elektrischen Unfalles bestehende Coronarsklerose durch ein elektrisches Trauma zu einem Angina-pectoris-Anfall führen kann, dessen Schwere von dem Grad der Erkrankung abhängig ist und der sogar im Verlaufe mehrerer Stunden zum Tode führen kann. Es muß jedoch einwandfrei festgestellt werden, daß eine Durchströmung des Herzens (Stromstärkebereich II, III und IV) vorgelegen hat. In der Regel treten jedoch bei einer Coronarsklerose im Anschluß an ein elektrisches Trauma (Stromstärkebereich I) nur geringe Angstanfälle auf, die sehr bald wieder abklingen. Die Begründung für die Anerkennung eines Unfallzusammenhanges entnehmen wir unseren physiologischen Beobachtungen, durch die wir zeigen können, wie es zu einer hypoxämischen Coronarinsuffizienz nach einer elektrischen Durchströmung kommen kann (vgl. auch S. 56). Abzulehnen ist ein Zusammenhang, wenn ein Zeitraum von Wochen, Monaten oder Jahren zwischen Beginn der ersten subjektiven Empfindungen und dem elektrischen Trauma liegt. Es ist in jedem Fall einer Angina pectoris bei einem Verunglückten mittleren und höheren Alters, die auf ein elektrisches Trauma zurückgeführt wird, eine exakte Unfallerklärung notwendig, da derartige plötzliche Erkrankungen, seien sie leichterer Natur oder enden sie gar tödlich, irrtümlich oft mit einem vermeintlichen elektrischen Unfall in Verbindung gebracht werden.

Zum Schluß sei noch hervorgehoben, daß wir gerade bei älteren Patienten über etwa 50 Jahre, die elektrische Unfälle leichteren, aber auch schwereren Grades (Stromstärkebereich II, III und IV) erlitten haben, des öfteren klinisch direkt nach einem elektrischen Trauma beobachtet, keine der bekannten oben im einzelnen beschriebenen elektrotraumatischen Herzerkrankungen gesehen haben (z. B. Vorhofflattern). Eine wissenschaftliche Erklärung vermag ich nicht zu geben; man kann daran denken, daß vielleicht die Erregungsleitung, das Leitungssystem des älteren Menschen, elektrophysiologischenReizen gegnüber weniger empfindlich ist als das des jüngeren. Es ist dies lediglich eine Vermutung, die uns immer wieder bei den klinischen Untersuchungen begegnet, aber auch rein zufällig bei der Seltenheit der Erkrankungsfälle sein könnte.

Anhang: Die großen Schwierigkeiten, die uns in der Unfallbegutachtung elektrischer Folgeerscheinungen begegnen, möge noch folgender Krankheitsfall aufzeigen:

Fall 63. M. G., 54 Jahre, elektrischer Unfall 1950. Unfallhergang: In Vollnarkose Operation eines großen tiefen Karbunkels am Hinterkopf unter Benutzung eines Thermokauters: elektrische Verbrennungen zweiten und dritten Grades an der linken Hand. Am Tage danach Einlieferung ins Krankenhaus: Behandlung der Verbrennungen. In der zweiten Nacht nach der Operation Auftreten von Herzbeklemmung, Herzstichen, Herzklopfen, so starke Herzangst, daß er am liebsten auf die Straße gelaufen wäre. Es wird diese Angina pectoris, die klinisch und elektrokardiographisch festgestellt ist, als elektrischer Unfall angesehen, und zwar als Unfall mit niederfrequentem Strom aus dem Lichtnetz und somit das Auftreten des Angina-pectoris-Anfalles als Folgen der Elektrisierung angenommen; technisch gesehen eine absolut falsche Beurteilung. Man kann mit Sicherheit sagen, daß der schwere Unfall durch den *Hochfrequenzstrom* des Chirurgie-Gerätes zustande gekommen ist. Vermutlich hat der Patient mit dem linken Arm ein Metallteil des Operationstisches oder dergleichen berührt. Der Hochfrequenzstrom, mit dem die Operation ausgeführt wurde, hat dann zum Teil seinen Weg über diese Berührungsstelle genommen statt über die irgendwo am Körper angelegte indifferente Elektrode. Eine zweite Möglichkeit für die geschilderte Verbrennung besteht darin, daß an dieser Stelle die indifferente Elektrode angebracht war und schlecht anlag, so daß nur eine kleinflächige Berührung stattfand. Wahrscheinlicher ist jedoch der erste Fall. Da der Patient narkotisiert war, fiel die Schmerzreaktion fort, und es kam zu der Verbrennung. Diese Gefahr besteht bei jeder Operation mit Hochfrequenzstrom, wenn der Patient in Narkose liegt. In dem bekannten Lehrbuch „Allgemeine und spezielle Elektro-Chirurgie" von H. v. SEEMEN, Springer-Verlag 1932, ist auf diese Gefahr und ihre Vermeidung auf Seite 49 bis 51 hingewiesen.

6. Herzerkrankungen (Klappenfehler, Muskelerkrankungen), die nicht als Folge der elektrischen Einwirkung angesehen werden können.

Die Erkrankungsfälle, die jetzt noch übrigbleiben, gehören zweifellos in der Beurteilung elektrischer Herzerkrankungen zu den interessantesten, da sie in fast allen Fällen zu umfangreichen gegensätzlichen und oft ziemlich heftigen Meinungsverschiedenheiten geführt haben. Aus der Literatur ist zunächst ein Fall erwähnenswert, den GROEDEL beschrieben hat:

A. M., 40 Jahre, elektrischer Unfall Januar 1931. Bei der Beschäftigung mit seinem Radio-Apparat ging er mit einer nicht isolierten Eisenzange an eine Steckdose, die er für spannungslos hielt. Die Steckdose stand aber unter Spannung. Es handelte sich um Drehstrom von 220 V Spannung. M. blieb, wie er erzählte, zunächst an der Leitung hängen. Er fiel dann nach links um, schrie auf und wurde besinnungslos. Brandwunden fanden sich hinterher nicht, auch waren weder blaue Flecken noch Prellungen am Körper nachweisbar. Nach einigen Stunden hatte er sich so weit erholt, daß er seiner Beschäftigung nachgehen konnte. Er konnte anfangs nicht gehen und zitterte stark. Er achtete nun nicht weiter auf die Angelegenheit, um so weniger, als er der Ansicht war, daß er keinen besonderen Schaden genommen habe. Nach einigen Tagen stellten sich aber Nachtschweiß, Brustschmerz, Husten und heller Auswurf ein. Die vermeintliche Nervosität steigerte sich, und drei Wochen nach dem Unfall suchte M. schließlich den Arzt auf, der ihn sofort ins Krankenhaus schickte. Dort verblieb M. drei Wochen und wurde unter der Diagnose „Myocarditis und Aorteninsuffizienz" behandelt. Beschwerden: M. klagte über Kurzatmigkeit bei geringen Anstrengungen, sowie über etwas Husten und produzierte gelegentlich bräunlichen Auswurf. Als objektive Insuffizienzerscheinungen notierten wir Tachycardie bis zu 130 und mäßige Lebervergrößerung. Unter der Badekur und kleinen Dosen von Theobromin-Digitalis verschwanden die geringen Insuffizienzerscheinungen. Befund: Herz: Andeutung von Aortenkonfiguration, Aorta leicht verbreitert, systolisches und präsystolisches Geräusch. Wie aber die Tonkurve zeigt, handelt es sich um ein etwas kürzeres systolisches und ein die ganze Diastole ausfüllendes diastolisches Geräusch. Das Ekg zeigt eine geringe Verbreiterung der R-Zacke, Inversion von T_1 und T_2. Das Ekg als Ganzes gibt das Bild des sogenannten Linkstypes. Der Blutdruck war etwas schwankend, im Mittel betrug er diastolisch 40, systolisch 170 mm Hg. Urinbefund und sämtliche sonstige Untersuchungsresultate waren negativ.

GROEDEL hält diese drei Wochen nach dem Unfall unter dem Bild einer Endomyocarditis entstandene Aorteninsuffizienz für eine Folge eines wenn auch geringen elektrischen Traumas. Er begründet seine Auffassung damit, daß eine anatomische „Läsion des Herzens" durch den elektrischen Reiz stattgefunden habe, an den sich sekundär die Entzündung angeschlossen hätte. Ich muß dem widersprechen; denn bisher ist von den Anatomen, was durch meine Sammlung von weit mehr als 300 Obduktionsfällen elektrisch tödlich Verunglückter ergänzt wird, nicht eine einzige anatomische Läsion an den Klappen oder am Endocard, abgesehen von kleinsten perivaskularen Blutaustritten (vgl. Kap. IV), im Pericard festgestellt worden. Die elektrische Einwirkung im Falle A. M., der sich ja in einem trockenen Zimmer aufhielt, gehört offenbar in den Stromstärkebereich I (vgl. Kap. VI), da anzunehmen ist, daß die die Schädigung hervorrufende Stromstärke gering gewesen ist. Der Stromweg ist nicht festzustellen. Nach Lage der Dinge ist es unwahrscheinlich, daß die Endocarditis Folge des elektrischen Traumas gewesen ist. Begegnen wir nicht sehr oft Herzerkrankungen entzündlicher Natur, Klappenfehlern oder Herzmuskelentzündungen, bei denen der zur Erkrankung führende Infekt dem Patienten verborgen geblieben ist?

Wenn wir diesen Fall kritisch betrachten und vor allem die bisher bekannten anatomischen und physiologischen Untersuchungen zur Beurteilung heranziehen, die uns die Dynamik des elektrischen Geschehens erkennen lassen, so können wir in diesem Falle die nach den Beschwerden und dem elektrokardiographischen Befund vorliegende Coronarinsuffizienz wohl im Sinne einer elektrischen hypoxaemisch bedingten anerkennen, jedoch sind keineswegs Entzündungserscheinungen im Sinne einer Myo- oder Endocarditis, wie sie GROEDEL annimmt, durch den elektrischen Unfall entstanden.

Ähnliche theoretische Erwägungen, wie sie GROEDEL über die elektrische Entstehung von Herzklappenfehlern angestellt hat, sind uns in einer erheblichen Anzahl von Erkrankungen im Sinne von Klappenfehlern oder gar von typischen rheumatischen Herzmuskelentzündungen begegnet, oft allerdings, ohne daß die Vorgeschichte, in einem Fall sogar nicht einmal die in der gleichen Klinik Jahre vor dem Unfall nachgewiesene Herzmuskelerkrankung, berücksichtigt worden ist. An den Anfang unserer Betrachtungen sei deshalb der Fall 90 gestellt, weil wir hier auch den anatomischen Befund zur Verfügung haben.

Fall 90. Ewald H., 35 Jahre, elektrischer Unfall: 24. 1. 1937. Spannung 220 V keine Strommarken, elektrischer Schlag beim Putzen von Metallteilen mit einer elektrischen Handschleifmaschine. Klinischer Befund: Herz: Grenzen nicht verbreitert, Aktion sehr stark beschleunigt, keine Geräusche über den Klappen. Ekg: Keine Leitungsstörungen, Sinustachycardie. Diagnose: Tachycardie, Myocardschaden. Nach 2½ Jahren stirbt H. an einem blutenden Zwölffingerdarmgeschwür. Obduktion: Verblutung aus einem älteren Ulcus duodeni; an der Hinterwand der linken Herzkammer mikroskopisch zahlreiche feine Schwielen. Anamnese: 1919 1½ Monate wegen Myocardschadens nach Anginen (Tachycardie) arbeitsunfähig, davon 14 Tage klinisch behandelt. 1920 Angina, 1922 Gelenkrheumatismus.

Der Kliniker, dem sich der Pathologe ohne Kenntnis der früheren Krankengeschichte anschließt, hält die Herzmuskelerkrankung, auf die er die Tachycardie zurückführt, ohne daß irgendwelche weitere von der Norm abweichende Befunde im Röntgenbild oder im Elektrokardiogramm festzustellen sind, für eine Folge des elektrischen Traumas, obwohl ihm die verschiedensten Infekte rheumatischer Art (Gelenkrheumatismus, Halsentzündungen) bekannt waren. Entgangen war ihm jedoch der klinische Befund in seiner eigenen Klinik, 19 Jahre vor dem Unfall. Da war H., was er dem untersuchenden Arzt sicher verschwiegen hat, bereits mehrere Wochen klinisch wegen der gleichen Tachycardie, die ebenfalls auf akute Infektionen zurückzuführen ist, behandelt worden. So hatte er es erreicht, daß ihm eine 40%ige Unfallrente zugesprochen wurde. Daß wir uns nicht immer auf die Angaben der Verunglückten verlassen können, liegt wohl in dem begreiflichen Wunsche der Patienten begründet, irgendeine Sicherstellung durch eine Rente zu erhalten.

Wesentlich einfacher liegt die Beurteilung der Erkrankung der Frau M. (Fall 86, beim Reinemachen elektrischer Schlag von 220 V). Bei dieser Patientin ist bereits vor dem Unfall klinisch ein rezidivierender Gelenkrheumatismus mit einer Herzmuskelerkrankung (Störung des Leitungssystems des Herzens im Elektrokardiogramm) festgestellt worden, der durch das geringfügige elektrische Trauma nicht beeinflußt wurde; nicht nur ihre Beschwerden, auch die klinischen Untersuchungsergebnisse sind nach dem Unfall die gleichen wie zuvor. Weiter sind uns Patienten mit schwerer Herzmuskelerkrankung, kombiniert mit schweren arteriosklerotischen Erscheinungen, begegnet, deren Unfall bis zu 20 Jahren zurückgelegen hatte. Wenn in derartigen Fällen überhaupt Anträge auf Unfallrenten gestellt werden, dann hängt das wohl damit zusammen, daß die Elektrizität für viele Menschen noch als etwas Unheimliches, als etwas Mystisches gilt, das irgendwie den Körper in gutem und schlechtem Sinne beeinflußt und der man eben alles zutrauen kann.

Bei den Herzklappenfehlern liegen die Dinge ähnlich wie bei den rheumatischen Herzmuskelerkrankungen. Auch hier ist eine gewissenhafte Prüfung angebracht. Es ist gewiß nicht Sache des Arztes, dem Patienten von vornherein zu mißtrauen und wie ein Kriminalbeamter in Akten herumzustöbern, um ihm die Unglaubwürdigkeit seiner Angaben zu beweisen; manchmal ist das leider unumgänglich, da die Patienten nun auch einmal Menschen mit menschlichen Schwächen sind. Bei der Beurteilung dieser Kranken müssen wir uns weniger auf ihre eigenen Angaben und die ihrer Mitarbeiter verlassen, als vielmehr die objektiven Unterlagen — wie Krankenkassen-, Landesversicherungs-anstalts-, Berufsgenossenschafts- oder Fürsorgeakten — einsehen, aus denen oft erstaunliche, vom Patienten verschwiege-ne, anamnetisch ungeheuer wichtige Tatsachen, wie Klinikbehandlung, Heil-maßnahmen, Anträge auf Invalidenrenten usw., vor dem Unfall hervorgehen. Ganz besonders eindrucks-voll ist uns nach dieser Richtung hin der Unfall des W. (Fall 75) gewesen.

Fall 75. Ottomar W., 41 Jah-re, elektrischer Unfall 3. 6. 1935. Spannung 10 000 V, Stromstärke etwa 3 bis 4 A, kurze Elektri-sierung beim Einschalten eines Transformators. Brandspuren am Arbeitsanzug. ½ Jahr nach dem Unfall seien die ersten Be-schwerden aufgetreten: Herz-klopfen, zunehmende Atemnot, bei Anstrengungen Luftknapp-heit, Wassersucht in den Beinen. Vorgeschichte: 1928 und 1934

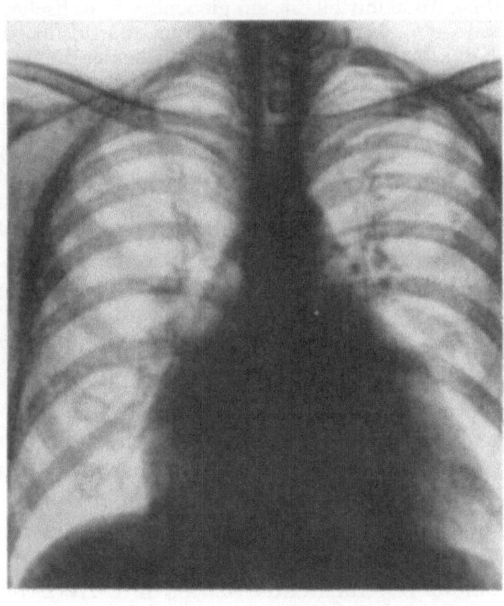

Abb. 37. Mitralinsuffizienz und -stenose (Fall 75, S. 79).

akuter Gelenkrheumatismus. Nach den Akten ist bereits im November 1929, also 5½ Jahre vor dem Unfall, ein Herzfehler festgestellt worden. Ein weiterer Unter-suchungsbefund liegt aus dem Jahre 1931 vor, bei dem ebenfalls ein Herzklappen-fehler festgestellt worden ist. Befund ½ Jahr nach dem Unfall: Kombinierter Herz-klappenfehler (Mitralinsuffizienz und -stenose) (Abb. 37) mit schwerer Dekompen-sation. Ekg: Vorhofflimmern.

W. kommt in dekompensiertem Zustand unter dem klinischen Bild einer Mitralstenose und -insuffizienz zu uns in die Klinik, etwa ½ Jahr nach dem vermeintlichen Unfall, und gibt an, bis zum Unfalltage völlig gesund gewesen zu sein und keine rheumatischen Erkrankungen über-standen zu haben. Aus unseren experimentellen, klinisch und anatomisch festgelegten Befunden heraus schien es uns unwahrscheinlich, daß ein Klappenfehler Folge eines elektrischen Traumas sein soll, worauf wir zusammenhängend noch zurückkommen. Deshalb forderte ich die Akten der Krankenkasse an, in denen sich lediglich der Hinweis befand, die Akten hätten einer Landesversicherungsanstalt vorgelegen. Aus den mir übersandten Akten dieser Landesversicherungsanstalt ging klar hervor, daß W. bereits vier Jahre zuvor Antrag auf Invalidenrente wegen seiner Herzerkrankung gestellt hatte.

Wir wollen noch einen ähnlich gelagerten Fall anfügen von einem Manne, der von Professor GEIPEL, Dresden, obduziert worden ist.

Fall 76. Fritz B., 31 Jahre, elektrischer Unfall Juni 1934. Unfallmeldung erst fünf Jahre nach dem vermeintlichen Unfallereignis. Spannung 380 V, angeblich elektrischer Schlag an einer Handbohrmaschine. Stromweg: Hände — Füße? Keine Strommarken, lediglich Krampfzustand mit Zuckungen des ganzen Körpers. Befund fünf Jahre nach Unfall: Herz: Nach beiden Seiten verbreitert. Spitzenstoß im vierten Zwischenrippenraum, zwei Finger breit außerhalb der Mammillarlinie. Töne mittellaut, ein gießendes systolisches Geräusch über allen Ostien. Aktion unregelmäßig, verlangsamt. Puls gut gefüllt. RR. 130/90 mm Hg. Extremitäten: Kühl, blaß. Starke Ödembildung beider Beine. Röntgenbefund: Herz nach beiden Seiten erheblich vergrößert (Spitze erreicht fast die Thoraxwand). Herztaille flach, Tonus nicht sicher vermindert. Aorta etwas verbreitert, nicht verdichtet. Stauungslunge. Ekg: Vorhofflimmern, langsame Form. Die abnorm kleinen Ausschläge in allen Ableitungen, das Vorhofflimmern, polytope ventriculare Extrasystolen und die Form der Nachschwankung sprechen sämtlich für eine schwere diffuse Herzmuskelschädigung. Ausgesprochene Rechtsform. Klinische Diagnose: Mitralinsuffizienz und -stenose, Myodegeneratio cordis, Arhythmia absoluta.

Die begutachtenden Ärzte schreiben: „Da es sich in unserem Falle um eine schwere Herzmuskelschädigung mit Leitungsstörungen im normalen Ablauf der Herzfunktion handelt (Vorhofflimmern, Vorhofflattern, Block), ist mit an Sicherheit grenzender Wahrscheinlichkeit anzunehmen, daß diese durch die Einwirkung des elektrischen Stromes verursacht wurde. Mitbeweisend für unsere Ansicht ist dann auch noch die Tatsache, daß gerade bei elektrischen Unfällen ernste Spätwirkungen beobachtet wurden.“ In einem Obergutachten haben wir unsererseits einen Unfallzusammenhang abgelehnt. Durch die Anamnese ist festgestellt, daß der Patient 1920 an einer doppelseitigen Lungenentzündung mit Herzschädigung (Herzbeutelerguß und Herzklappenfehler), 1932 an einem Gelenkrheumatismus mit Herzklappenfehler und 1933 an einem erneuten rheumatischen Schub erkrankt gewesen ist. Dieser Patient ist nun am 28. 11. 1939 verstorben und obduziert worden:

Obduktionsbefund: Herzbeutel ist überlagert, in ganzer Ausdehnung sind die Blätter miteinander verwachsen. Das Herz ist stark vergrößert, besonders in der Breite. Gewicht beträgt 540 g. Der rechte Vorhof ist stark erweitert; der Klappenrand der dreizipfligen Klappe ist verdickt, die Wandstärke der rechten Kammer beträgt 4 bis 5 mm. Die Herzhöhle ist stark erweitert, der linke Vorhof ist erweitert, die zweizipflige Klappe ist sehr verengt, für eine Fingerkuppe durchgängig, die Klappenränder sowie die Segel stark verdickt und verkürzt, teilweise miteinander verwachsen, die Sehnenfäden verkürzt, teilweise miteinander zu einer sehnigen Platte verwachsen, Wandstärke der linken Kammer 10 mm, das Endocard ist stellenweise fleckig verdickt, die Herzmuskulatur von braunroter Farbe, feucht, frei von erkennbaren Schwielen.

Im Gegensatz zu dem oben zitierten Gutachten hält GEIPEL die Art des Herzleidens, also „die Erkennung der zweizipfligen Klappe und der Herzbeutelentzündung“ für eine rheumatische. Er meint, „sie sei durch den bis heute noch nicht bekannten Erreger des Rheumatismus hervorgerufen worden"; die Zeit, innerhalb derer sich solch ein Herzleiden bis zu dem beschriebenen Umfange entwickeln könne, betrüge mindestens ein Jahrzehnt und darüber. Er betont besonders, daß die Entstehung der Herzmuskelschwielen mit Sicherheit auf Veränderungen des Muskels durch entzündliche Herde, wie sie beim Rheumatismus auftreten, insonderheit durch die ASCHOFF-GEIPELschen Knötchen, bewirkt werde. Er lehnt deshalb den Herzklappenfehler einschließlich der Herzmuskelerkrankung als elektrische Unfallfolge ab und gibt zu erkennen, daß die Erkrankung ihren schicksalsmäßigen Verlauf genommen habe; er schließt sich damit unserem Urteil, das wir noch zu Lebzeiten des B. abgaben, an.

Ein ähnlicher, ebenso charakteristischer Fall ist in diesem Zusammenhang noch erwähnenswert, und zwar der Erkrankungsfall des Ernst L. (Fall 77). Dieser Verunglückte, bei dem bereits im 16. Lebensjahr im Anschluß an einen Gelenkrheumatismus ein Herzklappenfehler festgestellt worden ist, erlitt 1926 — 35 Jahre nach dem festgestellten Herzklappenfehler — einen elektrischen Unfall; er führt das Auftreten von Herzbeschwerden, die in den Jahren 1927 bis 1930 sich bis zur Dekompensation verschlechtert haben, auf den Unfall zurück. L. erhält auf Grund von mehreren Gutachten seine Unfallrente.

Fall 77. Ernst L., 51 Jahre, elektrischer Unfall 10. 2. 1926. Spannung 550 V, Einwirkungsdauer 30 Sek., Stromweg: Hand — Hand. L. kam am Ende der Lichtleitung mit der rechten Hand auf das Spannschloß des zu prüfenden Seiles, mit der linken Hand auf das Halteseil der Fahrleitung der elektrischen Bahn, die unter Spannung war; er blieb 30 Sek. daran hängen. Starker Krampf beider Hände, Brandwunden an den Innenflächen beider Hände. 1930 klagte L. über Atembeschwerden, Angstzustände und Schlaflosigkeit. Befund: Herzerweiterung und Wasseransammlung (Mitralstenose und -insuffizienz mit Dekompensationserscheinungen) (Abb. 38). Vorgeschichte: Mit 16 Jahren akuter Gelenkrheumatismus. Der Herzklappenfehler ist bereits 35 Jahre

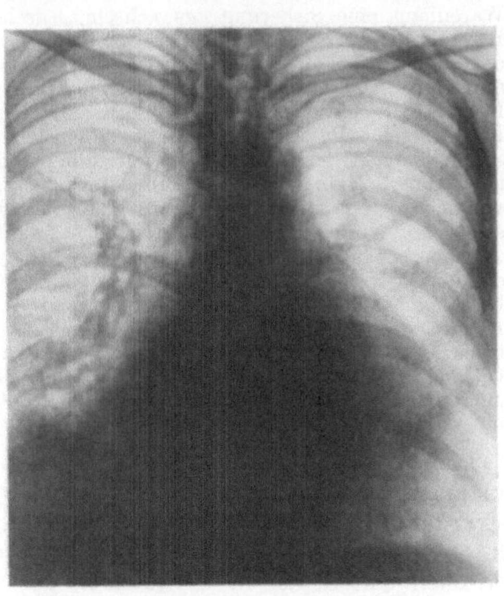

Abb. 38. Kombinierter Herzklappenfehler (Mitralinsuffizienz und -stenose) (Fall 77, S. 81).

vor dem Unfall ärztlich festgestellt worden. Keine wesentliche Verschlechterung durch den Unfall. 1936 jedoch erhebliche Verschlechterung des Herzleidens, Stauungserscheinungen; im Ekg: Vorhofflimmern.

Daß diese schwere Erkrankung schicksalsmäßig verlaufen ist, genau wie im Falle 76 (Fritz B.), wird in keinem Gutachten erörtert. Die Verschlechterung des Leidens wäre zweifellos auch ohne das elektrische Trauma eingetreten; niemals aber können wir als objektive Beobachter einen Herzklappenfehler als Folge des elektrischen Geschehens am Herzen bzw. Kreislauf anerkennen, worauf ich bei der zusammenfassenden Besprechung dieser Fälle noch näher eingehen werde. Die dem L. gewährte Unfallrente haben wir trotz menschlichen Mitgefühls nicht gutheißen können.

Wenn ich nun noch zwei Erkrankungsfälle in diesem Zusammenhang anführe, so geschieht es deshalb, weil gerade bei diesen Erkrankungsfällen endlose Gutachten mit vielen Seiten, oft bis zum Reichsversicherungsamt hin, über die Frage, ob Unfallfolge oder nicht, entstanden sind. Auf die Notwendigkeit und Wichtigkeit einer exakten Unfallprüfung habe ich schon oben hingewiesen; es wird daher jedem Gutachter geläufig sein, zwischen einer Elektrisierung und einer Verbrennung durch einen Lichtbogen zu unterscheiden. Im folgenden Fall hat nach gewissenhafter Prüfung durch mehrere Ingenieure eine Verbrennung des Fingers durch einen Lichtbogen stattgefunden und keine Elektrisierung; wenn wirklich eine elektrische Einwirkung stattgefunden hat, dann nur mit einer sehr niedrigen Spannung von 120 V; die vermutliche Stromstärke ist mit höchstens 25 mA errechnet worden.

Fall 79. Otto R., 23 Jahre, elektrischer Unfall 21. 3. 1930. R. sollte in einem Warenhaus eine Sicherung auswechseln. Anscheinend befand sich zwischen den Kupferschienen ein Fremdkörper, der beim Auswechseln der Sicherung zwischen die Schienen fiel und dadurch eine Verbindung herbeiführte. Durch den hierbei auftretenden „Lichtbogen" zog R. sich die Brandverletzung am Finger der rechten Hand zu. Spannung 120 V Wechselstrom. Keine Bewußtlosigkeit. Angaben des R. über seine Beschwerden: Keine wesentlichen Beschwerden, er habe sich nur sehr erschreckt. Er ging zum Arzt, der ihm einen Verband anlegte, und von da aus nach Hause. Kein Erbrechen, keine Bewußtlosigkeit, nur 1½ Stunden Flimmern vor den Augen. Zu Hause hatte er keine Kopfschmerzen, keinen Schwindel und schlief gut. Vorgeschichte: 1928 wegen eines akuten Gelenkrheumatismus im Krankenhaus behandelt. Mit fünf Jahren Gelenkrheumatismus, Herzklappenfehler, mit elf Jahren Veitstanz. Befund: (30. 3. 1930) Herz nach links verbreitert, Aktion beschleunigt, lautes systolisches Geräusch über der Spitze. 2. P.T. akzentuiert. Herzklappenfehler, röntgenologisch bestätigt. Klinische Diagnose: Mitralinsuffizienz. 1934 Bluthusten, Einlieferung ins Krankenhaus mit schwerer Cyanose, Ödeme. Herzbefund wie oben, allgemeine Stauungsorgane. Röntgenologisch: Mitralinsuffizienz und -stenose, Stauungslunge. Klinisch: Lungeninfarkt, Stauungslunge, Bronchopneumonie.

Das Interessanteste an diesem schicksalsmäßigen Verlauf eines Herzklappenfehlers ist die klinische Beobachtung, daß R. im Verlauf der Erkrankung mehrere Hirnembolien, erstmalig nach einer erheblichen körperlichen Belastung, etwa 10 Tage nach dem vermeintlichen elektrischen Unfall, der in Wirklichkeit gar nicht vorgelegen hat, erlitten hat. Obgleich R. nur ganz zufällig beim Herausschrauben der Sicherungen einen Schreck und ganz leichte oberflächliche Verbrennungen bekommen hat, ist ein umfangreicher wissenschaftlicher Streit entstanden mit zahlreichen Begutachtungen, durch die schließlich der natürliche Ablauf des immerhin fast 20 Jahre alten Herzklappenfehlers, wie er jedem Kliniker bekannt ist, immer mehr verschleiert wurde.

Noch etwas eindrucksvoller ist der Erkrankungsfall des 79jährigen Verunglückten Michael G. (Fall 85), der ein halbes Jahr nach dem Unfall einen Schlaganfall erlitt und bei dem klinisch außer einer schweren allgemeinen Arteriosklerose ein Herzklappenfehler (mehrere rheumatische Infekte in der Anamnese) festgestellt worden ist; auch dessen Erkrankung ist als Unfallfolge angesehen worden, so unwahrscheinlich auch jedem objektiven Begutachter die Anerkennung zu sein scheint. Man geht nicht fehl, wenn man behauptet, daß derjenige, der eine große Anzahl elektrischer Unfälle zu begutachten hat, oft erstaunt ist, auf welchen unwahrscheinlichen und vor allem auch jedes technische Erkennen ausschließenden Wegen gerade nach Elektrotraumen ein Unfallzusammenhang konstruiert wird, als ob die elektrische Energie etwas ganz Besonderes und Geheimnisvolles wäre, das sich dem menschlichen Zugriff entzöge. Kein ärztlicher Gutachter wird sich je etwas vergeben, wenn er einen gut vorgebildeten Techniker bei der Beurteilung des technischen Geschehens und der physikalischen Gesetzmäßigkeiten zu Rate zieht; um so mehr kann er sich bei den medizinischen Gegebenheiten ein umfassendes Urteil bilden.

Es sei noch ein Erkrankungsfall angeführt, bei dem bereits zur Zeit des Unfalles ein schwerer Herzklappenfehler vorgelegen hat und bei dem die technische Voraussetzung für eine das Herz schädigende Elektrisierung gegeben ist.

Fall 78. Kurt W., 19 Jahre, elektrischer Unfall 1. 8. 1935. W. berührte bei der Reparatur an einem Leitungsdraht mit beiden Händen Leitungen von 220 V, an denen er einige Minuten hängenblieb. Vorübergehende Bewußtlosigkeit, Herzaktion beschleunigt, Atmung vertieft und beschleunigt, starke Schmerzen in den Händen und der Muskulatur der Arme. Patient stirbt zwölf Stunden nach dem elektrischen Unfall. Obduktion: Typische Strommarken an den Händen und am rechten Ellenbogen, rezidivierende chronische Entzündung der Aortenklappen mit Verwachsungen (klinisch Stenose). Hypertrophie und Dilatation mäßigen Grades der linken Kammer, Dilatation des linken Vorhofes. Lungenstauung mit vereinzelten bronchopneumonischen Herden in beiden Lungenunterlappen. Mikroskopisch: Lungenstauung mit frischen bronchopneumonischen Herden, Herzfehlerzellen in beiden Lungen. Anamnese: Schon immer herzkrank, als Kind schweren Gelenkrheumatismus.

Der Verunglückte W., bei dem bereits zur Zeit des Unfalles ein Herzklappenfehler im Stadium der beginnenden Dekompensation festgestellt worden ist, hat ein elektrisches Trauma erlitten, das wir in den Stromstärkebereich II einordnen müssen; es hat also eine Elektrisierung stattgefunden, die einen Stillstand, zum mindesten eine schwere Rhythmusstörung des Herzens, herbeigeführt hat. Wenn wir uns die physiologischen Wirkungen dieses Stromstärkebereichs vor Augen führen, ist uns verständlich, daß der Herzklappenfehler, der zur Zeit des Unfalles am Rande der Dekompensation (Herzfehlerzellen im Lungenpräparat) war, völlig ins Stadium der Dekompensation getreten ist und damit zum Nachlassen der Herzkraft bis zum Tode geführt hat. In diesem und in ähnlichen Fällen ist es billig, eine Anteilswirkung des elektrischen Traumas an dem plötzlichen Tode des Menschen bei seiner Arbeit anzuerkennen, wie wir es auch in diesem Falle getan haben. Bei der Anerkennung der Verschlechterung eines Herzklappenfehlers durch ein elektrisches Trauma spielt ausschließlich der Zeitfaktor die entscheidende Rolle, worauf ich auch bei den Erkrankungen des Kapitels V, 5, S. 69, hingewiesen habe. Die elektrische Einwirkung ruft während und kurz nach der Durchströmung die bekannten Herzschäden hervor, die dann ihrerseits ein schon geschädigtes Herz in einen dekompensierten Zustand bringen können. Es ist jedoch in der weitaus größten Zahl aller Herzkranken der Herzstillstand ohne Einfluß auf den Zustand des Herzklappenfehlers geblieben. Wenn Verunglückte Wochen oder gar erst ein halbes Jahr später ihre Verschlechterung der Herzerkrankung auf den Unfall zurückführen, muß eine elektrische Ursache abgelehnt werden, wie es auch Jellinek getan hat; oft ist es geradezu verwunderlich, daß schwere Herzerkrankungen durch ein elektrisches Trauma nicht beeinflußt werden.

Skizzenartig seien noch zwei besonders interessante Fälle dargestellt, die unsere Problemstellung beleuchten: nämlich die gründliche Analyse der Anamnese sowie des Unfallgeschehens. Wir sehen einen Unfall unseres Stromstärkebereichs IV einem solchen des Stromstärkebereichs I gegenübergestellt. Bei beiden Patienten klärt die Vorgeschichte die Ursache der Herzmuskelerkrankung.

Fall 201. Alfred L., 42 Jahre, elektrischer Unfall 18. 3. 1940. Beobachtung: 14. 8. 1952. Vorgeschichte: Grippe, Achselhöhlenabscesse, Drüsenabscesse, Mittelohreiterungen, Zahngranulom (laufend in zahnärztlicher Behandlung), Gelenkrheumatismus; 12 Jahre nach dem Unfall zu den Herzbeschwerden auf das unten skizzierte Unfallereignis zurückgeführt. Klinische Untersuchung: Herz: Kein pathologischer Befund (in Übereinstimmung mit zwei Universitätskliniken). Diagnose: Vegetative Dystonie. Unfallereignis: Kondensatorentladung an einem abgeschalteten Kabel (10 kV) mit einer Restspannung von 2,2 bis 2,8 kV, Übergangswiderstand zwischen 50000 und 100000 Ohm, Stromstärkebereich I. Nach dem elektrischen Geschehen unmöglich elektrotraumatische Herzerkrankung. (Dieser Krankheitsfall ist ausführlich in der Zeitschr. f. Kreislaufforschung beschrieben.)

Fall 202. Karl E., 45 Jahre, elektrischer Unfall 8. 5. 1951. Vorgeschichte: Januar 1944 Rachendiphtherie mit Lähmung der Arme und Beine und schwerer Herzmuskelerkrankung (intraventriculare Leitungsstörung). Sechs Monate klinische Behandlung. 1951 Unfall wie folgt: Unfall des Stromstärkebereichs IV, (Trafostation 15 kV), kurzfristigst: Verbrennungen linker Arm, Fingerspitzen, linke Hand, rechte Hand und rechter Daumenballen; konservative Behandlung der Verbrennungen; gleich nach dem Unfall Herzbeschwerden: Aussetzen und Rucken des Pulses, Atemnot, Angstgefühl und Schweißausbrüche. Es wird in Übereinstimmung mit dem physiologischen Geschehen, wie wir es im Stromstärkebereich IV beschrieben haben, eine vorübergehende Verschlechterung der zur Zeit der Unfalles bestehenden postdiphtherischen Myocarderkrankung (im Ekg Schenkelblock) anerkannt. Dekompensationserscheinungen sind infolge des Unfalls nicht aufgetreten. Nach entsprechender ambulanter und klinischer Behandlung wird eine meßbare Erwerbsminderung als Unfallfolge von seiten des Herzens nicht anerkannt, da der gleiche Zustand am Herzen wie vor dem Unfall wieder hergestellt war.

Außer diesen hier skizzierten Fällen sind noch 17 Erkrankungsfälle mit Herzklappenfehlern oder Herzmuskelerkrankungen entzündlicher Aetiologie von uns beobachtet bzw. begutachtet worden, die z. T. im Archiv für Klinische Medizin zusammengestellt sind. In sämtlichen Fällen konnte nach objektiver Prüfung ein Zusammenhang zwischen Herzerkrankung und elektrischem Trauma nicht anerkannt werden.

Um nun diese Auffassung zu rechtfertigen, ist es notwendig, uns kurz das Geschehen an den Klappen oder auch im Herzmuskel selbst im Verlauf des Gelenkrheumatismus mit seinen Begleiterscheinungen, den Halsentzündungen, den Entzündungen der serösen Häute, der Gefäße usw., vor Augen zu führen, wie es uns die Pathologen ASCHOFF, KLINGE, FAHR, GRAEF und deren Schüler so eindrucksvoll aufgezeichnet haben. Der Rheumatismus ist eine weit über den Körper verbreitete Schädigung des Bindegewebes und der Muskulatur. Er beginnt im Klappengewebe mit einer Homogenisierung und Quellung der obersten Schicht, auf die sich kleinste Thromben aus Plättchen, Leukocyten, Erythrocyten und Fibrin auflagern; allmählich verschmelzen sie mit dem Klappengewebe, junge Bindegewebszellen wachsen ein, eine gewisse Vaskularisation, von der Basis der Klappe aus beginnend, vollendet die „Reparation"; das so entstandene Granulationsgewebe geht in das Narbenstadium über, wodurch wir die bekannten verdickten, nicht schlußfähigen Klappen, oft mit verkürzten Sehnenfäden, im anatomischen Präparat erhalten; sie haben während des Lebens nicht mehr die ihnen zufallenden Kreislauffunktionen erfüllen können, so daß wir, je nach Lage der entzündlichen Prozesse, Herzklappenfehler der Mitralis, Aorta oder Tricuspidalis feststellen. Das Herz kann die Schlußunfähigkeit nur bis zu dem Zeitpunkt überwinden, bis zu welchem seine Reserven standzuhalten vermögen. Dieses Geschehen ist an einen bestimmten längeren Zeitablauf, oft von vielen Jahren, gebunden. Ähnlich steht es auch mit den Vorgängen im Herzmuskel; es entsteht zunächst eine herdförmige, fibrinoide Verquellung des Bindegewebes der Muskulatur; durch Einwuchern von Bindegewebszellen und Leukocyten, Plasmazellen usw., entwickelt sich das Granulom, das Zellknötchen, das allmählich in die so charakteristischen, zwiebelartig angeordneten Narben übergeht. Auch dieses Geschehen ist an einen Zeitablauf von Wochen, Monaten und Jahren gebunden.

Wie anders bei dem elektrischen Geschehen, dessen Ablauf wir unter Zuhilfenahme des Tierversuches weitgehend analysieren können! Unter ungünstigen Bedingungen (Stromstärkebereich II) kommt es zu einem Herzstillstand, der nur so lange anhält, als der elektrische Strom durch den lebenden Organismus fließt; er ist gekoppelt mit einer von dem Krampfzustand der quergestreiften Muskulatur abhängigen Blutdrucksteigerung, die ebenfalls nur so lange andauert, als der Strom fließt. Es handelt sich dabei nur um Sekunden; die Nachwirkung, erkenntlich an den oben beschriebenen Rhythmusstörungen, dauert vielleicht einige Minuten. Es sind also schon aus rein zeitlichen Gründen das elektrische Geschehen und der entzündliche Vorgang am Herzen etwas Grundverschiedenes.

Bei dem Herzstillstand oder der Rhythmusstörung handelt es sich um eine elektrisch bedingte Schädigung des Leitungssystems des Herzens; das Klappensystem des Herzens wird durch den elektrischen Strom nicht beeinflußt, Zerreißungen von Klappen oder gar Entzündungen entstehen nicht, was durch umfangreiche experimentelle, aber auch durch autoptische Befunde sichergestellt ist. Man könnte vielleicht noch daran denken, daß durch die im Organismus sich bildende JOULEsche Wärme Verquellungen von Herzklappen oder des Bindegewebes im Herzmuskel entstehen; abgesehen davon, daß morphologisch derartige Befunde nicht erhoben werden, sind solche Veränderungen nach technischen Berechnungen nicht zu erwarten, da die entstehenden Wärmemengen zu gering sind, um Wärmeschäden hervorzurufen. Wärmemessungen am Herzen sind allerdings noch nicht durchgeführt worden; wir können aber zum Vergleich Wärmemessungen bei Kopfdurchströmungen heranziehen, die nur zu ganz geringen, das lebende Gewebe nicht schädigenden Temperaturerhöhungen, selbst bei längeren Durchströmungen, geführt haben. Wir müssen uns immer wieder vor Augen führen, daß sowohl im Gehirn als auch vor allem im Herzen ein ständiger Blutaustausch Temperaturunterschiede sofort wieder ausgleicht.

Man hat ferner als Erklärung für die Muskelschädigung bei den den elektrischen Unfall Überlebenden sogenannte perivaskulare Blutaustritte angegeben, die durch die Granulationsgewebe ersetzt werden und schließlich in Narben übergehen; es ist aber bisher noch niemandem gelungen, diese Blutungen im Experiment bei Tieren, die man einige Zeit nach dem Schlag leben ließ, festzuhalten oder Narben mit Haemosiderinkristallen nachzuweisen. Wohl findet man hin und wieder bei stärkstem Ausdruck des Elektrokrampfes, dem elektrischen Tod, perivaskulare Blutaustritte in den serösen Häuten, in den inneren Organen, auch im Herzmuskel; jedoch sind diese Blutaustritte bisher bei nicht elektrisch getöteten, aber vorher mit mittleren Stromstärken behandelten Tieren nicht gefunden worden. Deshalb müssen wir auch diese Erklärung fallen lassen. Es sei noch erwähnt, daß von den mir bekannten Herzklappen- oder Herzmuskelerkrankungen, die mit einem Elektrotrauma in Zusammenhang gebracht und obduziert wurden, sämtliche Fälle die Richtigkeit meiner Auffassung beweisen, daß nämlich rheumatische Herzklappen- bzw. Herzmuskelerkrankungen und nicht elektrische Herzschäden vorgelegen haben.

Als ein weiteres Glied in der Beweiskette unserer Auffassungen über den ursächlichen Zusammenhang eines elektrischen Unfalles mit einem Herzklappenfehler ist die schon obenerwähnte Tatsache anzusehen, daß fast alle von uns als elektrische Folge anerkannten Herzschäden in kürzester Zeit völlig abheilen bzw. klinisch oder elektrokardiographisch nicht mehr nachzuweisen sind, während ein Herzklappenfehler durch die Inanspruchnahme und Belastung allmählich sich verschlechtert und seinen schicksalsmäßigen Verlauf nimmt. Eine Ausnahme machen nur einige der älteren Verunglückten, bei denen wohl zur Zeit des Unfalles schon ein Nachlassen der Elastizität der Kranzgefäße bestanden hat.

Wenn wir gerade dieses Kapitel so eingehend erörtert haben, so wird aus dem Aufgezeichneten die Notwendigkeit klar erkennbar sein. Ein Herzklappenfehler kann eben nicht auf eine elektrische Schädigung zurückzuführen sein, zumal bei genauerer Erforschung der Anamnese in allen Fällen eine schwere rheumatische Erkrankung vorliegt; das gleiche gilt auch für die Herzmuskelerkrankungen, wenn ihre entzündliche Aetiologie so deutlich zutage tritt wie in allen unseren Fällen. Eine Verschlechterung eines Herzklappenfehlers oder einer entzündlich entstandenen Herzmuskelerkrankung ist dann anzunehmen, wenn die Verschlechterung sich (d. h. im Verlauf weniger Stunden) unmittelbar an das elektrische Trauma anschließt. Diese Forderung beruht auf den bisher bekannten und von verschiedenen Seiten bestätigten physiologischen Untersuchungsergebnissen, die wir oben geschildert haben.

7. Anhang: Gefäßerkrankungen.

Als ich vor nunmehr 20 Jahren begann, mich mit Fragen der Elektropathologie zu beschäftigen, stand im Vordergrund unserer anatomischen Untersuchungen über den elektrischen Herztod die Beschaffenheit und der Inhalt der größeren und kleineren Gefäße, die eigenartige Blutverteilung in den Kapillaren, die Beschaffenheit der Lungengefäße, ferner bei Strommarken und größeren elektrischen Verbrennungen die Art der Schädigung der Gefäße im Bereich der betroffenen Haut- und Muskelpartien. Anfangs imponierte uns dabei jene eigenartige Annahme JELLINEKS, daß der elektrische Strom sich auf den Gefäßbahnen am leichtesten ausbreite, eine längst als irrig — sowohl physiologisch wie physikalisch experimentell festgestellt — abzulehnende Auffassung. Etwa gleichzeitig mit JELLINEK war die erste gründliche, auf klinischen Untersuchungen beruhende Nervenarbeit PANSES erschienen, der als Erklärung für die Entstehung der spinalen Erkrankungen die Gefäßkrampftheorie heranzog; er nimmt an, daß für die Genese der elektrotraumatischen Vorgänge im Zentralnervensystem als Aetiologie eine primäre vasomotorische Krampfbereitschaft sich herausarbeiten läßt. Aber gerade PANSE will seine Übersicht über die elektrischen Nervenerkrankungen erst als Grundlage für weitere Erkenntnisse verwertet wissen. Wenn wir nun unsere anatomischen Untersuchungsergebnisse wieder heranziehen, so deshalb, weil sie es gewesen sind, die uns zu weiteren physiologischen Untersuchungen, und zwar gerade in bezug auf das Gefäßsystem, angeregt haben. Vor allem haben wir eine Erklärung für die abnorme Blutverteilung gesucht und festgestellt, daß sie lediglich auf die Muskelkrämpfe zurückzuführen ist, welche ihrerseits Druckerhöhungen in der Bauchhöhle, in der Brusthöhle und im Kammersystem des Gehirns bedingen.

Im Zusammenwirken mit der bekannten Atmungsbehinderung und damit der Störung des CO_2-O_2-Gleichgewichts im Blut können wir jetzt Erscheinungen, die uns zunächst unerklärt blieben, deuten, zumal wir seit REIN Einblick in die Blutverteilungsregelung in Abhängigkeit vom Blutsauerstoff bzw. der Kohlensäure gewonnen haben.

LORENZ vom Physiologischen Institut in Leipzig untersuchte bei elektrischen Gefäßreizungen den Umfang der Gefäße und stellte fest, daß sich Gefäße, insbesondere die Arterien der Carotis, nach elektrischen Reizen kaum feststellbar zusammenziehen und keine ausgesprochene Gefäßkrämpfe entstehen, die etwa einen anhaltenden Verschluß oder eine hochgradige Verengung oder eine Gefäßkrampfbereitschaft hervorrufen könnten. In etwas größerem Umfang haben wir sodann photographische Untersuchungen an der freigelegten Carotis (teilweise auch Registrierung des Druckes in der Carotis) mit dem gebräuchlichen 50-periodischen Wechselstrom und Strömen der Tonfrequenzreihe von 50 bis 10 000 Perioden durchgeführt und dabei beobachtet, daß wohl geringgradige Verengerungen der Gefäßlumina — maximal 1 mm — festzustellen waren, daß es aber nicht im geringsten zu irgendwelchen etwa als Dauerzustand zu bezeichnenden Gefäßkrämpfen kommt. Ja, es ist sogar auffallend, daß die Kontraktionen der Gefäße nur mit Mühe zustande kamen und daß auch nur sehr langsame Kontraktionen beobachtet wurden.

Aus diesen Versuchen, die technisch zweifellos als unvollkommen anzusehen sind und die eine Nachprüfung mit modernen Untersuchungsmethoden verlangen, geht aber bereits so viel hervor, daß das Gefäßsystem nicht im Sinne von Gefäßkrämpfen auf elektrische Reize anspricht, eine Beobachtung, die uns dazu angeregt hat, auch über die spinalen und cerebralen Nervenstörungen weitere experimentelle Untersuchungen anzustellen, worüber ich im Kapitel der Nervenerkrankungen nach elektrischen Unfällen noch eingehend zu berichten habe.

Die Erkrankungen der Gefäße, die von Laien, aber auch von Ärzten auf ein elektrisches Trauma zurückgeführt worden sind und zu schier endlosen theoretischen Erwägungen geführt haben, gehören entweder in das Gebiet der Thrombangitis obliterans bei Jugendlichen oder in das der arteriosklerotischen Gangrän bei älteren Menschen. JÄGER hat das Krankheitsbild der juvenilen Extremitätengangrän eingehend anatomisch untersucht und dabei die gerade für uns so wichtige und hervorzuhebende Tatsache aufgezeigt, daß die gleichen Krankheitsvorgänge (Intimapolster, Thrombose-Füllgewebe) wie an den Gliedmaßenarterien auch an den Arterien innerer Organe (Gehirn, Herz, Nieren, weniger wichtig: Leber, Milz, Hoden, vielleicht auch Lungen) vorgefunden werden, wo sie bei ungenügender Seitenbahnbildung zu Infarkten führen. Das Leiden ist also nicht auf die Gliedmaßenschlagadern beschränkt, sondern kann sich auf das gesamte Arteriensystem erstrecken.

Es wird uns, wenn wir uns diese Tatsache klar vor Augen führen, erheblich leichter möglich sein, nun an die Beurteilung der angeblich häufigen „Gefäßleiden" nach elektrischen Unfällen heranzugehen. Es ist sehr unwahrscheinlich, daß einmalige, oft belanglose Elektrisierungen, wie sie täglich unzählige Monteure, Forscher, Laboranten usw. erhalten, ein derartiges Krankheitsbild erzeugen, welches als eine Erkrankung des gesamten Gefäßsystems mit einer besonderen Reaktionsform der Intima bekannt ist.

Fall 1, V b 2. Unfall: Robert M., Unfalltag ist nicht angegeben, eine Unfallmeldung ist erst nach Bestehen der Erkrankung erfolgt. Alter: 40 Jahre; Beruf: Elektromonteur. Bereits seit mehreren Jahren erhält er beim Montieren von elektrischen Leitungen kurze elektrische Schläge. Klinische Aufnahme 30. 9. 1937. Beschwerden: Seit etwa einigen Jahren hat er das Gefühl, als ob an den Händen und Armen etwas absterbe. Seit Sommer 1936 große Schmerzen im linken Bein, welche auf die Venenentzündung zurückgeführt wurden. Bei der Aufnahme: Linker Unterschenkel besonders rot verfärbt, kalt, starke Berührungsschmerzhaftigkeit, keine aktive Beweglichkeit der Zehen. Fußrücken und Gegend der Achillessehne geschwollen. Kein Fußpuls, keine Pulsation in der Kniekehle fühlbar. Klinische Diagnose: Endarteriitis obliterans.

Fall 2, V b 2. Unfall: Johannes G., Unfalltag: 5. 12. 1935. Alter 35 Jahre. An einem Brikettband beim Einschalten die Steckdose berührt, dabei bekam er einen heftigen Krampf im rechten Arm, so daß er fortgeschleudert wurde. Er war ihm, als ob ihm die Luft abgeschnitten wurde. Der Arm sei am nächsten Tage blau und dick gewesen und habe ziehende Schmerzen ausstrahlend bis in die Schultern verursacht. Spannung 500 V, keine Strommarken. Objektiver Befund: 23. 6. 1936 vielleicht eine ganz geringgradige Atrophie der Muskulatur rechts, passive Beweglichkeit nicht eingeschränkt, aktive Beweglichkeit rechts ein wenig herabgesetzt, etwas mehr blaurot verfärbt als links. Auf Grund dieses Befundes wird eine elektrisch bedingte Gefäßstörung im Sinne von Gefäßkrämpfen von Vorgutachtern angenommen. Die objektive Nachuntersuchung zeigt, daß von Gefäßstörungen kaum die Rede sein kann und daß die geringgradige Atrophie auf das Schonen der rechten Hand (Übertreibung liegt sicher vor) zurückzuführen ist. Es mag sich vielleicht um eine durch den Krampf bedingte Muskelstörung gehandelt haben. Keine Erwerbsminderung.

Fall 3, V b 2. Unfall: Paul W., Unfalltag: 19. 1. 1939. Alter: 36 Jahre. Unfall an einer Schalttafel infolge Berührung einer Prüfklemme. Spannung: Gleichstrom 660V. Stromweg: Rechte Hand — Füße — Erde. Kurzer Schlag. Ein Vierteljahr später Beschwerden im rechten Arm, die in geringgradigen Schmerzen und angeblich aktiver Bewegungseinschränkung bestehen. Unfallanzeige wird erst im Juli 1939 erstattet. Objektiv ist eine geringgradige rötlichere Verfärbung der rechten Hand gegenüber der linken zu beobachten. Rohe Kraft rechts etwas herabgesetzt. Neurologisch kein pathologischer Befund. Diese geringgradige Durchblutungsstörung des rechten Unterarmes und der Hand wird als Gefäßstörung nach elektrischem Trauma aufgefaßt. Bei einer Nachuntersuchung habe ich mich nicht zu dem gleichen Befund entschließen können, da ein tatsächlich unterschiedlicher Befund in der Verfärbung bzw. der Blutversorgung der Unterarme und Hände nicht festzustellen war.

Betrachten wir diese drei Erkrankungsfälle, so sehen wir in dem ersten das typische Bild einer Thrombangitis obliterans, einer, wie schon kurz skizziert, generellen Erkrankung der Gefäße, die sich zweifellos nicht unfallbedingt, sondern schicksalsmäßig entwickelt hat. Das Unfallereignis ist ungenau festgestellt, ähnlich wie in einem später zu besprechenden Erkrankungsfall, den ich im Kapitel Blutkrankheiten (Fall 1, V h) beschrieben habe. Beides sind schicksalsmäßig entstandene Erkrankungen und nicht auf angeblich erlittene kurze elektrische Schläge zurückzuführen; es sind dies Ereignisse, die im Beruf eines Elektromonteurs immer wieder, teils aus Unachtsamkeit, teils aus Gedankenlosigkeit, vorkommen. Diese Schläge sind aber in der Regel, wenn sie nicht gemeldet werden, so unwesentlich, auf der anderen Seite aber auch so häufig, daß zweifellos, wenn überhaupt ein Unfallzusammenhang anzuerkennen wäre, diese Erkrankungen nach elektrischen Unfällen noch häufiger sein würden. Es ist aber nach unseren physiologischen Untersuchungen absolut unwahrscheinlich, daß Gefäßerkrankungen im Sinne einer erhöhten Krampfbereitschaft entstehen.

Die beiden anderen Fälle, bei denen eine exakte Diagnose nicht vorliegt und bei denen auch objektiv bei kritischer Beurteilung keine Befunde festzustellen sind, die auf eine Durchblutungsstörung hindeuten, sind auch nicht unfallbedingt. Es ist eben unwahrscheinlich, daß Durchblutungsstörungen infolge anhaltender Gefäßkrämpfe sich nach so kleinen oberflächlichen Schlägen entwickeln. Auf der anderen Seite ist es aber eine bequeme Art, Befunde zu deuten, die praktisch gar nicht vorhanden sind. Es ist interessant, daß die Verunglückten 2 und 3 wieder voll arbeitsfähig geworden sind.

Zwei Erkrankungsfälle muß ich nun noch erwähnen, bei denen die schicksalsmäßige Gefäßerkrankung mit ihren so einschneidenden Folgen absolut zutage tritt und ebenfalls auf ganz geringgradige elektrische Schläge, sogenannte „Wischer", zurückgeführt worden ist.

Fall 4, V b 2. Unfall: Gustav B., Unfalltag: 2. 5. 1939. Alter: 64 Jahre. Bei der Reparatur einer fehlerhaften Lampe angeblich ganz kurzen elektrischen Schlag erhalten. Spannung 220 V, Stromweg angeblich von Hand zu Hand, stand auf einer trockenen Holzbank, also fast vollkommen isoliert. Interessant ist, daß die Unfallanzeige erst am 27. 7. 1939 erstattet worden ist. Seit dem 3. 5. steht er wegen einer Nagelbetteiterung der linken großen Zehe in ärztlicher Behandlung. Eine ähnliche Eiterung hat sich acht Tage nach dem Unfall an der rechten kleinen Zehe entwickelt, die nicht abheilte und zu einer Gangrän des rechten Fußes geführt hat. Anschließend Amputation und Nachamputation. Die Röntgenbilder zeigen eine hochgradige schwerste Arteriosklerose der Beinarterien, ein Bild, das wir auch von ähnlichen Krankheitsfällen kennen.

Fall 5, V b 2. Johann T., 54 Jahre, Unfall: 18. 7. 1938. Unfallhergang: Beim Hofreinigen Berührung eines abgerissenen spannungsführenden Drahtes, 220 V, keine Strommarken, kurzer Schlag („Wischer"), Stromstärkebereich I. Stromweg: Hand — Füße, sehr hoher Übergangswiderstand. Gehirn nicht innerhalb der Strombahn, anzunehmende Stromstärke liegt in einem Bereich von etwa 0,3 mA (siehe Kap. VI, S. 123). Vor dem Unfall: Facialisparese, langsam zunehmende Herabminderung der geistigen Fähigkeiten. 1943, 1945, 1947 Schlaganfälle, 1948 Anmeldung des Unfallanspruches bei der Berufsgenossenschaft. Vorgutachter 1948: Mit großer Wahrscheinlichkeit recht schwere elektrotraumatische Hirnschädigung mit einem geistigen Schwächezustand und neurologischen Symptomen, die auf eine Herdschädigung vor allem im Hirnstamm und im Kleinhirn hinweisen. Eigene Beurteilung 1949: Typisches Krankheitsbild einer schweren Arteriosklerose des Gehirns mit mehreren Schlaganfällen. Bereits vor dem Unfall Auftreten kleinerer epileptiformer Anfälle, die als Apoplexien gedeutet werden; Ablehnung des Unfallzusammenhanges, da nach Unfalluntersuchung unmöglich eine elektrische Hirnschädigung vorliegen kann. Obduktion ½ Jahr später: Schwerste Form der Arteriosklerose der Basisgefäße des Gehirns mit multiplen frischen und älteren Erweichungsherden im Gehirn. Damit abschließende Beurteilung: Kein Unfallzusammenhang.

Es ist von außerordentlicher Wichtigkeit, derartige Fälle gründlich zu besprechen. Der Vorgutachter (Fall 4, V b 2) glaubt nämlich auf Grund der Tatsache, daß B. die schadhafte Lampe mit der rechten Hand angefaßt hatte, der elektrische Schlag habe eine erhöhte Krampfbereitschaft des rechten Beines verursacht und diese Krampfbereitschaft habe nun wiederum die rechtsseitige Gangrän verursacht. Betrachten wir das Unfallereignis selbst, so ist festzustellen, daß eine Elektrisierung des rechten Beines ebensowenig wie des linken vorgelegen hat; wenn beispielsweise der Mann auf feuchter Erde gestanden hätte, wäre der Strom sowohl über das rechte wie über das linke Bein geflossen. Das Unfallereignis selbst ist, da der Mann gerade auf einer isolierten Grundlage stand, sicherlich sehr gering gewesen, d. h. die Stromstärke, die während der Elektrisierung aufgetreten ist, ist minimal gewesen. Zum anderen müssen wir aber, ohne damit dem Verunglückten eine falsche Aufgabe zu unterstellen, das Unfallereignis mit schärfster Kritik betrachten. Nachdem die Amputation bereits stattgefunden hat, hat B. sich dieses Unfalles erinnert und nun seine schicksalsmäßige Erkrankung auf den Unfall zurückgeführt. Irgendwelche Zeugen sind überhaupt nicht vorhanden gewesen; es konnte auch eine Unfalluntersuchung nicht stattfinden, da faktisch nichts zu untersuchen war. Interessant ist nun, daß schon am Tage nach dem Unfall eine Nagelbetteiterung an der linken großen Zehe vorlag, eine Erkrankung, die sehr oft bei arteriosklerotischer Gangrän, aber auch bei diabetischer Gangrän auftritt. Wenn auch auf der linken Seite die Eiterung abgeheilt ist, so ist die nun auf der rechten Seite nach dem Unfall sich entwickelnde Eiterung sicherlich keine Folge der elektrischen Einwirkung gewesen, ganz abgesehen davon, daß Strommarken ausdrücklich nicht nachgewiesen worden sind. Mir ist es nur immer unverständlich, daß in einem so eindeutig liegenden Krankheitsfall, der schicksalsmäßig einen Menschen betroffen hat, Ärzte aus rein subjektiven Gefühlsmomenten und eigenen theoretischen Gedankengängen, worauf ich auch schon oben hingewiesen habe, der elektrischen Einwirkung die merkwürdigsten und in keiner Weise zu beweisenden physiologischen Eigenschaften zusprechen. Wenn wir die Handbücher der Gutachtenpraxis durcharbeiten, so leuchtet in ihnen doch immer wieder die Mahnung an den begutachtenden Arzt auf, in der Unfallpraxis mit irgendwelchen vagen theoretischen Erwägungen vorsichtig zu sein; immer wieder wird davor gewarnt, Unfallereignisse, die erst nach längerer Zeit gemeldet werden, wenn die schicksalsmäßige Erkrankung (z. B. im Krankheitsfall 5, V b 2) den Menschen aus dem Gleichgewicht gebracht hat, als feststehende Tatsache hinzunehmen. Leider sehen wir aber immer wieder, daß alle diese wissenschaftlich fundierten Mahnungen und Begründungen nicht beachtet werden. Was nützt denn dem Verunglückten die einmalige Anerkennung einer derartigen Erkrankung durch einen Arzt als Unfallfolge? Der Verunglückte wird nur erst auf einen nutzlosen Rentenkampf aufmerksam gemacht und verbohrt sich allmählich zu seinem eigenen Schaden immer mehr in die Gedankengänge, daß das Unfallereignis seine Erkrankung ausgelöst haben muß. Ich glaube nicht fehlzugehen, wenn ich gerade an Hand der Gefäßkrankheiten die Mahnung besonders unterstreiche, mehr Gewissenhaftigkeit bei der Untersuchung der Zusammenhänge: „Elektrischer Unfall — Gefäßerkrankungen", aber auch bei anderen inneren Erkrankungen walten zu lassen. Wir wollen doch das Maß der unzufriedenen Rentenjäger, soweit es nur im Rahmen der Sozialversicheung möglich ist, auf ein Minimum herabschrauben.

Veränderungen an den Gefäßen und schwere Schäden an den Arterien und Venen finden sich nach JENNY vorwiegend in der Nachbarschaft schwerer elektrischer Verbrennungen und vor allem da, „wo bei größerer Stromstärke infolge Widerstandes größere Mengen JOULEscher Wärme frei werden". Pathologisch-anatomisch sehen wir von der Nekrose der Intima und der Ablösung der Elastica bis zum Bild der total nekrotischen Arterie alle Übergänge. Ebenso sind auch an den Venen derartige durch Hitzewirkung absterbende Hitzeprozesse nachzuweisen. Das Vorhandensein von Intimaschädigungen erklärt das Zustandekommen von Thrombosen in Arterien und Venen, da „Intimaverletzungen nach einem klassischen Anspruch aus der allgemeinen Chirurgie das Blut des Schutzes vor der Berührung mit den Gerinnungsfermenten berauben" (JENNY).

Diese Beobachtungen entsprechen unseren eigenen histologischen Untersuchungen, wie wir sie schon 1933 (Virchows Archiv) (s. auch Abb. 9 bis 12) beschrieben haben. Es ist in diesem Zusammenhang auch interessant, auf JENNYs Auffassung, die stets von uns vertreten worden und heute allgemein anerkannt ist, hinzuweisen: „In allen Gefäßwandschichten, besonders aber in der Media, kann es infolge der Hitzewirkung zu Ausziehungen und Verdichtungen der Zellen kommen, wie wir sie in der Haut beobachten können. Die spiralige Drehung der Zellkerne, die sich vor allem in der Media von Arterien (aber auch in Zellen der Arrectores pilorum) findet (PIETRUSKY, HUBER, JELLINEK), stellt keine *pathognomische* Erscheinung für die Einwirkung des elektrischen Stromes dar. Sie ist analog zu deuten wie die obenerwähnten Veränderungen der Haut (Wärmeeinwirkung). Die spirale Form scheint hauptsächlich mit dem Aufbau der Gefäße zusammenzuhängen. Ferner sei bei dieser Gelegenheit erwähnt, daß sich die durch die Hitzewirkung geschaffenen mechanischen Verhältnisse (Druck und Zug) nicht in einer Ebene abspielen, eine Tatsache, die viele bei der histologischen Untersuchung gerne vergessen." JENNYS Feststellung, daß die Spätblutung höchstens in 1% aller beobachteten Fälle mit elektrischen Hitzeschäden vorkommen, sei noch erwähnt.

Abschließend sei noch auf das sog. elektrische Ödem (JELLINEK) hingewiesen. Dieses ist, wie WEGELIN annimmt, bei seinem flüchtigen und vorübergehenden Charakter wohl nicht selten Ausdruckserscheinung einer mehr oder weniger lokalen Kapillarschädigung (Wärme!). Es kommen aber auch toxische Ödeme als Begleiterscheinungen der Gewebsnekrose vor. Hartnäckige, später zu Weichteilinduration führende Ödeme sind wohl fast ausschließlich als postthrombotische Erscheinungen aufzufassen (JENNY).

c) Lungenerkrankungen.

Auf die Schwierigkeiten in der Beurteilung innerer Erkrankungen nach Gewalteinwirkungen hinsichtlich ihres ursächlichen Zusammenhanges mit äußeren Krankheitsursachen hat SIEBECK in einem Vortrag vor der Berliner Medizinischen Gesellschaft mit gutem Recht hingewiesen. Wenn er auch bei seinem Vortrag elektrische Traumen nicht vor Augen hatte, so gilt gerade für diese sein Rat, möglichst Vorsicht und Zurückhaltung in der Beurteilung walten zu lassen. Schon in der Einleitung wurde von mir die Tatsache angeführt, daß von Laien, aber manchmal auch von Ärzten die Elektrizität als eine ganz besondere, als eine mystische oder magische Kraft angesehen wird, die die Eigenschaft habe, fast sämtliche Organe zu ergreifen, ohne daß man im einzelnen Falle eine Erklärung dafür geben könne. Dabei wird fast immer auf Auffassungen JELLINEKS zurückgegriffen, der in den Vordergrund seiner Beweisführungen für den ursächlichen Zusammenhang beispielsweise einer Lungentuberkulose und eines elektrischen Unfalles kleinste, aber auch größere perivaskulare Blutungen stellt, die er bei tödlichen Unfällen beobachtet hat. Ich habe bereits im anatomischen Teil mitgeteilt, daß diese kleinsten perivaskularen Blutaustritte beim elektrischen Tod als dem stärksten Ausdruck des elektrischen Reizes vorkommen, jedoch nicht bei elektrischen Unfällen, die nicht tödlich verlaufen. Es kann aber hier noch erwähnt werden, daß selbst das Reichsversicherungsamt in einem mir bekannten Falle nicht den Gutachten mehrerer Lungenfachärzte, die auf das Wesen der Lungentuberkulose eingegangen sind, gefolgt ist, sondern dem Gutachten eines Gerichtsmediziners, der den Kranken nicht einmal gesehen, geschweige denn klinisch beobachtet hatte.

Für die Anerkennung des Zusammenhanges einer Lungentuberkulose mit einem elektrischen Unfall gelten naturgemäß die gleichen Richtlinien wie für andere Unfälle, wobei wir uns im wesentlichen der Auffassung von REICHMANN, aber auch den Ausführungen von STERN und LOCHTKEMPER anschließen können. STERN zitiert u. a. eine Entscheidung des Reichsversicherungsamtes, die besagt:

„Es ist berechtigt, strenge Anforderungen an den Nachweis einer ursächlichen Beziehung zwischen Unfall und Lungentuberkulose zu stellen, weil es sich bei der Lungenschwindsucht um ein Leiden handelt, das so häufig ist und erfahrungsgemäß so oft sich ohne jede nachweisbare äußere Ursache entwickelt, daß auch dann, wenn es erst nach einem Unfall in die Erscheinung tritt, stets mit der Möglichkeit eines bloß zufälligen zeitlichen Zusammentreffens zu rechnen ist."

Vor allem müssen wir bei elektrischen Unfällen als Vergleich die im Kriege gesammelten Erfahrungen über die Schußverletzungen der Lungen heranziehen, nach denen die Lungentuberkulose als Folge von Stich- und Schußwunden äußerst selten ist. Wenn bei den relativ zahlreichen Schußverletzungen der Weltkriege die Lungentuberkulose schon äußerst selten ist, dann ist es wohl kaum berechtigt, eine vermutliche kleinste perivaskulare Lungenblutung als Ausgang einer fortschreitenden Lungentuberkulose anzunehmen (vgl. Fall 1, V c).

Zwei Fragen sind in den Vordergrund unserer Betrachtungen über die Entstehung der Lungentuberkulose nach elektrischen Unfällen zu stellen: 1. Kann durch ein elektrisches Trauma eine ruhende inaktive Lungentuberkulose mobilisiert werden? 2. Kann eine zur Zeit des Unfalles bestehende Lungentuberkulose durch das elektrische Trauma verschlechtert werden?

Die Literatur über den Fragenkomplex „Elektrischer Unfall — Tuberkulose" ist außerordentlich spärlich. Wir finden weder in Hand- noch in Lehrbüchern, worauf auch schon BEHRENDT hinweist, irgendwelche Erörterungen, weder in positivem noch in negativem Sinne, über den ursächlichen Zusammenhang zwischen elektrischen Unfällen einerseits und Entstehung oder Verschlimmerung einer Tuberkulose andererseits. Als einziger hat BEHRENDT 1930 einen derartigen Fall behandelt, den ich kurz hier skizzieren möchte:

Es handelt sich um einen 41jährigen Elektromonteur, bis zum Unfalltag gesund, keine Tuberkulosebelastung. Der Unfall hat sich an einem Transformator beim Anfassen einer Relaiszugstange zugetragen, Wechselstrom 2×10000 V, durch Lichtbogen erhebliche Verbrennungen an der rechten und linken Hand, rechtem Unter- und linkem Oberarm, 2 Min. bewußtlos, glatter Heilverlauf der Brandwunden. $2\frac{1}{2}$ Monate nach dem Unfall beim ersten Arbeitsversuch Auftreten von Blutspucken. Die nun vorgenommene Untersuchung ergab ein Infiltrat im linken Unterlappen mit Verschattung des linken Mittelfeldes, auch Verschattung im rechten Mittelfeld. Fünf Wochen später offene akute doppelseitige Lungentuberkulose nodös cirrhotisch.

BEHRENDT sagt nun in seiner Arbeit, daß das elektrische Trauma — und dem ist absolut zuzustimmen — nicht als Ursache der Tuberkulose anzusehen, sondern daß lediglich die Frage zu behandeln ist, ob es sich bei dem elektrischen Unfall um ein sogenanntes mobilisierendes Trauma handle, insofern, als eine bestehende latente inaktive Tuberkulose durch den elektrischen Unfall aktiv und manifest geworden ist. Diese Frage verneint BENHREDT; er führt aus, daß X. zweifellos längere Zeit hindurch lungentuberkulös krank war, was aus dem Krankheitsbericht, insbesondere dem Röntgenbild anzunehmen sei. Und nun sei rein zufällig erst 2½ Monate nach dem Trauma beim ersten Arbeitsversuch, also bei der ersten größeren Anstrengung nach langer Ruhepause, Blutspucken aufgetreten. BEHRENDT führt ferner aus, daß, wie es ja vom Reichsversicherungsamt verlangt wird, eine der Gewißheit nahekommende Häufung von Wahrscheinlichkeitsgründen nicht vorliegt, und meint, daß der Unfall nicht von wesentlichem Einfluß auf die Entwicklung des Leidens gewesen ist. Der Verlauf der Krankheit würde sich ohne Dazwischentreten des Unfalles nicht wesentlich anders gestaltet haben, als es tatsächlich der Fall gewesen ist. Es sei bekannt, daß gerade die Lungentuberkulose ein sehr häufiges und erfahrungsgemäß oft ohne jede äußere nachweisbare Ursache auftretendes Leiden ist und daß bei dieser Erkrankung stets mit der Möglichkeit eines rein zufälligen Zusammentreffens zu rechnen ist. So kommt BEHRENDT zur Ablehnung des Unfallzusammenhanges, da die geforderten Beweismittel für die Anerkennung nicht vorgelegen haben.

Eine interessante andere Frage wirft BEHRENDT noch auf: Handelt es sich bei einem elektrischen Unfall vielleicht um ein inneres Trauma, das einem psychologischen Trauma gleichzustellen ist? Auch diese Frage verneint er und weist darauf hin, daß gerade bei seinem Kranken, der ständig gewohnt war, unter Spannungen zu arbeiten, bei denen lebensgefährliche Störme auftreten konnten, eine gewisse Strombereitschaft vorgelegen hat; somit habe der elektrische Schlag kaum ein wesentliches psychisches Trauma auslösen können.

Er führt noch einen zweiten Fall an, der von einer Berufsgenossenschaft bis zum Reichsversicherungsamt durchgefochten wurde, bei dem ebenfalls der ursächliche Zusammenhang zwischen der Lungentuberkulose und dem Trauma abgelehnt wurde. Es handelt sich dabei um einen bis zum Unfalltag gesunden 21jährigen Arbeiter, der einen elektrischen Schlag von angeblich 380 V erlitt und etwa 4 Sekunden durchströmt wurde. Direkt nach dem Unfall sei Blutspucken aufgetreten und die Erkrankung habe in relativ kurzer Zeit, in 1½ Jahren, zum Tode geführt. Ich halte es für notwendig, gerade in diesem Zusammenhang das von BEHRENDT angeführte Urteil des Reichsversicherungsamtes kurz zu skizzieren:

„Darin, daß der Verletzte, als er infolge Berührens einer elektrisch betriebenen Maschine etwa 4 Sek. den Einwirkungen des elektrischen Stromes ausgesetzt war, bereits an einer Lungentuberkulose litt, auch wenn ihm dies selbst nicht bekannt war, stimmen sämtliche im Laufe des Verfahrens gehörten ärztlichen Sachverständigen überein. Die meisten von ihnen nehmen auch an, daß infolge dieser Erkrankung jederzeit, auch ohne äußeren Anlaß, durch Zerreißen eines erkrankten Blutgefäßes eine Lungenblutung auftreten konnte. Bei dieser Sachlage, und da nach Ermittlungen des RVA. Fälle, in denen ein durch den Körper gehender elektrischer Strom ein solches Zerreißen verursacht hat, der Literatur und der Statistik so gut wie unbekannt sind, ist der Senat dem im Ergebnis übereinstimmenden wissenschaftlich begründeten Gutachten unbedenklich gefolgt, wonach im vorliegenden Fall das noch am Unfalltag aufgetretene Lungenbluten des Verletzten nicht auf die Einwirkung des elektrischen Stromes zurückzuführen, sondern im natürlichen Fortschreiten des bereits bestehenden Lungenleidens, ohne wesentlich ursächliche Mitwirkung des elektrischen Schlages, entstanden ist.“

Ich selbst habe unter meinem großen Unfallmaterial nur vier Erkrankungsfälle an Lungentuberkulose gehabt, bei welchen ein elektrisches Trauma ursächlich bzw. verschlimmernd in Betracht gezogen wurde:

Fall 1, V c. Johannes U., Unfalltag 30. 9. 1928, geb. 3. 5. 1888. Unfallhergang: Bei Untersuchung eines Ölschalters, bei dem versehentlich die Trennmesser nicht angezogen waren, stützte er sich mit der linken Hand gegen die feuchte Wand des Transformatorenhauses, während er mit der rechten Hand das äußere Relais nachsah. Hierbei ist er offenbar an spannungführende Teile gekommen (2 × 10 kV). Verbrennungen am rechten Ellenbogen und beiden Handflächen. Im Dezember 1928 nach Abheilen der Brandwunden Blutspucken. Brandwunden an beiden Händen heilen völlig reizlos und schmerzfrei aus, keine Bewegungseinschränkung des rechten Ellenbogens bzw. der Hand. Jetzt wird eine Lungentuberkulose festgestellt. Röntgenologisch Infiltration des linken Unterlappens, diffuse Verschattung des linken Mittelfeldes, geringe Verschattung rechts. Klinische Diagnose: Nodös cirrhotische Tuberkulose, Pulmonalis duplex, Auswurf positiv. Die Lungenheilstätte, in die U. im März 1929 eingewiesen wird, beurteilt das Krankheitsbild folgendermaßen: U. leidet an einer beiderseitigen offenen aktiven, überwiegend produktiven, im Fortschreiten begriffenen Lungentuberkulose mit Kaverne im linken Oberfeld. Es wird ein Unfallzusammenhang, aber auch eine Verschlimmerung der Lungentuberkulose durch den Unfall als mobilisierendes Trauma abgelehnt. Bei diesem Unfall ist es nun zu sehr interessanten Diskussionen gekommen. Sämtliche Kliniker, insbesondere die der Heilstätten, lehnen einen Unfallzusammenhang, aber auch eine Verschlimmerung der Erkrankung ab mit der Begründung, daß die Erkrankung „Cirrhotische Lungentuberkulose" mit Sicherheit längere Zeit vor dem Unfall bereits vorhanden gewesen ist. Ein Gerichtsmediziner allein erkennt den Unfallzusammenhang an, mit der Begründung, daß bei dem elektrischen Unfall „frische anatomische Verletzungen" durch den Strom „höchstwahrscheinlich" vorhanden waren. Zu erwähnen ist noch, daß der bekannte Pathologe Schridde den gleichen Standpunkt wie der Kliniker annimmt, indem er einen Zusammenhang des elektrischen Unfalles mit der vorwiegend cirrhotischen Lungentuberkulose mit Sicherheit ablehnt, ebenso auch eine Verschlechterung des Leidens, da unmittelbar nach dem Unfall Lungenblutungen oder andere alarmierende Symptome der Tuberkulose nicht aufgetreten sind. Dem Gutachten des Gerichtsmediziners ist das RVA gefolgt.

Fall 5, V c. Werner B., Unfalltag 18. 11. 1927, Alter 25 Jahre (Obduktionsprotokoll 96). Spannung wahrscheinlich 220 V; akut elektrischer Herztod. Als Nebenbefund an den Lungen eine doppelseitige cirrhotische inaktive Lungentuberkulose mit alten, ziemlich umfangreichen Verwachsungen festgestellt.

Fall 2, V c. Alfred R., Unfalltag 9. 12. 1924. 21jähriger Mann erleidet an einer Schweißmaschine einen elektrischen Schlag von 280/380 V Wechselstrom, Durchströmung etwa 4 Sek., keine Bewußtlosigkeit. R. befreite sich selbst; am Tage des Unfalls Auftreten von Blutspucken. Es wird eine doppelseitige produktive Lungentuberkulose mit Kavernenbildung festgestellt, die in 1½ Jahren zum Tode führt. Unfallzusammenhang wird abgelehnt.

Fall 3, V c. Fritz K., Unfalltag 17. 10. 1923, 20 Jahre alt. K. erhielt bei Reparatur der elektrischen Lichtleitung (220 V Wechselstrom) einen elektrischen Schlag. K. blieb angeblich einige Minuten hängen, Stromweg von Arm zu Arm, dann bewußtlos. Nach 14 Tagen wieder arbeitsfähig. Allmählich habe sich eine Verschlechterung des Allgemeinzustandes mit Unsicherheit in beiden Beinen und Beschwerden, wie Stiche in den Lungen, Schwitzen, Husten und Auswurf, eingestellt. Deshalb 1928 Aufnahme in Heilstätte; röntgenologisch außer Veränderungen der rechten Lunge, auch solche in linker Lunge bis Clavicula: diffus fleckig. Wird als gebessert aus der Heilstätte entlassen. Die Unfallmeldung erfolgt erst im Oktober 1933, zusammen mit Rentenansprüchen. Unfallzusammenhang wird abgelehnt.

Fall 4, V c. Willi K., Unfall Mitte Dezember 1924, 23 Jahre alt. Angeblich elektrischen Schlag beim Auswechseln einer elektrischen Glühlampe (220 V Wechselstrom) erhalten, bis 1924 angeblich immer gesund. Anfang Dezember Gewichts-

abnahme, Appetitlosigkeit, Nachtschweiß, Husten, Auswurf. März 1925 rechtsseitige Lungentuberkulose mit Kavernenbildung, stirbt April 1926. Obduktion:
Produktiv-exsudative, käsige Pneumonie rechter Lungenlappen, keine sonstige
produktive Tuberkulose. Rechter Oberlappen mit Kavernenbildung. Unfallzusammenhang wird abgelehnt.

Außer den kurz skizzierten vier Erkrankungsfällen haben wir bei
einem Erkrankungsfall einer funktionellen Angina pectoris electrica eine
alte inaktive abgeheilte Tuberkulose im Durchleuchtungsbild als Nebenbefund festgestellt, die weder klinische Erscheinungen hervorgerufen
noch zu Rentenansprüchen geführt hatte; in einem tödlichen elektrischen
Unfall (Obduktion Nr. 96, Fall 5) wird unabhängig vom elektrischen
Trauma eine abgeheilte inaktive Lungentuberkulose mit einem etwa
linsengroßen kalkinkrustierten Herd beobachtet; diese beiden Fälle
mögen nur die bekannte Tatsache unterstreichen, daß oftmals gerade
eine Lungentuberkulose ohne klinische Erscheinungen von dem betreffenden Patienten überstanden wird.

Es ist hier nicht der Ort, auf das Wesen der Lungentuberkulose näher
einzugehen. Wir wissen, daß gerade der Beginn, aber auch schon fort-
geschrittene Formen dieser Erkrankung oft nur zufällig, bei Reihen-
durchleuchtungen oder Schirmbildreihenuntersuchungen entdeckt werden, ohne daß sie dem Träger irgendwelche Beschwerden verursacht
hätten; wir wissen, daß bei kaum einer anderen Krankheit die Re-
aktionsbereitschaft, die ererbte Disposition, das jeweilige Milieu, die
allergische Reaktion des Organismus (ICKERT) und andere Faktoren
den Verlauf dieser Erkrankung bestimmen. Wir wissen, daß sie eine
relativ häufige und weitverbreitete Infektionserkrankung ist; wenn
elektrische Einwirkungen dabei eine Rolle spielen sollten, wäre vermutlich ein Zusammenhang viel öfter beobachtet worden. Wir dürfen
uns bei der Beurteilung dieser Erkrankung nicht von irgendwelchen
Gefühlsmomenten oder von dem Mitgefühl mit den Erkrankten leiten
lassen, sondern müssen den medizinischen Tatsachenbestand objektiv
und exakt nachprüfen und der wissenschaftlich begründeten Wahrheit
die Ehre geben. Es ist in jedem Kulturstaat gerade für diese Gruppe
von Erkrankten in jeder Beziehung, sowohl hinsichtlich der Behandlung
und Fürsorge für den Patienten selbst, wie hinsichtlich der Versorgung
und Betreuung seiner Familie, hinreichend gesorgt.

Es darf nicht dahin kommen, daß wir aus sozialen Gründen die
wissenschaftliche Klärung des elektrischen Unfalles umbiegen oder ab-
biegen, wenn zufällig eine Lungenblutung in einem gewissen scheinbar
zeitlichen Zusammenhang mit dem elektrischen Unfall auftritt, wozu
die Versuchung nahe liegt. Gerade die Lungenblutung, anatomisch gesehen: ein Übergreifen des produktiv sich entwickelnden und ausbrei-
tenden Tuberkuloseprozesses auf ein Lungengefäß, ist ein sehr häufiges
Ereignis, welches oft erst zur Aufdeckung der Erkrankung führt und
hierdurch Schlüsse auf den weiteren schicksalsmäßigen Verlauf erlaubt.
Das Argument, das wir oft in den oben angeführten Beispielen finden
und das oft durch die Aussage eines Arztes (Sprechstunde) gedeckt
wird: vor dem Unfall habe die Erkrankung keine Beschwerden oder

klinische Erscheinungen hervorgerufen, ja sie sei nicht einmal festgestellt worden, ist nicht stichhaltig. Als Voraussetzung für die Anerkennung einer Lungentuberkulose als elektrische Unfallfolge muß gefordert werden, daß röntgenologische Befunde unmittelbar vor dem Unfall vorgelegen haben, die keinen Anhaltspunkt für eine beginnende Lungentuberkulose erkennen ließen.

Wie ist nun zu erklären, daß es überhaupt zu einer ärztlichen Anerkennung dieser Erkrankung nach einem elektrischen Trauma kommen kann? Da stützen sich die Gutachter auf die im anatomischen Teil von den verschiedensten Autoren beschriebenen perivaskularen Blutaustritte bei tödlichen Unfällen (Lungenhaemorrhagien nach JELLINEK) und auf die von JELLINEK beschriebenen Zerreißungen bzw. Verletzungen der Alveolen (traumatisches Lungenemphysem nach JELLINEK). In diesen angeblichen Lungenverletzungen soll sich eine Tuberkulose entwickeln können.

Ich bin bereits im anatomischen Teil auf diesen Punkt näher eingegangen, zumal mir außer meinen eigenen Obduktionsfällen elektrischer Todesfälle auch die Sammlung ALVENSLEBEN, insgesamt 227 Obduktionsfälle, zur Verfügung stand. Irgendwelche Zerreißungen oder gar größere Blutungen sind in keinem einzigen Obduktionsfalle erwähnt, also nicht einmal bei dem stärksten Ausdruck des Elektrokrampfes, dem elektrischen Tod; wohl sind öfters kleine perivaskulare Blutaustritte, unter anderem auch in den Lungen, beschrieben worden, die durch die bei jeder elektrischen Einwirkung auftretende Blutdruckerhöhung bedingt sind. Diese Blutdrucksteigerung ist nicht etwa der Ausdruck eines durch den elektrischen Strom veranlaßten Gefäßspasmus, sondern sie ist die Folge des sehr erheblichen Krampfzustandes der gesamten quergestreiften Muskulatur, veranlaßt durch die tödliche Stromeinwirkung.

An Hand eines Versuches sei diese Beobachtung bewiesen (Abb. 17): Während einer elektrischen Einwirkung, schon bei etwa 10 mA beginnend, entsteht ein Blutdruckanstieg mit rhythmischer Herztätigkeit, die Atmung ist durch einen Krampfzustand der Atmungsmuskulatur bis zum völligen Stillstand gelähmt, um gleich nach Stromöffnung wieder zu beginnen, kompensatorisch ist sie sodann beschleunigt und vertieft. Lähme ich nun die quergestreifte Muskulatur durch Curare — bei diesem Versuch ist eine Registrierung der Atmung nicht möglich, da künstliche Beatmung erforderlich ist —, so tritt nicht die geringste Blutdrucksteigerung ein, ein Beweis, daß bei elektrischen Reizen die Blutdrucksteigerung durch den Muskelkrampf und nicht durch Gefäßkrämpfe bedingt ist. Bei höheren Stromstärken über etwa 25 mA werden auch Störungen der Herztätigkeit beobachtet (vgl. Kap. V b, 1, S. 27).

Auch bei der Analyse der funktionellen und organischen Angina pectoris electrica habe ich bereits darzulegen versucht, daß es durch den elektrischen Reiz nicht zu Spasmen der Coronararterien kommt, sondern daß es durch das Zusammenspiel von Atmungsstillstand und Blutdrucksteigerung zu einer Störung des Sauerstoff-Kohlensäure-Gleichgewichts im Blut kommt, die dann ihrerseits zu einer akuten ungenügenden Blutversorgung des Herzens und damit zu dem Symptomenkomplex der hypoxaemischen Coronarinsuffizienz führt. So müssen wir auch für die Erklärung der perivaskularen Blutaustritte das Moment der Gefäßkrämpfe fallen lassen und sie auf die oben beschriebene Blutdrucksteigerung zurückführen, die maximal nur bei tödlichen Elektrisierungen entsteht. Ich habe nachweisen können, daß bei Elektrisierungen ohne nachfolgenden momentanen Tod keine perivaskularen Blutaustritte entstehen (auch nicht im Stromstärkebereich III bzw. IV bei kurzfristigsten Einwirkungen).

Wenn es also schon unwahrscheinlich ist, daß es nach elektrischen Unfällen, die nicht tödlich verlaufen, zu perivaskularen Blutaustritten kommt, so ist es ebenso unwahrscheinlich, daß es nach derartigen Unfällen zu Zerreißungen des Lungengewebes kommt, die von JELLINEK auf übermäßig forcierte Wiederbelebungsversuche zurückgeführt werden. Auch gibt JELLINEK keine genauen Zahlenangaben, wie oft er denn nun im Vergleich zu einer Gesamtobduktionszahl Lungenzerreißungen beobachtet hat. Wie schon erwähnt, habe ich sie weder selbst beobachtet, noch in einem Protokoll der ALVENSLEBENschen Sammlung beschrieben gefunden.

Wie schon zuvor bemerkt wurde, müssen wir bei der Lösung dieser Frage die Erfahrungen der Kriege heranziehen (zit. nach STERN), nach denen eine Lungentuberkulose als Folge von Stich- und Schußverletzungen außerordentlich selten ist; das heißt also: es ist sehr unwahrscheinlich, daß sich auf dem Boden einer so seltenen durch einen elektrischen Krampf hervorgerufenen Lungenverletzung, wenn man eine solche voraussetzen würde, eine Lungentuberkulose entwickelt. Praktisch bedeutet diese Tatsache, daß die Entwicklung einer Lungentuberkulose als Folge eines elektrischen Unfalles nahezu ausgeschlossen ist.

Auch LOCHTKEMPER ist der Ansicht, daß ein mechanisches Trauma immer nur ausnahmsweise die Ursache einer Lungentuberkulose ist; er weist darauf hin, daß die meisten Unfälle bei Tuberkulose ohne neue Herdentzündungen und ohne Verschlimmerung der alten Tuberkulose verlaufen.

Auffallend ist, daß bei den mir vorliegenden Fällen die Gutachter, die sich für einen Zusammenhang der Tuberkuloseerkrankung mit dem elektrischen Unfall ausgesprochen haben, gar nicht auf den bei jeder Tuberkulose so außerordentlich wichtigen Zeitfaktor eingegangen sind. Es ist naturgemäß sehr schwierig, exakt das Alter einer Tuberkulose festzustellen. Wir wissen aber, daß für die Bildung cirrhotischer oder strangartiger Prozesse oft Jahre notwendig sind. Wenn man nun nach einem elektrischen Unfall rein zufällig sofort oder etwa 2 bis 4 Monate später (Fall 1, 2 und 4) eine produktive cirrhotische einseitige, ja sogar doppelseitige Lungentuberkulose feststellt, so kann man diese unmöglich als Unfallfolge ansprechen, zumal die Röntgenbilder, die wir nun einmal als Kronzeugen fordern, eine klare und unwiderlegbare Sprache sprechen.

Wir haben also gesehen, daß ein elektrisches Trauma als Ursache für die Entstehung einer Lungentuberkulose nicht angenommen werden darf; ebenso könnten wir auch die beiden oben aufgestellten Fragen dahin beantworten, daß durch das elektrische Trauma weder eine ruhende inaktive Lungentuberkulose mobilisiert noch eine bestehende verschlechtert werden kann. Hierin stimmen immer wieder, abgesehen von JELLINEK, die Gutachter in den vorliegenden Fällen überein. Die

Begründung hierfür entnehmen wir einerseits den uns jetzt zur Verfügung stehenden anatomischen Untersuchungsergebnissen, andererseits den Erfahrungen aus der Klinik der Lungentuberkulose. Wenn überhaupt eine Verschlimmerung anerkannt werden soll, so muß sie sich nach spätestens 2 bis 3 Wochen einstellen (Reichmann, Zollinger, Lochtkemper), was in unseren Fällen nicht beobachtet werden konnte. Lochtkemper steht ferner auf dem Standpunkt — und dem ist absolut beizustimmen —, daß eine seelische Erschütterung das Aufflackern eines alten tuberkulösen Herdes kaum bewirken kann.

Noch besonders erwähnenswert ist der Fall 2, bei dem am Tage des Unfalles eine Lungenblutung aufgetreten ist. Vor weiteren Erörterungen sei bemerkt, daß alle Gutachter übereinstimmend die Lungenblutung als Unfallfolge abgelehnt haben mit der Begründung, sie sei zufällig zeitlich mit dem Unfall zusammengefallen, vor allem habe die Lungenblutung den Verlauf der Lungentuberkulose nicht beeinflußt. Die Unfallmeldung besagte jedoch folgendes: Bei der Reparatur einer elektrischen Schweißmaschine erhielt K. einen ungefähr 4 Sekunden dauernden elektrischen Schlag; gleich darauf mußte er Blut spucken, und nach 10 Minuten setzte ein Blutsturz ein.

Wenn wir uns das physiologische Geschehen während der 4 Sekunden dauernden Durchströmung vor Augen führen, so hat auch bei unserem Verunglückten eine vorübergehende Blutdrucksteigerung (Stromweg wahrscheinlich rechte — linke Hand — Erde) vorgelegen, die wohl ein bereits von tuberkulösem Granulationsgewebe ergriffenes Gefäß zum Bluten gebracht haben kann, zumal in diesem Falle das Blutspucken unmittelbar nach dem Unfall aufgetreten ist. Ob jedoch die Blutung eine Verschlechterung des Krankheitszustandes eines Verunglückten bedingt hat, hängt von der Schwere der Blutung ab. Eine Entscheidung ist naturgemäß von Fall zu Fall zu treffen. Wir dürfen also auf Grund der uns bekannten und durch zahlreiche Tierversuche erwiesenen physiologischen Erkenntnisse eine sofort im Anschluß an einen elektrischen Unfall auftretende Lungenblutung als Folge elektrischer Reizwirkung bei einer bestehenden Lungentuberkulose anerkennen; Lungenblutungen aber, die erst Stunden oder gar Tage nach dem Unfall bei einer bestehenden Lungentuberkulose sich einstellen, sind nicht Folge der Elektrisierung.

Völlig abzulehnen sind jene Rentenansprüche (Fall 3 Vc), bei denen erst Jahre nach der Feststellung einer Lungentuberkulose die Unfallmeldung erfolgt, da objektive Feststellungen über den Unfall fehlen; gerade elektrische Unfälle, oft nur unwesentliche, angeblich nicht kontrollierbare Schläge, werden gern noch nachträglich von den Verunglückten selbst oder deren Angehörigen als Ursache für die Entwicklung irgendeines Krankheitsprozesses herangezogen; es ist darum Reichmann zuzustimmen, wenn er fordert, daß alle nachträglich gemeldeten Unfälle bei der Erörterung einer Verschlimmerung der Lungentuberkulose nicht in Betracht kommen.

So haben wir gesehen, daß nach elektrischen Unfällen des öfteren Erkrankungen von Lungentuberkulose auf das Unfallereignis zurückgeführt worden sind. Nach den bisher bekannten anatomischen und physiologischen Untersuchungen ist es unwahrscheinlich, daß ein elektrischer Unfall als Ursache dieser Erkrankung angesehen werden kann; auch eine Verschlechterung durch ein elektrisches Trauma ist, vielleicht abgesehen von ganz besonders gelagerten Fällen, bei denen schwerste Verbrennungen eine schwere allgemeine körperliche Schädigung hervorgerufen haben, abzulehnen. Eine Lungenblutung kann aber bei einer bestehenden Lungentuberkulose, wenn sie direkt im Anschluß an den Unfall auftritt, durch den während der Elektrisierung auftretenden Blutdruckanstieg ausgelöst werden. Auf die Fragestellung, ob ein elektrisches Trauma eine so schwere psychische Reaktion auslöst, daß eine inaktive Lungentuberkulose aktiviert werden bzw. unmittelbar zu einer haematogenen Aussaat führen kann, wird von mir noch im Kapitel VI, c, besprochen.

Auch JENNY, dem das große Krankengut der Schweizerischen Unfallversicherungsanstalt zur Verfügung steht, stimmt in allen neuzeitlichen Punkten mit uns überein: Da elektrische Unfälle nie zu Zerreißungen von Lungengewebe führen, sondern höchstens gelegentlich einmal kleine perivaskulare Blutaustritte zur Folge haben, ist die Möglichkeit einer Verschlimmerung einer Lungentuberkulose gering, aber auch nicht ganz ausgeschlossen. Die Zeichen einer einwandfreien Verschlimmerung — deutlicher Knick in der Kurve des Krankheitsablaufs — müssen unmittelbar nach dem Unfall oder nach OEHLECKER spätestens 2 bis 3 Wochen nachher in Erscheinung treten. Kompliziert liegt der Sachverhalt, wenn die Frage der Aktivierung oder Verschlimmerung einer Lungentuberkulose durch die bei schweren elektrischen Verbrennungen frei werdenden Eiweißzerfallsgifte erörtert werden muß. Solche Möglichkeiten mögen in einzelnen Fällen bestehen und können nach ZINCK nicht immer verneint werden. Auch hier müssen einwandfreie Zeichen der Verschlimmerung innerhalb weniger Wochen in Erscheinung treten.

Nicht selten werden Beschwerden älterer Menschen, bei denen klinisch neben einer allgemeinen Arteriosklerose ein Lungenemphysem besteht, in ursächlichem Zusammenhang mit einem elektrischen Trauma gebracht. Das Charakteristische der Krankheitsfälle, die wir beobachteten (4 Fälle), ist übereinstimmend: ernste, schwere, elektrische Traumen mit Strommarken oder Verbrennungen haben nicht vorgelegen, sondern nur sogenannte „Wischer", also kurzfristigste elektrische Schläge, bei denen die Stromstärke nur einige Milliampere betrug.

Fall 302. Karl K., elektrischer Unfall: 1. 10. 1949; beim Punktschweißen elektrischer Schlag; Unfallgeschehen: Stromstärkebereich I. Klinisch wie röntgenologisch: hochgradiges Lungenemphysem.

Fall 301. Fritz L., elektrischer Unfall: 17. 7. 1951; beim Einstecken in eine Steckdose elektrischer Schlag; sehr hohe Übergangswiderstände, trockene Schuhe, trockener Fußboden; Unfallgeschehen: Stromstärkebereich I. Klinisch wie röntgenologisch: hochgradiges Lungenemphysem.

Im einzelnen diese Krankheitsfälle zu analysieren, erübrigt sich. Ich brauche nur auf die notwendigen technischen Unfalluntersuchungen zu verweisen. Es ist eben bei diesen vermeintlichen Traumen nicht zu einer ernsteren elektrischen Einwirkung, wie im Stromstärkebereich II oder III, gekommen, sondern wir sehen belanglose Wischer des täglichen Lebens, wie sie recht häufig vorkommen und zum Teil bewußt, zum Teil unbewußt überbewertet werden; insbesondere sind die ausgesprochenen „Rentensüchtigen" leicht geneigt, ihre Beschwerden, die auf einer schicksalsmäßigen Erkrankung beruhen, auf eine äußere Ursache zurückzuführen, um mit Hilfe des Traumas ihre soziale Lage zu verbessern. Schon oben, als wir die vermeintlich elektrisch ausgelösten Herzerkrankungen bei älteren Menschen besprachen, wies ich darauf hin, daß wir in unserem großen Krankengut nicht einen einzigen Fall von Vorhofflimmern und -flattern oder eine intraventrikulare Leitungsstörung oder eine Coronarinsuffizienz bei älteren Menschen gesehen haben, die elektrotraumatisch bedingt gewesen ist. So sind auch irgendwelche objektiven Herzbefunde bei diesen Krankheitsfällen, bei denen ein Lungenemphysem vorhanden war, nicht nachgewiesen worden. Die subjektiven, mit dem Lungenemphysem zusammenhängenden Beschwerden sind nicht unfallbedingt, sondern unfallunabhängig entstanden.

Noch ein Krankheitsfall sei erwähnt, der den Vorgutachtern besondere Schwierigkeit bereitete, der jedoch bei exakter Unfallanalyse und klinischer Untersuchung eindeutig hätte geklärt werden können, wieder ein Unfall, bei dem ganz sicher nur ein ganz kurzer „Wischer" ohne Strommarken, wenn überhaupt ein Unfall angenommen wird, vorlag:

Fall 304. Alwin H., Alter: 49 Jahre. Elektrischer Unfall: 16. 3. 1949. Beim Auswechseln einer Sicherung an einer Lichtverteilungstafel *vermutlich* elektrischer Schlag: 220 V; Stromweg: Beide Hände — Füße — Erde; keine Strommarken. Sehr hoher Übergangswiderstand. Der Unfall ist nicht sicher bestätigt, doch nachträglich konstruiert worden. H. ist am Arbeitsplatz vor der Lichtverteilungstafel *bewußtlos* zusammengebrochen. Vorgeschichte: Magenresektion, Lungenemphysem, chronische Bronchitis und Bronchiektasen. Etwa acht Tage nach dem vermeintlichen Trauma wird H. mit Bewußtseinsstörungen ins Krankenhaus eingeliefert. Röntgenologisch: Infiltrat im rechten Unterlappen, das als ein bronchopneumonisches Infiltrat bei Bronchiektasen gedeutet wurde. Etwa zwei Monate nach dem vermeintlichen Trauma nach nochmaliger Krankenhauseinweisung wegen erneuter Bewußtseinsstörungen stirbt Patient. Obduktion ergibt ein Carcinom des rechten Unterlappenhauptbronchus mit zwingenförmiger Ummauerung und Metastasen im rechten Sinus piriformis des Kehlkopfes. Ungewöhnlich feuchte Hirnschwellung mit deutlicher Vergrößerung ausschließlich der linken Hemisphäre; daumengroße Hirnmetastase in der linken Hemisphäre.

Eine schicksalsmäßige, heute so häufige Erkrankung, die zu Bewußtseinsstörungen am Arbeitsplatz geführt hat, ein Lungenneoplasma mit Metastasen im Gehirn, wird irrtümlich zu Lebzeiten des Patienten auf ein vermeintliches elektrisches Trauma zurückgeführt, das sich wahrscheinlich nicht ereignet hat, das zunächst jedoch vermutet und zur Deutung der nicht erkannten zentralen Insulte herangezogen wird. Selbst wenn die Klärung der Diagnose nicht so schnell hätte möglich sein können, so müßte eine „zentrale Erkrankung" abgelehnt werden, weil eine Hirnschädigung bei dem vorliegenden Stromweg und der sicher sehr niedrigen Stromstärke, wenn man überhaupt ein elektrisches Trauma annehmen würde, unmöglich ist (s. Kap. VI).

Anhang.

Es ist noch ganz interessant, einen Fall zu erörtern, der ebenfalls zu erheblichen gutachtlichen Meinungsverschiedenheiten geführt hat und bei dem sich ein Lungenabsceß im Anschluß an eine elektrische *Verbrennung* entwickelt hat, ähnlich dem von DR. MARX, Pottrop, auf dem diesjährigen Unfallkongreß behandelten Krankheitsfall:

Fall 6, Vc. Unfall Franz K., Unfalltag 11. 4. 1935. Alter: 58 Jahre. Unfallhergang: Elektrischer Schlag an schadhafter elektrischer Handlampe; Spannung 220 V. Stromeinwirkung angeblich 15 Minuten. Keine Bewußtlosigkeit. Verbrennung 3. Grades am Daumen, 2. und 1. Grades an den anderen Gliedern der übrigen vier Finger. Typische Beschreibung des elektrischen Unfallgeschehens, ebenfalls des Krampfzustandes der Atemmuskulatur. Eiterung der Weichteilnekrosen am linken Daumen, so daß er in die chirurgische Klinik in O. eingewiesen werden mußte. Bei der Entlassung aus der Klinik am 27. 7. 1935 vollständige Abheilung des linken Daumens, Narben noch druckempfindlich. Am 27. 8. 1935 bei einer ärztlichen Nachuntersuchung noch sehr erhebliche Schmerzen im Daumen, Angabe des Patienten dem Arzt gegenüber: „Es tobe in dem Finger." Im Oktober 1935 gibt er an, daß er immer noch nicht arbeiten könne, weil er sich schwach und kraftlos fühle; Beschwerden, die immerhin schon etwa vier Wochen lang an Intensität zunehmen. Ein pathologischer Befund wird bei der Untersuchung nicht erhoben. Es wird aber in den Gutachten darauf hingewiesen, daß eine Gewichtsabnahme und allgemeine Beschwerden, wie Kopfschmerzen, Durchfälle u. a., bei K. bestanden hätten. Eine internistische Lungenuntersuchung ist nicht vorgenommen worden. Er wird nun im Januar 1936 in schwer krankem, fast hoffnungslosem Zustand in die Klinik in O. eingewiesen und einer Operation unterzogen. In der Krankengeschichte wird bereits vermerkt, daß er im Oktober 1935 Husten gehabt hätte, der allmählich zu Auswurf geführt und einen stinkenden Geruch angenommen habe.

Lungenabscesse können auftreten auf dem Boden einer grippalen Bronchopneumonie oder in den abgestorbenen Geweben eines Infarktes, was beides für unseren Fall nicht zutrifft; sie können aber auch entstehen nach Operationen, besonders der Mandeln und der Schilddrüse, nach Entfernung abdominaler Organe, wie Uterus und Adnexe, nach Operationen und Eiterungen an den Extremitäten; CHIPIMANN hat bei 12 000 Operationen in 1,5% der Fälle Lungenabscesse beobachtet, MORO bei 3000 Operationen sogar etwas über 6%.

Es ist die Frage zu entscheiden: Hat die elektrische Verletzung des Daumens irgend etwas mit dem 6 Monate nach dem Unfall beginnenden Lungenabsceß zu tun? Kann diese Verletzung, deren Heilung mehrere Monate in Anspruch genommen hat, irgendeinen Zusammenhang zu dem Lungenabsceß haben?

Die elektrische Verletzung ist zweifellos mischinfiziert gewesen, d. h. in die elektrische Wunde sind eitererregende Bakterien gelangt, die die Entzündung von nahezu $3\frac{1}{2}$ Monaten unterhalten hatten; eine ambulante Behandlung hatte zu keinem Erfolg geführt, deshalb mußte K. in ein chirurgisches Krankenhaus eingeliefert werden. Der Intervall zwischen dem Auftreten der ersten Erscheinungen des Lungenabscesses und dem Abklingen der Eiterung beträgt etwa 2 Monate, vielleicht ist er sogar noch kürzer, wenn man die Angaben des Patienten zugrundelegt.

JELLINEK vertritt die Auffassung, daß elektrische Wunden keine Neigung zu Mischinfektionen haben und daß sie in der Regel steril seien. Diese Auffassung habe ich bereits 1933 in Virchows Archiv widerlegt

und an Hand von zahlreichen experimentellen Untersuchungen nachweisen können, daß ausgedehnte Eiterungen mit schweren Mischinfektionen auch nach elektrischen Verbrennungen entstehen können.

Irgendwelche anderen Ursachen für die Entstehung des Lungen-
abszesses sind auf Grund der Vorgeschichte und der Akten nicht festzustellen. Vom 11. 4. 1935 bis Oktober 1935 hat K. keine Erkrankungen
durchgemacht, die zu einem Lungenabsceß hätten führen können, wie
Lungenentzündungen, Operationen eitriger Mandeln usw. Deshalb können wir als Ätiologie für diesen Lungenabsceß die Eiterung an den
Fingern ansehen, und zwar in dem Sinne, daß sie als Eitermasse sich
langsam in der Lunge entwickelt und ausgebreitet hat.

Auch JENNY vertritt unseren Standpunkt: Da elektrische Verbrennungsverletzungen wie alle anderen Brandwunden stets mischinfiziert
sind und infolgedessen durch teils recht schwere entzündliche Prozesse
kompliziert sein können, ist auch die Möglichkeit der Entstehung eines
metastatischen Lungenabscesses nicht ausgeschlossen. Daß bei der Begutachtung derartiger Fälle alle anderen möglichen ursächlichen Faktoren
an Hand der Vorgeschichte und des klinischen Befundes vorsichtig
eliminiert werden müssen, ist selbstverständlich.

d) Magenerkrankungen.

Wie schon in der Einleitung erwähnt, gibt es kaum ein inneres Leiden,
das nicht schon einmal mit dem elektrischen Unfall in ursächlichen Zusammenhang gebracht worden wäre. Auch das Magen- und Zwölffingerdarmgeschwür macht keine Ausnahme. Wenn wir in der Literatur
der Frage nachgehen, ob die Entstehung eines Ulcus ventriculi durch
ein einmaliges elektrisches Trauma möglich ist oder nicht, so finden wir
hier weit auseinandergehende Ansichten. Ohne im einzelnen dazu Stellung zu nehmen, machen wir uns die Auffassung VELDES zu eigen, der
vor einer allzu leichten Anerkennung solcher Zusammenhänge warnt.
Hat doch auch SIEBECK in dem schon mehrmals von mir erwähnten
Vortrag das Beispiel des Ulcuskranken seiner Betrachtung vorangestellt,
um zu zeigen, daß gerade bei diesen Kranken die Disposition zum Ulcus
ganz besonders beachtet werden muß, die in der Regel schon vor der
äußeren Ursache an den verschiedensten Symptomen bei genauer Erforschung der Anamnese zu erkennen ist. Auch A. W. FISCHER meint,
die tägliche Erfahrung lehre, daß Unfalleinflüsse bei der Entstehung des
Magengeschwürs keine wesentliche Rolle spielen.

Führen wir uns kurz die Genese des Ulcus vor Augen, so begegnen
uns im wesentlichen drei Theorien, die sich mit der Entwicklung des
Ulcus auseinandersetzen: die Gefäßtheorie, von VIRCHOW begründet
und von v. BERGMANN und RÖSSLE als neurogen-spasmogene Theorie
weiterentwickelt, die „mechanische" Theorie, von ASCHOFF und seinen
Schülern vertreten, und die gastritische Theorie, als deren Begründer
KONJETZNY anzusehen ist. Es ist hier nicht der Ort, über die einzelnen
Theorien zu diskutieren; es ist auch verständlich, daß die beiden letztgenannten Theorien bei der Erörterung der elektrischen Genese von den

Gutachtern nicht herangezogen worden sind, sondern einzig und allein die neurogen-spastische Theorie. Es ist so bequem und leicht, alles, was mit Elektrizität zusammenhängt, mit Gefäßkrämpfen zu erklären; kaum ein Gutachter macht sich aber die Mühe, das bisher bekannte physiologische Geschehen während und vor allem *nach* der elektrischen Durchströmung sich vor Augen zu führen. Betrachten wir den Tierversuch oder auch die zahlreichen elektrischen Unfälle des täglichen Lebens, die ohne Bewußtlosigkeit einhergehen, so wissen wir, daß bei Stromschluß, in Abhängigkeit von der Stromstärke, ein Krampfzustand der quergestreiften Muskulatur eintritt, durch welchen eine Blutdrucksteigerung bedingt ist; parallel mit der Blutdrucksteigerung geht eine Steigerung des Bauch- und Brusthöhlendruckes, aber auch des Liquordruckes einher; sofort bei Stromöffnung, also nach Aufhören des elektrischen Reizes, ist der Krampfzustand der Muskulatur beendet, die Blut-, Liquor-, Bauch- und Brusthöhlendrucke sind wieder regelrecht (vgl. S. 30).

Kommt nun diese Blutdrucksteigerung durch einen Gefäßreiz zustande, und in welchem Maße sind die Gefäße an dem Krampfzustand beteiligt? Wir haben festgestellt, daß nach Curaresierung eines Versuchstieres (Registrierung des Blutdruckes in der Carotis bei künstlicher Atmung mit der STARLINGschen Pumpe), also nach Lähmung der Nervenendplatten, eine Änderung der Blutdruckverhältnisse nicht eintritt, da der sonst übliche Krampfzustand der quergestreiften Muskulatur nicht ausgelöst worden ist. Hieraus können wir schließen, daß die Gefäße an dem allgemeinen Krampfzustand nicht beteiligt sind. Und wenn wir direkte Reizungen an freigelegten Gefäßen (z. B. Carotis) durchführen, so sehen wir, daß es nicht gelingt, sie durch den elektrischen Reiz in einen Krampfzustand zu versetzen oder sie zu langsamen Zusammenziehungen anzuregen. Die Untersuchungsergebnisse von LORENZ, nach denen es zu einer Verengerung der Carotisgefäße kommen soll, wenn Tiere durch elektrischen Strom getötet sind, sind keineswegs bestätigt, nach meinen bisher vorliegenden Untersuchungen auch nicht erwiesen.

Soweit wir also heute an Hand der physiologischen Untersuchungsergebnisse Schlüsse auf das physiologische Geschehen am Gefäßsystem ziehen können, müssen wir jene rein theoretischen Erwähnungen, es komme durch den elektrischen Reiz zu sogenannten „Gefäßkrämpfen", ablehnen, weil weder *während* noch *nach* der elektrischen Einwirkung im Tierversuch die direkten und indirekten Beobachtungen der Gefäße einen Anhaltspunkt für die oben erwähnte Theorie experimentell ergeben haben. Es wird Aufgabe weiterer physiologischer Untersuchungen sein, diese noch völlig unklaren und sich widersprechenden Versuchsergebnisse, auf die hier im einzelnen einzugehen nicht möglich ist, näher zu analysieren; verlangt doch auch gerade die Klinik vieler Erkrankungen eine weitere Analyse der so gern angenommenen „Gefäßkrämpfe" als Ursache verschiedenster Krankheitsbilder, besonders der Gefäße. Jedenfalls so viel müssen wir aus dem kurz Skizzierten entnehmen, daß wir bei der Zusammenhangsfrage: „Ulcus ventriculi — elektrisches Trauma" die Gefäßkrampftheorie als Ursache für das Ulcus nicht heranziehen können.

Damit hängt auch die vielfach in Gutachten gefundene Behauptung zusammen, es käme durch einen Gefäßkrampf zu kleinsten Blutungen, aus welchen sich, etwa in den Magenwänden oder in der Schleimhaut, ein Ulcus entwickeln könnte. Ich selbst habe bei meinen umfangreichen anatomischen Untersuchungen auch Blutaustritte beobachten können, sogar um die kleinsten Gefäße der Magenschleimhaut herum; aber, worauf schon oben hingewiesen worden ist, nur beim elektrischen Tod, als dem stärksten Ausdruck des elektrophysiologischen Geschehens, bei welchem entsprechend der tödlichen Stromstärke auch der ausgiebigste Muskelkrampf mit höchstmöglichster Blutdrucksteigerung auftritt. Jedoch sind Blutaustritte im histologischen Bild der Magenschleimhaut nicht bei Tieren festzustellen, die wir geringeren Stromstärken ausgesetzt haben, die nicht tödlich wirken (unter etwa 80 mA); bei diesen fanden wir keine Blutaustritte, auch keine Spuren einer in Resorption begriffenen Blutung (Haemosiderinkristalle, Eisenfärbung), so daß bei elektrischen Unfällen, die nicht tödlich verlaufen, die Annahme, daß Blutungen auftreten, nicht aufrechterhalten werden kann. Somit können die perivaskularen kleinsten Blutaustritte nicht mehr als Ursache einer anatomisch erkennbaren Verletzung angesehen werden, aus welcher sich ein Ulcus ventriculi, eine Ulcuskrankheit, entwickeln kann.

Gerade bei diesen Erkrankungen müssen wir der Anamnese besondere Aufmerksamkeit schenken und werden dann ihre Anfänge weitgehend zurückverfolgen können. Ja, wenn wir von dem Verunglückten selbst keine ausreichenden Angaben über seine früheren Erkrankungen erhalten, ist es möglich, an Hand schriftlicher Fixierungen, z. B. der Krankenkassenakten, festzustellen, daß der betreffende Ulcuskranke wegen abdomineller Beschwerden schon des öfteren arbeitsunfähig gewesen ist. Es ist bedauerlich, daß wir Ärzte uns gerade bei derartigen Begutachtungen nicht immer auf die Angaben der Verunglückten verlassen können; wir müssen nun einmal mit menschlichen Schwächen und besonders mit dem begreiflichen Wunsch des Kranken nach einer Rente rechnen. Es ist eine verantwortungsvolle Aufgabe des Arztes dem Volksganzen gegenüber, mit Hilfe der wissenschaftlichen Erkenntnisse jeden Simulanten oder Rentenbegehrer rücksichtslos zu entlarven; es hat nur der ein Recht auf Inanspruchnahme der Sozialversicherung, der durch ein Unfallereignis tatsächlich getroffen worden ist, nicht der, der aus dem Unfallereignis etwas „herausholen" möchte. Wer schicksalsmäßig erkrankt, wird ohne weiteres von den Krankenkassen bis zu seiner Wiederherstellung betreut und braucht nicht nach zusätzlichen Renten zu jagen.

Ein Beispiel eines Ulcuskranken, der rein zufällig einen elektrischen Schlag erlitten hat, wodurch der Ablauf seiner Erkrankung nicht beeinflußt worden ist, sei kurz skizziert:

Fall 1, Vd. Eduard H., Unfalltag 24. 11. 1937, Alter: 33 Jahre. Elektrischer Unfall, 220 V, keine Strommarken. Beim Putzen von Metallteilen einer elektrischen Handschleifmaschine kurzen elektrischen Schlag erlitten. Vorgeschichte: 1934 in ärztlicher Behandlung wegen Gallenbeschwerden, 1935 in ärztlicher Behandlung wegen Gallen- und Magenbeschwerden, im Juni 1939 Krankenhausaufnahme wegen Magenbeschwerden, röntgenologisch Zwölffingerdarmgeschwür, Magenblutung, Exitus trotz zweimaliger Transfusion. Obduktionsbefund: Verblutung aus einem

älteren Geschwür des Duodenums dicht unterhalb des Magenpförtners, sehr große
Eröffnung der Arteria gastroduodenalis, Verengung des Magenpförtners durch narbige
Schrumpfung in der Umgebung des Geschwürs. Sehr starke Erweiterung des Magens,
Magenkatarrh. Einbruch des Geschwürs in den Kopfteil der Bauchspeicheldrüse.

An Hand dieses Krankheitsfalles können wir auch noch die Frage
besprechen, inwieweit die Blutung eines Ulcus ventriculi oder duodeni
unfallbedingt sein kann. Der Verunglückte H. hat erst zwei Jahre nach
dem Unfallereignis eine Blutung seines auch röntgenologisch festgestellten Ulcus duodeni gehabt. Es erscheint beinahe müßig, über die Unfallzusammenhänge zu diskutieren, und doch ist die Möglichkeit des Zusammenhanges dieser Blutung im Sinne einer Gefäßkrampfbereitschaft
nach dem elektrischen Unfall diskutiert worden. A. W. FISCHER erkennt
an, daß es durch ein Unfallereignis, das mit Druckerhöhungen im Gefäßsystem einhergeht, zu einer Blutung des bestehenden Ulcus ventriculi
oder duodeni kommen kann. Gerade bei elektrischen Unfällen ist, wie
bereits gezeigt, oft eine ziemlich erhebliche Blutdrucksteigerung zu beobachten, aber nur solange der elektrische Strom den Krampfzustand
der Muskulatur unterhält. Eine Blutung, die unmittelbar nach dem elektrischen Trauma auftritt, ist also als Unfallfolge im Sinne einer Verschlimmerung des bestehenden Leidens anzuerkennen; von der Schwere
der Blutung ist der Grad der Unfallschädigung abhängig. Tritt jedoch
die Blutung erst Tage nach dem elektrischen Unfall auf, so ist sie nicht
mehr unfallbedingt. Auch A. W. FISCHER verlangt von anderen Unfall-
ereignissen, daß ein Trauma, das Tage zurückliegt, nicht nachträglich
als Ursache anerkannt werden kann.

Zusammenfassend können wir in Übereinstimmung mit JENNY folgendes feststellen: Ein Ulcus ventriculi oder duodeni kann nicht in ursächlichem Zusammenhang mit einem elektrischen Trauma stehen; eine
elektrische Einwirkung löst auf den lebenden Organismus nicht eine
Gefäßkrampfbereitschaft aus, die im Sinne der neurogen-spasmogenen
Theorie zur Entwicklung eines Ulcus führen könnte.

Eine Blutung eines Magen- oder Zwölffingerdarmgeschwürs kann nur,
wenn sie unmittelbar nach dem elektrischen Unfall auftritt, durch die
bekannte, während der Elektrisierung auftretende Blutdrucksteigerung
bedingt sein; eine Blutung, die erst nach Stunden oder Tagen entsteht,
hat nichts mehr mit dem Unfallereignis zu tun.

Unsere zusammenfassenden Schlußfolgerungen bekommen besonders
durch die von EPPINGER über die Ulcusgenese gemachten reichen klinischen Erfahrungen eine weitgehende Stütze. Er weist nach, daß das
Magengeschwür bzw. das Duodenalgeschwür keine Erkrankungen des
Magens bzw. des Duodenums seien. Das Ulcus sei nicht eine „Krank-
heitseinheit", da die Ursachen sehr verschiedene sein könnten; Schädigung der Gefäße mit Anaemisierung bestimmter Schleimhautpartien,
Schädigung der Magenschleimhaut ex ingestis, Schädigung der Magenschleimhaut haematogen oder durch mechanische Störungen. Gerade der
haematogenen Gastritis als Ursache für das Ulcus hat EPPINGER im Anschluß an seine Untersuchungen über die seröse Entzündung besonderen
Wert beigelegt. Er hat sogar nachweisen können, daß sich im Bereich

der Magenschleimhaut die Charakteristika einer akuten Gastritis ganz
besonders schön darstellen lassen: ausgetretenes Plasma mit Arrosion
der Drüsenverbände, Ödem, in dem die „Zellen förmlich flottieren", sodann infarktartige Bezirke innerhalb der Schleimhaut und schließlich
Ulcerationen, die Zeichen eines beginnenden Magengeschwürs darbieten;
das „Um und Auf" dieses Geschehens ist nach seiner Auffassung die
Durchlässigkeit der Kapillaren für Plasmaeiweiß. Als Ursache der Kapil-
larläsion, die mannigfach sein können, sieht EPPINGER u. a. das Hist-
amin, das Allylamin, das Serum von Menschen, insbesondere von Menschen, die an Infektionserkrankungen leiden, ferner Eiweißzerfallstoffe
und anaphylaktische Intoxikationen an.

Die von FISCHER-WASELS gemachten Einwände gegen den Begriff
„seröse Entzündung" interessieren uns bei unserer Problemstellung
nicht; gerade unter Abwägung seiner interessanten und zu beachtenden
Ausführungen und im Bewußtsein, daß die Definition des Entzündungs-
begriffes von EPPINGER vielleicht nicht ganz im Sinne der Anatomen
liegt, können wir doch das, was von EPPINGER unter der serösen Entzündung so trefflich demonstriert wird, als besonders aufschlußreich und
wertvoll für die Genese des menschlichen Magengeschwürs anerkennen.

Wenn wir uns diese von EPPINGER nur kurz skizzierten Entstehungs-
ursachen des Ulcus ventriculi und duodeni noch einmal vor Augen
führen — zumal EPPINGER auch über eine große Erfahrung in diesem
Krankheitsbild verfügt —, so wird uns erst recht klar, wie vorsichtig
wir bei der Beurteilung des elektrischen Geschehens im Zusammenhang
mit der Ulcusentstehung sein müssen, wobei wir noch bedenken müssen,
daß ein einmaliges elektrisches Trauma kaum als Ursache für ein „all-
gemeines Leiden" in Frage kommt. Es ist aber nicht von der Hand zu
weisen, daß gerade bei Sammlung weiterer klinischer Erfahrungen neue
Probleme auftauchen werden, z. B. das, ob durch den elektrischen Reiz
eine Störung der gegenseitigen Beziehungen des Sympathicus und Para-
sympathicus, die EPPINGER mit einem Waagebalken vergleicht, veranlaßt wird. Ist es nicht doch vielleicht möglich, daß durch einen elektrischen Unfall der Waagebalken aus dem Gleichgewicht gebracht werden kann? Diese Andeutung möge zunächst genügen; bisher allerdings
habe ich noch nicht Gelegenheit gehabt, einen typischen erstmalig nach
dem elektrischen Unfall erkrankten Ulcuskranken zu sehen.

Während wir bisher ausschließlich jene Unfälle mit Spannungen von
220 bis 500 V, in der Regel Wechselstrom, besprochen haben, bei denen
die elektro-physiologische Reaktion dem biologischen Geschehen des
Stromstärkebereichs I und II, bei kurzfristiger Einwirkungsdauer auch
III, angehört, seien jetzt noch zwei Krankheitsfälle aus dem Stromstärkebereich IV, also mit hohen Wärmeeinwirkungen, und zwar direkt
auf das Gehirn, erwähnt:

Fall 401. Anton B., Alter 34 Jahre. B. erleidet im März 1926 einen schweren
elektrischen Unfall. Drehstrom 10000 V, Einwirkungsdauer ½ Sek.; Bewußtlosigkeit. Es entstanden Verbrennungen 3. Grades am Schädeldach, die mit einer Nar-
benbildung von etwa 8:8 cm ausheilte, wobei es zu Verwachsungen der atrophischen Haut mit der verdickten Dura gekommen ist.

Als Folge des Unfalls nach Abheilung der Narben sind nervöse Erscheinungen verblieben, wie Schlaflosigkeit, Zittern, Müdigkeit, Abgespanntsein, neurologisch etwas gesteigerte Patellarsehnenreflexe, sonst kein pathologischer Befund.

Im Jahre 1934, also acht Jahre später, treten geringgradige Magenbeschwerden auf. Er ist dann aber nach ärztlicher Behandlung wieder fast völlig beschwerdefrei bis zum Jahre 1946. Jetzt wird erstmalig ein Ulcus duodeni festgestellt. Er kommt in stationäre Behandlung, da sich eine Blutung eingestellt hatte. Röntgenologisch: Ulcus an der Basis des Bulbus mit einer Gastroduodenitis und einer verzögerten Entleerung des Magens.

Da sich die Beschwerden nicht zurückbilden, wird angenommen, daß das Ulcus in den Pankreaskopf penetriert sei und deshalb am 4. 2. 1947 eine Magenoperation nach BILLROTH II vorgenommen. Im Anschluß an die Operation Bronchopneumonie, paralytischer Ileus, Darmwandblutung, Exitus am 8. 2. unter allgemeiner Kreislaufschwäche.

Der anatomische Befund bei der Obduktion (Obduzent: Dr. habil. DIETRICH, Hamburg) ist folgender: „Grobe histologische Übersicht vom Boden des 3. Ventricels (Corpora mammillaria) zeigt keine faßbaren Veränderungen. Im Nißl-Präparat von der Hirnkonvexität im Bereich der Narbe findet sich die Hirnrinde in richtiger Schichtung. Stellenweise erkennt man leere Felder mit Schwund von Ganglienzellen, im ganzen geringe Atrophie. An den Ganglienzellen selbst keine besonderen Auffälligkeiten. Im Mark ganz vereinzelt kleine Gliazellhäufchen, verschiedentlich auch an den Gefäßen. Im ganzen jedoch keine auffällige Gliavermehrung oder Gliahosen. Die Gefäßwände lassen keine Besonderheiten erkennen, insbesondere keine Hyalinisierungen oder etwa Thrombosen."

Das Interessante dieses Krankheitsfalles ist die Beobachtung, daß gröbere morphologische Veränderungen des Gehirns im Bereich unterhalb der infolge Wärmezerstörung eingetretenen Hirnnarbe nicht nachgewiesen werden konnten und somit auch keine elektrisch bedingten Veränderungen in den Stammganglien und im Hypothalamusgebiet.

Fall 402. Fritz P., Alter 25 Jahre. Elektrischer Unfall: 1925. Spannung: 10 kV; Stromweg: Kopf — rechter Fuß; kleine handtellergroße Knochenlücke der Stirn (sichtbare Hirnpulsation), große Zehe — rechter Fuß: Stromnarbe; Stromstärkebereich IV. 25% Vollrente; neurologisch kein pathologischer Befund, keine Hypertonie. $5\frac{3}{4}$ Jahre (1931) Magenbeschwerden. Es wird ein Ulcus ventriculi bei konstitutioneller Asthenie angenommen. Unfallzusammenhang abgelehnt.

1949: Klinische Untersuchung (also 25 Jahre nach dem Trauma) zwecks erneuter Feststellung der Unfallrente: *keine* wesentlichen Beschwerden, bei Sonnenbestrahlungen Kopfschmerzen in der vorderen Schädelpartie; die sehr eingehende klinische Untersuchung zeigt keine neurologischen Ausfälle, keine Stammhirnschädigung, keine Hypertonie, keine Hyperthyreose, kein Ulcus ventriculi oder duodeni; unfallbedingt nur Narbenbeschwerden; 25% Unfallrente wird in Übereinstimmung mit Vorgutachtern (Neurologe und Chirurg) anerkannt.

Wir müssen also — dies sei gerade auch in diesem Zusammenhang herausgestellt — die elektrophysiologischen Reizerscheinungen, die direkten elektrobiologischen Reaktionen, von den direkten elektrotraumatischen Wärmeschäden des Gehirns, bei denen sogar das Stammhirn innerhalb der Strombahn liegt, unterscheiden. Diese scharfe Trennung ist nun einmal notwendig, wenn wir z. B. das Problem der Gefäßkrämpfe kritisch betrachten. SCHEIFFARTH beispielsweise bringt seine Verwunderung zum Ausdruck, daß wir die Bedeutung des Anteils der Blutbahn bzw. des „Vasomotorimus" am Zustandekommen neurologischer Späterkrankungen nicht anerkennen; es ist ein Irrtum, daß die Blutbahn bzw. die Blutsäule das „bestleitendste" System im Organismus sei; die Blutsäule ist nicht einem Kupferdraht oder einer Wassersäule gleichzusetzen; der elektrische Strom breitet sich überall etwa gleichmäßig (z. B. auch in der blutreichen Muskulatur) aus. Die wissenschaftlich experimentell gewonnenen Ergebnisse gerade unserer Curare-Versuche erhärten diese Problemstellung (vgl. S. 31).

Die Verbrennungen nach elektrischen Unfällen seien nur kurz gestreift; sie können ebenso wie die Verbrennungen anderer Art durch die Eiweißzerfallstoxikose nicht selten zu einer Gastritis (KAUFMANN) führen oder sogar ein Ulcus ventriculi bzw. duodeni nach sich ziehen (EPPINGER). Die elektrischen Verbrennungen sind eben, worauf ich auch in den anderen Kapiteln dieser Arbeit immer hingewiesen habe, was aber gerade bei Begutachtungen oft nicht beachtet wird, strengstens von den kurzfristigen elektrischen Schlägen, die sich bekanntlich in Krampfzuständen der peripheren Muskulatur äußern, zu trennen.

e) Diabetes mellitus. Extrainsulare Reizglykosurie. Diabetes insipidus.

Die Zuckerharnruhr, eine häufige Erkrankung, die wir oft rein zufällig in der poliklinischen Sprechstunde oder bei Reihenuntersuchungen, nicht minder oft in der Klinik selbst entdecken, ist bekanntlich eine Erkrankung, die sich in einer Störung des Kohlehydrat- bzw. Eiweißstoffwechsels äußert und auf ein Versagen der inneren Sekretion der Bauchspeicheldrüse zurückzuführen ist. Auch andere hormonale Störungen, insbesondere von der Hypophyse, der Schilddrüse oder Nebenniere ausgehend, können den Kohlehydratstoffwechsel beeinflussen. Sie ist eine Erkrankung, bei der, wie es v. NOORDEN einmal formuliert hat, die hereditäre Belastung zweifellos eine besondere Rolle spielt; er meint sogar: „Wer nicht mit diabetischem Erbgut geboren wird, wird nicht zuckerkrank." In der Anerkennung eines Unfallzusammenhanges dieser Erkrankung ist man wohl längere Zeit hindurch ziemlich großzügig gewesen. Es mehren sich aber die Stimmen, daß eine traumatische Ursache doch wohl nur in ganz seltenen Fällen für die Entwicklung der Erkrankung maßgebend ist. Es ist natürlich unmöglich, auf die gesamte Literatur, die sich mit dem Problem „Traumatischer Diabetes" beschäftigt, einzugehen, weshalb ich auf die Ausführungen REINWEINS in „Das ärztliche Gutachten im Versicherungswesen" hinweisen möchte. Was uns hier interessiert, ist, daß auch REINWEIN vor einem bejahenden Urteil warnt, wenn nicht in ganz besonderen Fällen ganz besondere Gründe für einen Unfallzusammenhang sprechen. Auch er weist darauf hin, daß der sogenannte neurotraumatische Diabetes abzulehnen ist; denn sonst müßte gerade nach den Kriegen ein Anstieg der Erkrankungszahl von Zuckerleidenden eingetreten sein. UMBER verlangt, daß ein Unfall irgendwelcher Art bei einem Menschen mit nachweislich normalem vollwertigem Inselapparat nur dann Diabetes ursächlich erzeugen kann, wenn durch den Unfall das Pankreas zum größten Teil zerstört wird, wie das glücklicherweise nur selten vorkommt. Verschlimmerungen sind gleichfalls selten und können leicht durch sachgemäße Therapie abgefangen werden; sie ändern so gut wie nichts an dem schicksalsmäßigen Verlauf der Erkrankung und sind erst dann entschädigungspflichtig, wenn sie wesentlich und dauernd sind.

Auch GRAEFE hält die traumatische Genese des Diabetes mellitus für eine Rarität und weist dabei auf die ungewöhnlich niedrigen Zahlen für die kämpfenden Heere der letzten Kriege hin, die ein Maximum an körperlicher und seelischer Belastung mit Traumen aller Art mit sich brachten.

Ein Diabetes darf nur da einem Trauma zur Last gelegt werden, wo die Krankheit bei einem vorher nachweisbar Gesunden im Anschluß an eine organische Schädigung von Pankreas oder Gehirn aufgetreten ist. Nur für ganz besonders schwere seelische Traumata können in einzelnen Fällen Ausnahmen zugelassen werden. Fast immer wird sich in allen diesen Fällen eine erhebliche Belastung nachweisen lassen, so daß auch hier dem Trauma nur die Rolle als auslösender Faktor zukommt, der allerdings auch dann meist entschädigungspflichtig ist.

Auffallend ist die Tatsache, daß ich unter meinem klinischen Material nur zwei Fälle beobachtet habe, bei denen ein Zusammenhang der Erkrankung mit dem Unfall angenommen werden konnte. In diesen Fällen, die ich kurz skizziere, habe ich mich aber nicht für die Annahme eines Unfallzusammenhanges entscheiden können, weil das Intervall zwischen Feststellung der Erkrankung und dem elektrischen Trauma weit größer war, als es REINWEIN u. a. für solche Fälle anerkennen wollen, in denen in der Tat einmal ein Unfall Ursache für einen Diabetes gewesen ist; dieses Zeitintervall, meinen die Autoren, darf nicht größer als maximal eine Woche sein. Ferner ist zu beachten, daß gerade die erblichen Verhältnisse bei diesen Erkrankten besonders berücksichtigt werden müssen, wobei auch, worauf JOSLEIN hinweist, der Feststellung nachzugehen ist, ob aus irgendwelchen Gründen ein Berufswechsel vorgenommen ist; er legt ferner Wert auf eine exakte Anamnese, da ja Rentenpatienten gern Symptome, wie Abmagerung, schlechte Wundheilung, Zeichen eines vermehrten Durstgefühles u. a., verschweigen.

Man könnte vielleicht glauben, daß es durch den elektrischen Krampf während der Elektrisierung zu kleinsten Blutaustritten kommt, wie wir sie beim elektrischen Tod auch in der Bauchspeicheldrüse sehen. Aber diese bedingen noch keineswegs eine so große Zerstörung des Pankreas, daß ein Diabetes entstehen kann (vgl. meine anatomischen Untersuchungen, S. 20 u. f.); auch vermögen sie keineswegs die innere Sekretion der Bauchspeicheldrüse zu beeinflussen; ist es doch bekannt, daß selbst bei Zerstörung der Bauchspeicheldrüse durch Sturz nur ein Zehntel der Drüse erhalten zu bleiben braucht, ohne daß es zu einer Zuckerharnruhr kommt.

Fall 1 Ve. Unfall Friedrich G., Unfalltag 14. 1. 1933. Alter: 55 Jahre. Bei Malerarbeiten Berührung von Außenleitungen (220 V): Verbrennungen an beiden Händen, linker Unterarm 1. und 2. Grades, rechter Unterarm 3. Grades. Bei der Aufnahme in die Klinik wird rein zufällig ein mittelschwerer Diabetes festgestellt: Blutzucker 225 mg%, Urinzucker 2%, Azeton schwach positiv; unabhängig vom Unfall, keine Beeinträchtigung der Erwerbsfähigkeit. Klinische Behandlung des Diabetes.

Fall 2 Ve. Unfall Emil L., Unfalltag: 28. 11. 1938. Alter: 39 Jahre. Beim Arbeiten in einem Keller Berührung einer elektrischen Leitung. Spannung 220 V. Er erleidet heftigen elektrischen Schlag, wobei er sich den Daumen verbrennt. $3^{1}/_{4}$ Jahr nach dem Unfall wird ein Diabetes mellitus festgestellt, welcher auf den Unfall zurückgeführt wird: Blutzucker 185 mg%, Urinzucker 2,5%, Azeton schwach positiv. Unfallzusammenhang des Diabetes mellitus mit dem elektrischen Schlag wird aus zeitlichen Gründen abgelehnt.

Wenn ich nun meine Sammlung von nahezu 650 Fällen, nach 1945 141 Fälle (elektrische Erkrankungen, Sturzfolgen einschließlich Verbrennungen aller Art und Todesfälle nach elektrischen Unfällen), übersehe und nicht in einem einzigen Falle unfallbedingten Diabetes, abgesehen von den beiden geschilderten Erkrankungsfällen, beobachten konnte, so ist die Wahrscheinlichkeit dafür, daß nach elektrischen Unfällen diese Stoffwechselerkrankung auftritt, sehr gering.

Es ist in jedem Fall zu prüfen: Erstens, ob ein Diabetes innocens = extrainsulare Reizglykosurie anzunehmen ist; zweitens, ob ein manifester oder latenter Diabetes vor dem Unfall vorgelegen hat; drittens, ob durch den Unfall gegebenenfalls große Teile des Inselapparates zerstört sind (bei gelegentlichen Stürzen von Hochspannungsmasten) und viertens, ob eine wesentliche Verschlimmerung eines latenten oder manifesten Diabetes (!) gegeben ist.

Die extrainsulare Glykosurie (renaler Diabetes), die wir als Fehlsteuerung der Glykopoese durch Reizung der vegetativen Zentren im Boden des 4. Ventrikels ansehen, kann wohl schon einmal durch ein elektrisches Trauma ausgelöst werden, entweder durch elektrische Reizung des Sympathicus oder durch ein Kopftrauma nach Sturz von einer Leiter u. ä. im Anschluß an einen elektrischen Krampf; sie ist keine Krankheit, sondern eine Stoffwechselanomalie von harmlosem Charakter; jedoch ist klinische Beobachtung erforderlich, bei welcher normale Blutzuckerkurven auch nach Belastung in Unabhängigkeit der Zuckerausscheidung von der Kohlehydratzufuhr aufzunehmen sind und auch eine etwaige Insulinresistenz zu beachten ist. Ähnlich verhält es sich mit dem Diabetes insipidus, einer Erkrankung, die einhergeht mit abundanter Polyurie, sekundärer Polydipsie, Störungen des Wasseraustausches zwischen Blut und Geweben, oft auch tiefgreifenden Störungen des Salzhaushaltes, insbesondere der Chloride. Sie kann durch mechanische oder thermische Einflüsse im Bereich des Hypophysenzwischenhirnsystems entstehen.

Die Verschlimmerung eines Diabetes mellitus wird, worauf Jenny hinweist, gelegentlich einmal nach schwerer Verbrennung infolge toxischer Schädigung des Pankreas anzuerkennen sein. Allerdings fand Zinck in der Bauchspeicheldrüse, verglichen zu anderen Organen, sowohl in Früh- wie in Spätschäden die geringsten Schädigungen. Auch am Inselapparat konnten keine pathologischen Veränderungen nachgewiesen werden, obschon der Glykogenschwund in den verschiedensten Organen an solche denken läßt.

Jennys Beispiel einer solchen Verschlimmerung sei angefügt:

Fall H. A., Unfalltag: 4. 10. 1942. Alter: 53 Jahre (I.R. Nr. 91314). H. erlitt schwere elektrische Verbrennungen am linken Arm und linken Bein. Aus der Vorgeschichte geht hervor, daß der Verletzte an einem Diabetes mellitus leidet. Mit Hilfe einer strengen Diät konnte erreicht werden, daß der Blutzucker um 150 mg% herum schwankte und der Urin zuckerfrei blieb. Während der ersten drei Tage nach dem Unfall bestanden Temperatursteigerungen bis 39°. Daneben Albuminurie und Haemoglobinurie als Zeichen einer toxischen Nierenschädigung. Gleichzeitig trat am 7. 10. 1942 eine Glycosurie (4%) und eine starke Hyperglykämie (300 mg%) in Erscheinung. Nachdem täglich Insulingaben von 50 I.E. verabreicht wurden, konnte der Blutzuckerspiegel wieder unter 200 mg% gesenkt und der Urin zuckerfrei gemacht werden. Die täglichen Insulingaben konnten in den folgenden Monaten stark herabgesetzt und $1^1/_2$ Jahre nach dem Unfall auf 8 I.E. täglich reduziert werden. Eine Heilungsverzögerung der Wunden durch die Zuckerharnruhr konnte nicht nachgewiesen werden.

f) Schilddrüsenerkrankungen.

Die Beantwortung der Frage, ob Schilddrüsenerkrankungen im Sinne von Überfunktionszuständen nach elektrischen Unfällen als Folge des Traumas angesehen werden können, ist mit den denkbar größten Schwierigkeiten verbunden. Man findet die widersprechendsten Meinungen anerkannter Kliniker; unter ihnen überwiegend diejenigen, die zu einer Ablehnung des Zusammenhanges: „elektrischer Unfall — Schilddrüsenerkrankung" kommen.

Es ist recht aufschlußreich, in den Gutachten zu beobachten, daß dem eigentlichen elektrischen Trauma wenig Beachtung geschenkt worden ist, daß man einfach die Tatsache, der Betreffende habe einen elektrischen Schlag bekommen, als gegeben hinnimmt und sich gar nicht die Mühe macht zu untersuchen, ob dieses Trauma zu Erscheinungen geführt haben kann, die mit Recht auf einen seelischen Schock zurückgeführt werden können, der dann seinerseits ein so schweres Krankheitsbild ausgelöst hat.

Man muß immer bedenken, daß die Schilddrüsen-Überfunktionserkrankung, die wir in ihrer Symptomgesamtheit als Basedowsche Erkrankung bezeichnen, eine abnorme degenerative Drüsenerkrankung bei einem dafür disponierten Individuum ist (Basedowdiathese), die bereits vor dem Unfall latent bestanden hat. Wenn vor dem Unfall keine nennenswerten Symptome vorgelegen haben, kann gewiß ein Trauma die Rolle des auslösenden Anstoßes zum Manifestwerden des Basedow gegeben haben. Als auslösende Momente werden anerkannt: äußere Verletzungen (z. B. Kopf- und Wirbelsäulenverletzungen) und psychische Traumen (Schreck, Angst u. ä.); erstere können bei elektrischen Unfällen als Folge von Herabstürzen von Leitern, hohen Gerüsten u. a. auftreten und sind nach den allgemeinen Grundsätzen der Unfall-Lehre zu behandeln; letztere sind schon wesentlich schwieriger zu beurteilen, ihre Möglichkeit kann nach schweren elektrischen Unfällen ohne weiteres zugegeben werden.

Wenn also das elektrische Trauma eine Basedowsche Erkrankung auslösen soll, dann muß auch wirklich ein derartiges Ereignis bei einem Patienten vorgelegen haben, daß es als seelische Auslösung der Erkrankung aufgefaßt werden kann. Wie sieht es damit nun in der Praxis aus?

Fall 1 Vf. Unfall Richard K., Unfalltag 1. 12. 1932. Alter: 39 Jahre. Unfallhergang: An einem versehentlich nicht ausgeschalteten Ölschalter (Drehstrom 15000 V) erlitt K. beim Entfernen von Relaisstangen einen elektrischen Unfall, wobei er sich Brandwunden an der Brust und beiden Armen zuzog. Im Februar des Jahres 1933 klagt K. über Beschwerden, wie häufiges Herzklopfen, Beklemmungsgefühl in der

Herzgegend, starkes Schwitzen, allgemeine Schwäche und Unruhe, Appetitlosigkeit. Kurzer Befund: Herz: Außer einer beschleunigten Herzaktion kein krankhafter Befund, röntgenologische und elektrokardiographische Untersuchungen ohne Befund. Blutdruck: RR. 125/80 mm Hg. Puls erheblich beschleunigt: 120, in Ruhe 100 Schläge. Neurologisch: Sehnenreflexe seitengleich, sehr lebhaft, keine pathologischen Reflexe, bei Ausstrecken der Hände feinschlägiges Zittern, mäßiges Nachröten der Haut, wiederholte Grundumsatzbestimmung in Ruhe + 33,8%, 22,5%. Die Erkrankung wird als Thyreotoxikose aufgefaßt und als Unfallfolge angesehen. Interessant ist, daß Nachbegutachtungen eine Thyreotoxikose mit Sicherheit ausgeschlossen wissen wollen, da insbesondere die Steigerung von + 22% nicht als pathologisch im Sinne einer Thyreotoxikose angesehen werden kann. Eine große Anzahl Nachbegutachtungen und gegensätzlicher Gutachten bis in das Jahr 1935 hinein sind um die Streitfragen geführt worden: a) Liegt überhaupt eine Thyreotoxikose vor oder nicht? b) Ist diese Thyreotoxikose unfallbedingt? Es wäre also richtig gewesen, wenn insbesondere der erste Gutachter, der bei K. körperliche und seelische konstitutionelle Mängel festgestellt hat, die Diagnose Thyreotoxikose vorsichtiger gestellt hätte. Zu erwähnen ist nämlich, daß bei diesem Unfall K. eine Elektrisierung mit einem Krampfzustand des Organismus nicht gehabt hat, sondern, wie oft, durch den Lichtbogen Verbrennungen erlitten hat. Es soll aber nicht bestritten werden, daß K. einen sehr erheblichen Schreck bekommen hat und auch ganz kurze Zeit vorübergehend, wie es ja oft bei diesen Unfällen ist, bewußtlos war. In den ersten Wochen hat er wohl etwas Kopfschmerzen gehabt; erst später, nach 1½ bis 2 Monaten, sind jene Beschwerden aufgetreten, die zu der Diagnose Thyreotoxikose geführt haben.

Fall 2 Vf. Hans K., Unfall Januar 1935. Alter: 36 Jahre. Beim Prüfen von Sicherungen elektrischen Schlag erhalten, Berührung mit den Fingern der linken Hand. Im Moment des Schlages heftige Herzschmerzen, keine Bewußtlosigkeit. Keine Strommarken, hat weiter gearbeitet. Drei Monate später, wie er selbst angibt, zu Ostern 1935, ist er in Bad Orb mit einem Elektroingenieur zusammengewesen, der ihn überhaupt erst darauf aufmerksam gemacht hat, daß seine Beschwerden auf den Unfall zurückzuführen seien. Deshalb nachträglich Unfallanmeldung im Juli, nachdem er fast ½ Jahr zum Arzt gegangen ist. Erste klinische Behandlung im März 1936. Beschwerden: Kurzatmigkeit bei Anstrengung, Pulsbeschleunigung, Aussetzen des Herzens. Druck in der Herzgegend, Mattigkeit, Schwindel, unruhiger Schlaf. Durchfälliger Stuhl mit viel Blähungen. Diagnose: Morbus Basedow. Mit Recht wird die Erkrankung, die etwa ½ Jahr nach dem Unfall aufgetreten ist, nicht als Unfallfolge angesehen, zumal sämtliche Brückensymptome fehlen. Ganz interessant ist nun eine Begutachtung, die diese Erkrankung als unfallbedingt ansieht: „Der angebliche elektrische Schlag habe sich über die Strombahn namentlich auf den Nervenwegen ausgebreitet und so eine traumatische elektrische Schädigung der Schilddrüse entweder direkt oder wahrscheinlich auf dem Umweg über das Nervensystem hervorgerufen.“ Eine Reihe weiterer Gutachten sollen kurz erwähnt werden: Die Basedowsche Erkrankung als Unfallfolge wird abgelehnt, da nach dem Unfall nicht einmal eine basedowoide Unfallreaktion eingetreten sei und die Erkrankung nachweislich erst im Juli begonnen habe und im November 1935 überhaupt erst diagnostiziert worden sei. Der zeitliche Zusammenhang wird abgelehnt. Unter besonderem Eingehen auf das Wesen der Basedowschen Erkrankung ein weiterer Gutachter: „Unfallfolge wird bejaht mit der Begründung, der Beginn einer nicht akuten inneren Erkrankung sei niemals genau anzugeben, deshalb bedeute ärztliche Inanspruchnahme niemals Krankheitsbeginn. Es wird die Möglichkeit der Entstehung der Basedowschen Erkrankung durch Reizung des Nervensystems erwogen und mit hinreichender Wahrscheinlichkeit Unfallzusammenhang angenommen.“ Noch ein Gutachten: „Die Tatsache, daß ein Basedow nicht auf ein Trauma zurückzuführen ist, geht aus der Erfahrung der Kriege hervor. Auch im Ausland wird nur unter ganz bestimmten Voraussetzungen ein Zusammenhang zwischen Trauma und Basedow anerkannt. Bei der verhältnismäßigen Häufigkeit auch elektrischer Unfälle müßte wesentlich öfter ein Basedowleiden nach diesen Unfällen entstehen. Die Basedowsche Erkrankung komme in den allermeisten Fällen spontan und entstehe ohne äußere Ursache.“

Dieses Gutachten, das fünf Jahre nach dem Unfall abgegeben wurde, gipfelt in dem Satz, daß jetzt eine Erwerbsminderung, die auf das Unfallereignis zurückzuführen ist, nicht mehr besteht, daß aber eine gewisse Labilität, die schon vor dem Unfallereignis bestanden hat, auch jetzt noch vorliegt. Es wird zugegeben, daß die bei K. jetzt wieder abgeklungene Basedowsche Erkrankung Unfallfolge sein kann.

In den beiden vorliegenden Erkrankungsfällen ist nun merkwürdigerweise das elektrische Trauma so gering gewesen, daß es praktisch die Patienten nicht beeindruckt hat. Ja, in dem einen Fall hat sogar überhaupt nur ein kleiner elektrischer Schlag, bei dem vermutlich der Strom zwischen zwei Fingern der einen Hand geflossen ist, vorgelegen, ein Ereignis, das jedem Monteur, ich möchte beinahe sagen täglich, begegnet. Bedenkt man ferner noch die weitverbreitete Unsitte, mit zwei Fingern Spannungen zu prüfen, so ist die Möglichkeit, elektrische Schläge zu erhalten, reichlich gegeben. Wenn man diesen Gedankengängen bis ans Ende nachgeht, müßte es kaum noch einen Elektromonteur geben, der nicht schilddrüsenkrank ist. Namentlich bei elektrophysiologischen oder -physikalischen Untersuchungen, wo laboratoriumsmäßig natürlich nicht sämtliche spannungführende Teile wie in einem von der Industrie hergestellten Apparat abgeschirmt bzw. geschützt sind, ist es nicht zu vermeiden, daß die Experimentierenden gelegentlich einmal einen elektrischen Schlag bekommen. Diese Tatsachen wird uns jeder Physiker oder Ingenieur, insbesondere der auf dem Gebiete der Elektrotechnik forschende, bestätigen.

Geht es denn an, daß ein Mensch, der zufällig an einer Hyperthyreose erkrankt ist, diese Erkrankung ohne irgendwelche Unterlagen auf den elektrischen Unfall zurückführt? Oft ist es so, daß sich zwei Elektromonteure, beispielsweise in einem Heilbad, über ihre Krankheit unterhalten, wobei dann der eine den anderen auf den Einfall bringt, seine Erkrankung könne mit dem elektrischen Unfall zusammenhängen. Diese subjektive Auffassung haben sich später auch die begutachtenden Ärzte zu eigen gemacht und die Betroffenen in ihrem Glauben, die Krankheit sei unfallbedingt, bestärkt. Es wäre zweifellos richtiger gewesen, wenn die Begutachter dieses Krankheitsfalles den Unfallhergang, am richtigsten natürlich unter Hinzuziehung eines erfahrenen Elektroingenieurs, näher untersucht und das Ergebnis dieser Untersuchung bei ihrer Diagnose mit berücksichtigt hätten.

Gerade die Kriegserfahrungen lehren, daß ein klassischer Basedow selbst bei Truppen, die lang andauerndem Trommelfeuer, Granatexplosionen und Kämpfen in der vordersten Linie, also seelischen Erschütterungen schwersten Grades, ausgesetzt waren, höchst selten beobachtet worden ist. So muß auch der elektrische Unfall, wenn er als auslösende Ursache der Basedowschen Erkrankung anerkannt werden soll, ein sehr schwerer gewesen sein, was wir einzig und allein der Unfallschilderung des Verunglückten oder den Zeugenaussagen entnehmen müssen.

Auch die übrigen Forderungen, die REINWEIN in Anlehnung an LININGER und MOLINEUS stellt, müssen bei der Erörterung der Wahrscheinlichkeit eines Unfallzusammenhanges mit der Basedowschen Erkrankung erfüllt sein:

1. Die betreffende Person darf vor dem Unfall nicht schon an entsprechenden Krankheitssymptomen gelitten haben.

2. Der Unfall muß mit einer sehr starken seelischen Erschütterung verknüpft sein.

3. Die Erscheinungen müssen in engem zeitlichen Zusammenhang mit dem elektrischen Unfall stehen. REINWEIN fordert in Anlehnung an GÖTSCH, daß ein Zeitintervall von 1 bis 2 Wochen, höchstens aber von 3 Monaten, KAUFMANN höchstens 2 bis 3 Monaten, KLOSE sogar höchstens 1 Monat vorliegt, wobei aber in allen Fällen sogenannte Brückensymptome vorhanden sein müssen.

Zum ersten Punkt bemerke ich, daß gerade derartige Kranke, wie ich es immer beobachtet habe und wie es menschlich wohl verständlich ist, bewußt oder unbewußt wichtige Krankheitssymptome verschweigen. Meistens hilft uns ein Auszug aus dem Krankheitsregister der Krankenkassen, aus dem wir dann ersehen, daß unser Patient wegen nervöser Beschwerden bei einer mehr oder minder großen Anzahl von Ärzten in Behandlung gewesen ist. Man erlebt gerade bei der Durchsicht von Krankenregistern der Krankenkassen oft die erstaunlichsten Befunde, so daß ich immer wieder rate, diese mit heranzuziehen, wenn sie auch in der Regel keine exakte klinische Diagnose enthalten. Aber die neuropathische bzw. überempfindliche oder übererregbare Konstitution des zu Begutachtenden wird man aus ihnen leicht entnehmen können.

Bei dem zweiten Punkt möchte ich hinzufügen, daß schon die elektrischen Unfälle, bei denen der elektrische Strom über den Brustkorb geflossen ist, seelische Erschütterungen hervorrufen, die die Verunglückten noch lange Zeit hindurch beeindrucken. Ich habe in meiner monographischen Zusammenfassung der Herzerkrankungen in den Ergebnissen der Inneren Medizin derartige Beispiele beschrieben, bei denen Patienten ohne Bewußtseinsstörungen den Unfall geschildert haben. Sie fühlten die starke Atmungsbehinderung durch den Muskelkrampf bis zur Erstickung; sie merkten, daß plötzlich der Herzschlag aussetzte, daß Angstschweiß auf die Stirn trat und sie Furcht vor Erstickung bzw. vor dem Tode befiel. Anschließend klagten sie über Herzklopfen, Herzunregelmäßigkeiten, Schlafstörungen, Aufgeregtsein u. a., alles Symptome, die in der Tat Brückensymptome auch zu der Basedowschen Erkrankung sein können. (Unter den 109 mir bisher bekannten Unfällen mit nachfolgenden Herzbeschwerden keine Basedowsche Erkrankung!) Das Interessante ist, daß die Patienten in den beiden von mir in diesem Zusammenhang skizzierten Fällen überhaupt nicht ein elektrisches Trauma dieser Art erlitten, sondern nur geringfügige elektrische Schläge erhalten haben, so daß von einer seelischen Erschütterung gar nicht die Rede sein kann; denn eine schwere seelische Erschütterung, die zu obengenannten Symptomen führt, wird erfahrungsgemäß von jedem Verunglückten seinem behandelnden Arzt angegeben.

Was nun noch den dritten Punkt anbetrifft, so kann ich nur immer wieder sagen, daß ich keinen einzigen Fall beobachtet habe, in dem man mit Fug und Recht einen Unfallzusammenhang zwischen Basedowscher Erkrankung und elektrischem Unfall annehmen könnte, und daß ich

in all den Fällen, die mir vorgelegen haben, wegen Fehlens der von
REINWEIN geforderten Voraussetzungen die Unfallzusammenhänge ablehnen mußte. Deshalb mahne ich auf Grund meiner Erfahrungen zur
größten Vorsicht bei der Anerkennung des Zusammenhanges eines elektrischen Unfalles mit einer Basedowschen Erkrankung. In den von
JENNY aus der Literatur zitierten Krankheitsfällen (BEHRENDT, TROELL,
VEIL und STURM) vermögen wir in Übereinstimmung mit ihm einen Kau-
salzusammenhang mit Wahrscheinlichkeit nicht zu bejahen. Den Fall von
VEIL und STURM haben wir ebenfalls nachträglich untersucht und festgestellt, daß die typischen klinischen Erscheinungen der Hyperthyreose
bereits Jahre vor dem angeblichen elektrischen Trauma festgestellt worden sind.

Nur kurz sei die Frage gestreift, ob die elektrische Energie ihr eigene
charakteristische Schäden an der Schilddrüse hervorrufen kann. Die
Antwort kann nur so lauten, daß bei der in allen elektrischen Unfällen
so kurzen elektrischen Einwirkung eine spezifische elektrische Wirkung
sehr unwahrscheinlich ist; überdies haben unsere physiologischen Unter-
suchungsreihen bestätigt, daß eine Gefäßkrampfbereitschaft ebenso unwahrscheinlich ist wie eine Reizung des sympathischen bzw. parasympathischen Systems, die ihrerseits zu einer Überfunktion der Schilddrüse
führen kann.

g) Nierenerkrankungen.

Nierenerkrankungen nach elektrischen Unfällen, die mit schweren
Verbrennungen einhergehen, sind nicht gerade selten, und zwar handelt
es sich dabei um Erkrankungen im Sinne von Nephrosen, bedingt durch
den toxischen Eiweißzerfall, wie wir es beispielsweise in den Fällen
Alfred D. und Paul H. sehen:

Fall 1, Vg. Unfall Alfred D., Unfalltag 30. 5. 1934, 41 Jahre. Elektrischer Unfall an einem Trennschalter einer Hochspannungs-Schaltstation. Sehr schwere Verbrennungen der drei Finger der linken Hand und am Ellenbogen, anschließend
starker Wundeffekt mit reichlicher Eiterabsonderung. Temperaturstörungen,
Störungen des allgemeinen Befindens. Im Urin Eiweißreaktion positiv ($9^0/_{00}$), im
Sediment weiße und rote Blutkörperchen. Ein Jahr nach dem Unfall Eiweiß im
Urin positiv, desgleichen im Sediment Erythrocyten und Leukocyten, zwei Jahre
nach dem Unfall klinische Nachuntersuchung: Urin-Eiweißreaktion negativ, im
Sediment einzelne Leukocyten, amorphe Salze. Nierenfunktionsprüfung zeigt bei
guter Ausscheidung gute Verdünnung und gute Konzentration. Klinische Diagnose:
Zustand nach abgeheilter Nephrose infolge elektrischer Verbrennungen.

Fall 2, Vg. Unfall Paul H., Unfalltag 16. 6. 1930, 48 Jahre. Bei Reparatur eines
Relais mit der rechten Hand infolge Unwohlseins unter Spannung stehende Teile
berührt, wurde bewußtlos aufgefunden. Befund bei der Aufnahme: Kräftiger Mann,
Organbefund o. B., ausgedehnte Verbrennungen der Hände und Füße, (s. Abb. 39).
Therapie: Dermatol-Kochsalz-Salbenverband. Am 19. 6. Amputation des rechten
Unterschenkels. Wird am 23. 8. in ambulante Nachbehandlung entlassen
Im Urin Eiweißreaktion positiv ($12^0/_{00}$); im Sediment: Cylinder, vereinzelt Ery-
throcyten. Klinische Diagnose: Toxisch bedingte Nephrose bei schweren Verbren-
nungen der Hände und Füße.

Klinisch treten vielfach starke Albuminurien zwischen 1 und 10 bis
$15\,^0/_{00}$ Eiweiß (nach ESBACH) bei gleichzeitig anhaltendem Fieber auf.
Auch eine Beimengung von roten Blutkörperchen kann hier und da

vorliegen. Diese Krankheitsbilder sind uns von den gewöhnlichen Verbrennungen her bekannt und bedürfen deshalb kaum einer besonderen Erörterung. Die Dauer und Schwere der Erkrankung ist abhängig von der Art und Schwere der Verbrennung; wir sehen leichte, akute, völlig

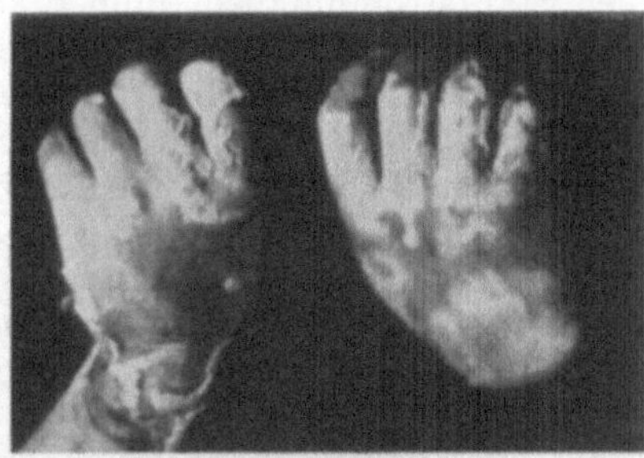

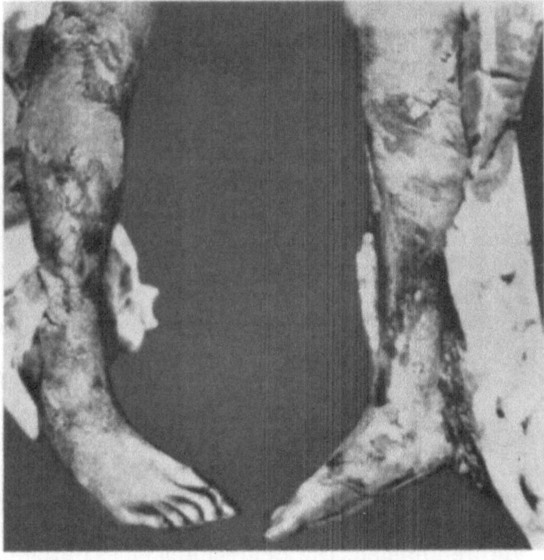

Abb. 39. Frische schwere elektrische Verbrennungen (Fall Paul H.).

abgeheilte Nephrosen, wir sehen aber auch chronische Lipoidnephrosen, wie sie VOLHARD in klassischer Form beschrieben hat. Es ist anzunehmen, daß durch die schweren toxisch wirkenden Abfallprodukte eine Nierenepithelschädigung entsteht; die Albuminurie ist der Ausdruck der Eiweißverarmung des Organismus. Diese Erkrankung kann längere Zeit unbeachtet bleiben und wird erst durch das Auftreten von Ödemen bemerkt, weshalb stets Untersuchungen nach dieser Richtung hin gemacht werden müssen, was bei klinischer Behandlung selbstverständlich ist. Die Erwerbsminderung richtet sich nach der Schwere der Nierenschädigung.

In letzter Zeit ist die Behandlung dieser Erkrankung seit Einführung der Bikarbonattherapie durch FISCHER und FRÖHLICHER wieder in den Vordergrund des klinischen Interesses getreten. Sie vertreten die Auffassung, durch rasche therapeutische Maßnahmen, insbesondere durch die *sofort* nach dem Unfall einsetzende *Bikarbonatzufuhr* (oral und intravenös), den bei Starkstromunfällen immer stark sauren Urin (pH 4,5 bis 5,5) möglichst rasch alkalisch zu machen, um dadurch zu verhindern, daß die Niere im sauren Milieu von dem oft massenhaft aus der zerstörten Muskulatur in die Blutbahn übertretenden Myoglobin (oft mehrere Gramm in 24 Stunden) überflutet und dadurch insbesondere in ihrem tubulären Apparat schwer geschädigt wird. Es ist noch nicht genügend geklärt, warum das saure Myoglobin das Nierenepithel (bis zur Nekrose) schädigt, während alkalisches Myoglobin, wie das schon von BYWATERS u. a. gezeigt wurde, für die Niere praktisch indifferent ist.

Da uns als Internisten die Erfahrungen in der Behandlung der elektrothermischen Schäden fehlen, sei JENNY zitiert, der auf dem letzten Unfall-Kongreß dazu Stellung nimmt: „Über die Entstehung der Ausscheidungsinsuffizienz beginnt man erst in neuester Zeit etwas klarer zu sehen. In erster Linie scheinen der oft tagelang anhaltende Schockzustand und der Eiweißzerfall für das Versagen der Nieren verantwortlich zu sein. Die Herabsetzung der Durchblutung der Nieren dürfte dabei hinsichtlich der Bedeutung im Vordergrund stehen. BAKER und DODDS haben 1925 mitgeteilt, daß Nierenschädigungen an azidotisch gemachten Tieren durch Verstopfung der Tubuli mit Myoglobin verursacht werden können. Heute wissen wir aber, daß Myoglobin allein auch bei saurem Urin nicht zu Anurie und Urämie führt. ALLEN u. a. messen dem Myoglobin für das Versagen der Nieren nur noch eine ganz untergeordnete Bedeutung zu. Die Verstopfungstheorie ist verlassen. Seit längerer Zeit fragt man sich sogar, ob die Cylinderbildung nicht eine Folge der Anurie statt ihre Ursache sei. LUCKE u. a. bejahen diese Frage.

Das Versagen der Nieren nach elektrothermischer Schädigung von Körperteilen durch hochgespannten Starkstrom unterscheidet sich demnach in keiner Weise wesentlich von renalen Funktionsstörungen nach gewöhnlichen Verbrennungen. Die Beurteilung eines durch hochgespannten Starkstrom Verletzten kann also nach ähnlichen Gesichtspunkten erfolgen wie diejenige eines Frischverbrannten. Es interessieren vor allem folgende Daten:

1. Abschätzung der räumlichen Ausdehnung des elektrothermischen Schadens. 2. Messung des stündlichen Urinflusses bei eingelegtem Dauerkatheter. Normalwert: 50 bis 60 ccm pro Stunde; kritischer Wert: 25 bis 30 ccm pro Stunde. 3. Untersuchung der peripheren Bluteindickung. 4. Klinischer Eindruck (besonders hinsichtlich möglicher Lungenkomplikationen).

Für die Therapie schwer Verbrannter empfiehlt ALLGÖWER in Anlehnung an EVANS u. a. die Durchführung von Sofortmaßnahmen, die sich im Prinzip ebensogut zur Behandlung von elektrothermischen

Schäden, verursacht durch hochgespannten Starkstrom, eignen. Nach Schmerzbekämpfung mit Opiaten soll möglichst bald mit Plasmainfusion und Bluttransfusion begonnen werden. Der Flüssigkeitsverlust kann durch Kochsalz- und durch Glukoselösung kompensiert werden. Läßt sich der Schockzustand kontrollieren, so darf mit der lokalen Behandlung begonnen werden.

Sie erwarten von uns, daß wir uns zu der vielfach empfohlenen Alkalisierung durch Verabreichung von Natriumbikarbonat äußern. Bereits oben haben wir dargelegt, daß weder die Myoglobinurie noch das Urin-pH für die Entstehung einer Anurie von ausschlaggebender Bedeutung sind. In der Praxis hat die Alkalizufuhr nicht die erwarteten guten Resultate gezeigt. Nach SNYDER und CULBERTSON versagte sie bei 21 Kranken ohne Ausnahme. Auch in der Schweiz ist die Bikarbonat-Therapie mancherorts in Mißkredit geraten. Wenn die Alkalisierung vorsichtig, d. h. unter laufender Bestimmung der Alkalireserve im Blute, durchgeführt wird, so ist gegen das Verfahren nicht viel einzuwenden; es soll aber ungleich wesentlichere therapeutische Maßnahmen nicht verdrängen."

Vom Gutachterstandpunkt interessant ist die Frage, ob es nach elektrischen Unfällen auch zu entzündlichen Erkrankungen der Nieren im Sinne einer Glomerulonephritis kommen kann. Wenn diese Frage überhaupt zur Diskussion gestellt wird, so deshalb, weil NEUREITER anatomisch das Bild der Glomerulonephritis bei akuten elektrischen Todesfällen beschrieben hat, worauf ich schon im anatomischen Teil (S. 21) eingegangen bin. Mit WEGELIN kann man wohl sagen, daß die anatomische Diagnose auf einer falschen Beobachtung ruht, da die anatomischen Befunde als Blutüberfüllung und nicht als entzündliche Hyperämie zu deuten sind. Sowohl mein umfangreiches klinisches Material nach elektrischen Unfällen wie ALVENSLEBENS Sammlung elektrisch Verunglückter haben nicht einen einzigen Fall einer Glomerulonephritis aufgedeckt, was ja auch — betrachten wir das Wesen und die Ätiologie der Erkrankung — nicht zu erwarten ist.

Wie bereits bei den anderen Erkrankungen gesagt worden ist, so ist auch gerade für alle Erkrankungen der Niere größte Zurückhaltung erforderlich unter Zugrundelegen der klinischen Erkenntnisse über die Ätiologie und Pathogenese der Nierenerkrankungen. Wir legen die VOLHARDsche Einteilung der Nierenerkrankungen unserer Betrachtung zugrunde und müssen untersuchen, ob die in Zusammenhang mit dem elektrischen Unfall gebrachte Nierenerkrankung nicht eine schicksalsmäßig entstandene Erkrankung ist. Ein klarer, erschöpfender Befundbericht, oft gerade des erstbehandelnden Arztes, nach dem elektrischen Unfall ist unerläßlich. Bei Fehlen dieser Befunde wird die Urteilsbildung so stark erschwert, daß manchmal eine sichere Entscheidung nicht zu fällen ist. Es muß verlangt werden, daß die klinischen Erscheinungen der Albuminurie, Hämaturie, Blutdrucksteigerung, Ödeme u. a., nicht nur festgestellt werden, sondern auch in ihren Einzelheiten erforscht sind. Es muß nach Möglichkeit auch eine Nierenfunktionsprüfung angeschlossen werden; denn je frühzeitiger und je sorgfältiger die Diagnose der Nierenerkrankung gestellt ist, um so exakter können wir sie für die Beurteilung unserer Gutachten heranziehen. Es ist vielleicht noch notwendig zu sagen, was für alle übrigen Erkrankungen immer gefordert wird, daß auch bei diesen Erkrankungen der Anamnese eine ganz besondere Aufmerksamkeit zu widmen ist.

Da elektrische Unfälle oft mit Herabstürzen von Leitern, Transformatoren oder Gerüsten verbunden sind, können einseitige oder auch doppelseitige Nierenverletzungen entstehen, die mit Eiweiß-Blut-Cylinderausscheidungen einhergehen können; es handelt sich dabei um eine herdförmige Nierenparenchymschädigung, die sehr schnell ohne jede Funktionsstörung ausheilen kann. Für die Prognose ist wichtig festzustellen, ob es sich um eine einseitige oder doppelseitige Erkrankung handelt, da letztere eine ernstere Bedeutung hat.

Fall 3 Vg. Unfall Walter L., Unfalltag 15. 3. 1934, 30 Jahre. Beim Bau einer Ortsnetzleitung Berührung mit einer spannungführenden Leitung, die versehentlich nicht abgeschaltet war. Er hing etwa eine Minute an der Leitung, keine Bewußtlosigkeit, Atemnot und Stiche im Brustkasten, nach dem Schlag stürzte er von dem 8 m hohen Mast und fiel auf den Rücken. Der erste Urin nach dem Unfall hat bereits rötlich ausgesehen. Einlieferung in das Krankenhaus, dort anfänglich zahlreiche rote Blutkörperchen im Urin, kein Eiweiß; bei Entlassung aus dem Krankenhaus nach drei Wochen keine Blutkörperchen mehr im Urin. Klinische Beobachtung: Zwei Monate nach dem Unfall: Urin, Eiweiß negativ, mikroskopisch Schleim, einige Leukocyten, vereinzelt Erythrocyten. Bei Kontrolle Urin frei von Erythrocyten. Nierenfunktionsprüfung: gute Verdünnung und gute Konzentration bei guter Ausscheidung. Blutdruck RR 115/75 mm Hg. Diagnose: Herdförmige Nierenparenchymschädigung als Sturzfolge, nach zwei Monaten bereits nicht mehr feststellbar. Kein Anhaltspunkt für eine Glumerulonephritis.

Bei L. handelt es sich lediglich um eine ganz leichte einseitige herdförmige Nierenparenchymschädigung als Folge des Sturzes von dem Mast. Es ist von den behandelnden Ärzten auf Grund des Sedimentbefundes eine Glomerulonephritis angenommen worden, die jedoch nach den klinischen Beobachtungen nicht vorlag. Die Richtigkeit unserer Auffassung ist durch das Fehlen von Eiweiß, durch die fehlende Blutdruckerhöhung, durch die völlig normale Nierenfunktionsprüfung und durch den weiteren Verlauf der Erkrankung, die bereits kurze Zeit nach Bettruhe vollständig behoben war, erwiesen worden.

Vor kurzer Zeit hatte ich einen Krankheitsfall zu beurteilen, bei dem der Patient am 31. 12. 1939 plötzlich an den Folgen einer Gehirnblutung im Alter von 52 Jahren verstorben ist. 28 Jahre zuvor hat er einen elektrischen Unfall mit Verbrennungen 2. und 3. Grades erlitten, die vollständig abgeheilt sind und auch im Verlauf der klinischen Behandlung im Jahre 1912 wie auch bei späteren Beobachtungen keinen pathologischen Befund im Urin haben erkennen lassen.

Fall 4, Vg. Richard G., Unfalltag 14. 7. 1912, geb. 24. 4. 1887. Beim Reinigen erleidet G. in einem 10000-V-Sammelschienenraum einen elektrischen Unfall mit Verbrennungen 2. und 3. Grades im Gesicht, am rechten Arm, an den Beinen und am Gesäß. Klinische Behandlung. Urinuntersuchung: kein pathologischer Befund. G. stirbt am 31. 12. 1939 plötzlich an den Folgen einer Gehirnblutung. Die Obduktion zeigt eine Arteriosklerose der Nieren, eine schwere Herzmuskelerkrankung und eine frische Hirnblutung. Es hat sich zweifellos zu Lebzeiten des G. eine maligne Sklerose mit allen entsprechenden Komplikationen (Hochdruckkrankheit, Myodegeneratio cordis), zuletzt auch eine Apoplexie als Folge entwickelt. Die Erkrankung ist eine schicksalsmäßige und nicht mit dem Unfall in Zusammenhang zu bringen.

Einige Zeit vor dem Tode des G. wird nun eine Nierenerkrankung festgestellt, die Unfallfolge sein soll. Ganz abgesehen davon, daß der Unfalltag mit der Erkennung dieser Erkrankung 28 Jahre auseinanderliegt, so daß schon aus diesem Grunde ein Unfallzusammenhang nicht wahrscheinlich ist, muß klinisch eine Nephrosklerose im Sinne VOLHARDS anerkannt werden, welche auch in der Tat durch den plötzlich erfolgten Tod bestätigt wird. Die Obduktion ergibt nämlich eine schwere Arterio- und Arteriolosklerose der Nieren (Obduzent Dr. BUCHALLY, Chemnitz), die zu der schon während des Lebens festgestellten Hypertension, verbunden mit Herzhypertrophie und -dilatation, und letzten Endes auch zu der tödlichen Gehirnblutung geführt hat; es liegt also eine rein schicksalsmäßige Erkrankung vor, die mit dem elektrischen Trauma nicht in Zusammenhang gebracht werden kann. Wenn ich einen solchen Fall hier überhaupt erwähnt habe, der klinisch so klar und so eindeutig in seinem Verlauf und in seiner Ätiologie zu erkennen ist, daß nur ein Befangener die Erkrankung als unfallbedingt ansieht, so geschieht das, um allen Möglichkeiten vorzubeugen. Mag uns das Schicksal der Familie dieses so plötzlich aus dem Leben gerissenen Mannes menschlich nahegehen, einen Unfallzusammenhang können wir aus diesem Grunde weder zugeben, noch gar konstruieren.

h) Erkrankungen der blutbildenden Organe.

Bluterkrankungen nach elektrischen Unfällen sind, soweit mir bekannt ist, bisher nicht zur Diskussion gekommen. Dessen ungeachtet möchte ich aber hier die Blutschäden zur Sprache bringen, die wir infolge toxischer Schädigungen bei ausgedehnten Verbrennungen beobachten. In diesem Zusammenhang verweise ich auf die schon im Kap. Vg erwähnten Arbeiten von FISCHER und FRÖHLICHER, insbesondere auf die von JENNY empfohlenen therapeutischen Maßnahmen bei elektrischen Verbrennungen. Diese Schäden liegen in gleicher Richtung wie die, die wir in den seinerzeit angestellten Blutuntersuchungen bei Tieren gefunden haben, die wir des öfteren mit elektrischen Strömen behandelt haben, wobei nicht zu vermeiden war, daß Hautschäden sogar mit aufsteigenden Entzündungen, Muskelnekrosen und Gefäßveränderungen eintraten. Diese Ergebnisse seien deshalb noch einmal kurz zusammengestellt: Die Zahl der roten Blutkörperchen nimmt im Laufe der Versuchsreihe stets ab, das Hämoglobin bleibt annähernd gleich. Auffallend ist die Zunahme der vitalgranulierten Erythrocyten (Vermehrung fast ums Doppelte). Die Leukocythenzahlen und die Differenzierung des Blutbildes unterlagen Schwankungen, worüber bei der verhältnismäßig geringen Untersuchungszahl noch kein abschließendes Urteil abgegeben werden kann. Bei den Blutausstrichen der Hunde ist eine geringe relative Lymphocytose zu beobachten. Die Blutungs- und Gerinnungszeit nimmt bei Kaninchen und Hunden stets ab. Das Gesamt-Serumeiweiß bzw. Gesamt-Plasmaeiweiß, der Gesamt-Stickstoff, ferner das Globulin (bei letzterem ist der Ausschlag nicht allzu groß) ist vermehrt bei Abnahme des Plasmavolumens. So hat uns also die chemische Blutuntersuchung zusammen mit der Bestimmung der Blut- und Gerinnungszeit gezeigt, daß bei chronischer Elektrizitätsschädigung eine erhöhte Gerinnungsbereitschaft des Blutes vorhanden ist, daß ferner auf die blutbildenden Organe ein Reiz ausgeübt wird, der sich in einer Erhöhung der Vitalgranulierten auswirkt.

Zusammenfassend sehen wir also als Folge der Hautschäden, die durch wiederholte elektrische Einwirkungen entstanden sind:

1. Die Zahl der vitalgranulierten Erythrocyten vermehrt bei gleichbleibendem Hämoglobingehalt und geringer Abnahme der Erythrocyten.

2. Das Gesamtserum bzw. Plasmaeiweiß, den Gesamt-Stickstoff und das Globulin vermehrt.

3. Die Gerinnungszeit verkürzt.

Wie verhalten sich nun die Ergebnisse zu der Beurteilung folgenden Falles?

Fall 1 V h. Unfall Hans K., Alter 36 Jahre, Unfalltag unbestimmt. Nach dem Tode des K. wird von seinen Angehörigen Unfallrentenantrag gestellt mit der Begründung, K. habe beim Reparieren von Schreibmaschinen wiederholt elektrische Schläge erhalten (an den Motoren 110/220 V Wechselstrom). Letztmalig bei Arbeiten, die etwa $^1/_4$ Jahr vor dem Beginn seiner Erkrankung ausgeführt wurden. Strommarken sind nicht vorhanden. Eine Unfalluntersuchung hat ebenfalls nicht stattgefunden. Erst nach seinem Tode wird überhaupt das sehr eigenartige Krankheitsbild in Zusammenhang mit elektrischen Schlägen gebracht. Bei der Aufnahme in das Krankenhaus bot K. das Bild einer multiplen Sklerose, differentialdiagnostisch wurde noch ein Hirntumor erwogen. Unter zunehmenden Kopfschmerzen und klonischen Zuckungen der linken Körperhälfte allmählich eintretende Bewußtlosigkeit, dann volle Bewußtlosigkeit; bereits 12 Tage nach der Krankenhausaufnahme kommt K. ad exitum. Das Interessante ist, daß das Krankheitsbild nicht eindeutig geklärt werden konnte, die Symptome sprechen für eine typische multiple Sklerose: spastische Parese, fehlende Bauchdeckenreflexe rechts, vollkommen normale Druckverhältnisse und keine Zellvermehrung bei leichter Linkszacke im Liquor. Auch die Euphorie sprach für diese Erkrankung. Die Obduktion ergibt folgenden Befund: Frische Thromben des rechten Sinus sigmoideus und transversus, des Sinus longitudinalis superior, der Piavenen über beiden Hemisphären und über dem rechten Kleinhirn. Große subcorticale Stauungsblutung vom linken Hirn bis in die Parietallappen. Multiple kleine Blutungen in beiden Stirnpolen, flächenhafte der Leptomeninx. Hyperämie des Gehirns. Hyperämie und Ödem des Rückenmarks, besonders im Halsteil. Pigmentierter Erweichungsherd und pigmentierte Narbe im rechten Hinterhauptspol. Frische Thrombose der rechtsseitigen Wadenmuskulatur. Lungenödem mit fraglicher hypostatischer Pneumonie. Hochgradige akute Hyperämie aller inneren Organe, besonders der Milz, mit fraglicher entzündlicher Hyperplasie. Trübe Schwellung der Leber. Kleine hämorrhagische Erosionen des Magens. Colitis mucosa. Narben und Retentionspfröpfe der Tonsillen. Geringgradige Arteriosklerose der Aorta und der Kranzarterien des Herzens. Pleuraverwachsung links, Anthrakose der Hiluslymphdrüsen. Verkalkter fraglicher Parasit der Leber.

Bei diesem Falle stand nun zur Erörterung, ob dieses eigenartige, auch anatomisch nicht ganz geklärte Krankheitsbild, aufgefaßt als eine Thrombosebereitschaft, Folge wiederholter elektrischer Schläge, wie sie Monteure beim Legen von Leitungen erhalten, sein kann. Ich halte die Möglichkeit eines Zusammenhanges für sehr unwahrscheinlich. Hätten wiederholte elektrische Schläge größere oder kleinere Schädigungen der Haut und des Muskelgewebes mit Zerfall des betroffenen Gewebes verursacht, so könnte man wohl eine erhöhte Thrombosebereitschaft annehmen; da jedoch etwas Derartiges nicht der Fall ist, kann man den Unfallzusammenhang nicht anerkennen. Mir sind irgendwelche auch nur ähnliche Krankheitsbilder aus der elektropathologischen Literatur nicht bekannt. Ob jemals das Geheimnis dieses Krankheitsfalles geklärt werden kann, mag dahingestellt bleiben. Ich bin gespannt, ob mir bei meinen doch ziemlich zahlreichen Krankheitsbildern nach elektrischen Unfällen wiederum ein ähnliches Bild begegnen wird.

Wenn ich hierauf noch einmal hinweise, so geschieht es deshalb, um mit Nachdruck hervorzuheben, daß Blutschäden eben nur sekundäre Folge der elektrischen Einwirkung d. h. Folge der sich an der Übergangsstelle der Elektroden zum lebenden Gewebe entwickelnden Wärme sind und so jene Blutveränderungen bedingen können. Es sei auch erwähnt, daß gerade bei derartigen Schäden sekundäre Anämien durch umfangreiche Blutungen entstehen können. Diese Unfallzusammenhänge liegen in der Regel eindeutig und klar vor uns, ihr Unfallzusammenhang ist anzuerkennen und je nach Schwere der festzustellenden Blutveränderungen zu entschädigen. Sie sind mit Ablauf der Gewebsschädigung in der Regel behoben. Andere Bluterkrankungen, Anämia perniciosa, essentielle aplastische Anämie, Polyglobulie oder gar Leukämie sind von mir nach elektrischen Unfällen nicht beobachtet und meines Wissens auch in der Literatur nicht erwähnt worden.

In diesem Zusammenhang sei noch auf eine Schädigung des Blutes hingewiesen, die wir jedoch nicht bei den elektrischen Durchströmungen, wohl aber bei Röntgenbestrahlungen sehen. Bekanntlich findet man bei diesen anfänglich leichten Hyperleukocytosen und Erythrocytosen Neigung zu niedrigen Leukocytenzahlen und Verminderung der Blutplättchen, die später sogar zu schweren Anämien führen. Die sogenannten Aleukien, die gerade in ihrem Anfangsstadium nicht sehr leicht zu erkennen sind, können wir bei therapeutischen Bestrahlungen sehen; manchmal bilden sie sich auch bei Ingenieuren und Ärzten, die mit Gammastrahlen arbeiten, und führen zu schweren Schäden des Blutes. Sie sind aber heute so weitgehend Allgemeinerkenntnis der damit umgehenden Menschen und dank der für die Unfallverhütung gemachten Vorschriften auch des dabei mitarbeitenden technischen Personals geworden, daß sie praktisch eine nur noch untergeordnete Rolle spielen.

VI. Erkrankungen des Nervensystems nach elektrischen Unfällen.

Bevor wir uns nun dem eigentlichen Thema zuwenden, sei es mir gestattet, gerade in diesem Zusammenhang nochmals einige elektro-physiologische Vorbemerkungen zu machen. Der elektrische Reiz ist im Vergleich zu Reizen durch verschiedene andere Energien, wie mechanische, chemische, thermische oder Lichtreize, im großen und ganzen ziemlich exakt dosierbar und kann auch wiederholt Anwendung finden. Gehen wir einmal von der Gleichstromreizung aus, die als Grundlage der gesamten Lehre von der elektrischen Reizung gelten muß. Ein zu einem Reiz verwendeter Strom muß die sogenannte Reizschwelle überschritten haben, um überhaupt wirksam zu werden. Es ist bekannt, daß überschwellige Reizströme im Augenblick des Stromschlusses den Reiz auslösen. Fließt der Strom anschließend weiter, so verharren Nerv und Muskel scheinbar in einem völligen Ruhezustand. Bei Abschalten des Stromes bemerken wir erst dann einen Reizeffekt, wenn wir die Spannung erhöhen, während wir bei gleicher Spannung und Stromstärke im Augenblick der Stromunterbrechung einen geringeren Reiz beobachten als im Augenblick des Stromschlusses. Bezeichnet werden diese Beobachtungen als Öffnungs- und Schließungseffekt. Es ist also so, daß das Fließen eines Stromes im Gewebe außer jenen chemischen Vorgängen innerhalb des Gewebes, die als Ionenverschiebung bezeichnet werden, einen eigentlichen Reiz nicht zustande kommen läßt; ein solcher tritt lediglich beim Entstehen und Verschwinden des Stromes auf. Schleichen wir uns mit dem Strom langsam ein, so bleibt ein Effekt bei der gleichen maximalen Intensität aus. Wir erkennen daraus, daß der Zeitfaktor des Einschleichens, also die Geschwindigkeit des Entstehens eines elektrischen Stromes in bestimmter Mindestgröße, ausschlaggebend für das Zustandekommen einer Erregung zu sein scheint. Außer acht lassen wollen wir hierbei zunächst einmal jene Vorgänge, die durch Elektrolyse und Stromwärmebildung entstehen können.

In diesem Zusammenhang sei noch auf das bekannte PFLÜGERsche Gesetz hingewiesen, das besagt, daß die Reizschwelle für die Öffnungsreizung stets höher liegt als für die Schließungsreizung, und zwar deshalb, weil die Öffnungsreizung gleichsam durch die Schließung des entgegengesetzt gerichteten Polarisationsstromes entsteht. Für das Zustandekommen einer Erregung ist also sowohl die Anstiegsgeschwindigkeit wie auch die Stromstärke von Bedeutung, besser ausgedrückt, die Stromdichte (A pro cm^2). Bei derartigen Versuchen haben wir es mit Stromstärken in einer Größenordnung von einigen Milliampere zu tun. Neben diesen drei Faktoren ist aber für die Reizwirkung auch die Flußdauer von großer Wichtigkeit.

Wie verhält sich die Reizung nun bei Wechselströmen? Die Reizwirkung durch Wechselströme müssen wir uns so klarmachen, als ob es sich um aneinandergereihte Gleichstromstöße wechselnder Richtung handelt, das heißt, daß damit die Gesetzmäßigkeiten in Hinsicht auf die Schließung und Öffnung und das Gesetz der polaren Erregung volle Gültigkeit behalten; die Reizwirkung ist zwangsläufig von der Frequenz abhängig. Je höher die Frequenz liegt, um so höher liegt auch die Reizschwelle für den Wechselstrom. Es ist bekannt, daß die Reizschwelle ein Optimum (Niedrigstwert) bei einer bestimmten mittleren Frequenz hat, wie wir es auch bei unseren Tonfrequenzuntersuchungen sahen, und daß bei sogenannten hochfrequenten Wechselströmen mit Frequenzen der Größenordnung 100000 oder Millionen pro Sekunde eine Reizschwelle überhaupt nicht mehr erreicht wird. Der Strom wird dabei entsprechend den Gesetzen der elektrischen Lehre Stromwärme entwickeln, die man errechnen kann; die pro Zeiteinheit gebildete Wärmemenge Q/t kann aus der Stromstärke J und dem wirksamen Widerstand W des Körpers zwischen den Zuleitungselektroden errechnet werden (Q = J²·W·t·const). Die praktische Anwendung dieser Ströme sehen wir in der Diathermie. Diese Gesetzmäßigkeiten sind, worauf wir im Gegensatz zu dem Wiener Forscher Jellinek immer wieder hingewiesen haben, absolut anerkannt, und sie bedürfen auch bei der Beurteilung elektrischer Unfälle im übertragenen Sinne ihrer Beachtung. Gerade auf die unbedingt notwendige technische Unfalluntersuchung hat der leider auf tragische Weise ums Leben gekommene Alvensleben in seinen früheren Arbeiten ganz besonders hingewiesen, ohne seine geplante Monographie abschließen zu können; es ist sein Verdienst, uns Ärzte, die wir uns mit derartigen Unfällen beschäftigen, in diese Richtung geführt zu haben.

So ist gerade in dem interessanten Buch von Freiberger, ,,Der elektrische Widerstand des menschlichen Körpers gegen technischen Gleich- und Wechselstrom", das ebenfalls von Alvensleben angeregt wurde, an Hand sehr eingehender Messungen der Widerstandsverlauf bei verschiedenen Spannungen im menschlichen Körper errechnet worden, worauf Jenny in seiner Monographie ganz besonders hingewiesen hat. Jenny zeigt an Hand der Freibergerschen Schemen, wie unbedingt notwendig es ist, sich vor der ärztlichen Beurteilung eines elektrischen Unfalles mit diesen Fragestellungen zu beschäftigen und von allen möglichen Spekulationen fernzuhalten. Für Jellinek dagegen hört die physikalische Gesetzmäßigkeit dort auf, wo der elektrische Strom mit dem Körper in Berührung kommt, eine unwissenschaftliche Auffassung, die leider in Ärztekreisen noch oft erwähnt wird. Trotz der sehr beachtenswerten Arbeit von Panse über die neurologischen Nacherkrankungen nach elektrischen Unfällen, trotz der umfassenden Arbeiten der amerikanischen Forscher Ferris, King, Spence und Williams, trotz unserer eigenen experimentellen, physikalisch exakt begründeten Untersuchungsergebnisse, müssen wir immer wieder feststellen, daß viele Ärzte, denen die Elektrophysiologie noch etwas Fremdes ist, die bekannten Gesetzmäßigkeiten nicht beachten und dadurch, wie wir es auch noch an Hand unserer Krankheitsfälle zeigen werden, unberücksichtigt lassen.

Bis vor nahezu 20 Jahren war es außerordentlich schwierig, sich ein Bild über jene Erkrankungen am Zentralnervensystem zu machen, die auf dem Einfluß der an sich so segensreichen elektrischen Energie beruhen sollen. Es ist das unbestreitbare Verdienst von Panse, nicht nur die in der gesamten Weltliteratur zerstreuten Einzelberichte über elektrische Späterkrankungen bis in das Jahr 1936 zusammengestellt, sondern auch eigene Beobachtungen und Krankheitsfälle aus der Sammlung Alvensleben kritisch betrachtet und somit erstmalig, wie er selbst sagt, der Förderung unserer Einsichten über diese Erkrankungen neue Anregung gegeben zu haben. Panse trennt in seinen Arbeiten die große Gruppe der sogenannten spinal-atrophischen Erkrankungen heraus, bei denen als Folge des elektrischen Schlages Lähmungen einer oder mehrerer Extremitäten mit atrophischen leichten reparablen bis schwersten

irreparablen Ausprägungen aufgetreten sind. Diesen Fällen stellt er
bewußt die Erkrankungen gegenüber, die als Erkrankungen durch die
während der Elektrisierung auftretende Wärmeeinwirkung entstanden
sind. Bei den letztgenannten Erkrankungsfällen werden oft umfangreiche Verbrennungen beobachtet.

PANSE vermag allerdings, wie schon erwähnt, lediglich auf Grund der
klinischen Untersuchungsergebnisse eindrucksvoll zu zeigen, daß es sich
bei diesen Schäden um vasomotorische Vorgänge handelt, und stützt
sich dabei unter anderem auch auf anatomische Befunde vieler Autoren;
auch unsere eigenen experimentellen und anatomischen Untersuchungen
hat er herangezogen. Wir fanden nämlich in umfangreichen Versuchsreihen von Tieren, die kurz nach oder noch während der Stromeinwirkung gestorben waren, kleinste kapillare Blutaustritte, Füllung der
größeren Venen mit Blut und ein Ödem des Gliagewebes, das wohl
wiederum abhängig ist von dem Füllungszustand des Gefäßsystems.

Im Anschluß an diese Versuchsreihe mit ihren histologischen Ergebnissen führten wir physiologische Untersuchungen durch und haben
nun gesehen, daß mit Hilfe des elektrischen Stromes Gefäßkrämpfe nicht
hervorgerufen werden konnten, sondern daß infolge des außerordentlich
starken Muskelkrampfes der quergestreiften Muskulatur Blutdrucksteigerungen in Abhängigkeit von den während der Elektrisierung auftretenden Stromstärken entstanden, die beim stärksten Ausdruck des
Elektrokrampfes, dem elektrischen Tod, zu den oben beschriebenen
Veränderungen führten. Diese Annahme wird experimentell durch unsere
Curare-Versuche bestätigt, nach welchen Blutdrucksteigerungen irgendwelcher Art nicht beobachtet wurden, wenn die gesamte periphere Muskulatur (die Atmung wurde durch die STARLINGsche Pumpe aufrechterhalten) gelähmt war (vgl. S. 31). Wir müssen also nach diesen Untersuchungen der Gefäßkrampftheorie, so einleuchtend und klar sie uns
die Erklärung der spinalen Erkrankungen nach elektrischen Unfällen
zu zeigen schien, eine sehr starke Kritik entgegenbringen, ohne allerdings trotz der jahrelangen Untersuchungen exakt sagen zu können,
wie es zu den spinalen atrophischen Erkrankungen kommt. Aber darüber sei erst bei der Besprechung der, wie wir sie nun einmal bezeichnen
wollen, spinalatrophischen Nervenschädigungen nach elektrischen Unfällen ausführlich eingegangen.

Es ist doch ganz interessant, darauf hinzuweisen, daß unter meinen
neurologischen Erkrankungsfällen, die im Zusammenhang mit einem
elektrischen Trauma stehen sollen, nur fünf spinalatrophische Erkrankungsfälle sich befinden, von denen auch der eine (Fall Robert P., S. 155)
aller Wahrscheinlichkeit auf Wärmeeinwirkung zurückzuführen ist
(s. Tab. 3).

Es soll durch diese Untersuchungen aber auch keineswegs die Arbeit
von PANSE geschmälert werden, sondern es soll lediglich versucht werden, an Hand der experimentellen Untersuchungsergebnisse eigene,
selbst beobachtete Fälle zu besprechen, zumal, wie es auch gerade
DOHMEN in einem kürzlich veröffentlichten Fall zeigt, die Auffassungen
über die elektrischen Unfallerkrankungen außerordentlich auseinander-

gehen. Gerade ich, der ich nun schon fast zwei Jahrzehnte mich mit
diesen Erkrankungsfällen beschäftigte, habe viele Gutachten verschiedenster Kliniker, seien es Neurologen oder Psychiater oder Internisten,
kritisieren müssen und dabei die Beobachtung gemacht, daß kaum ein
übereinstimmendes Urteil in einem Nervenfall zu erzielen war. Besonders interessant wird die Sache, wenn nun einmal schicksalsmäßig der
eine oder andere dieser Patienten stirbt und neuro-histologisch eingehend
untersucht wird. So zeigt auch gerade DOHMEN bei einem Erkrankungsfall, der einmal als multiple Sklerose, sodann als Folgezustand einer
Encephalitis epidemica und schließlich als extrapyramidale Erkrankung
gedeutet wurde, daß es sich bei der Obduktion des genannten Erkran-
kungsfalles um ein Krankheitsbild handelte, das in die Gruppe der entzündlichen zentralen Rückenmarkskrankheiten, wie sie HALLERVORDEN
beschrieben hat, gehört. Damit hat wieder eine als Elektrotrauma an-
gesehene Nervenerkrankung ihre wissenschaftliche Erklärung gefunden,
und wir werden auch noch weiter unten einige Fälle besprechen können,
die nach umfangreichen klinischen Beobachtungen histologisch untersucht worden sind.

Es ist notwendig, noch kurz auf die bisher bekannten histologischen
Untersuchungen des Zentralnervensystems nach elektrischen Einflüssen
hinzuweisen. Als ich vor Jahren im Pathologischen Institut Leipzig
die Gehirne elektrisch getöteter Tiere untersuchte, konnte ich die Ergebnisse JELLINEKS oder LANGWORTHYS am Zentralnervensystem nicht
bestätigen. Dadurch kam ich in wissenschaftliche Verbindung mit
HALLERVORDEN, der nicht nur meine Präparate nachuntersuchte, sondern auch als auf dem Gebiet der Hirnpathologie erfahrener Wissenschaftler insgesamt sechs Gehirne elektrisch Verunglückter untersuchte.
Das Ergebnis dieser Gehirnuntersuchung eines von mir obduzierten
25jährigen Selbstmörders (Selbstmord an 500-V-Leitung) sei hier als
Beispiel angeführt:

Fall 241, Bruno R. Das nach Virchow sezierte, in Formol fixierte Gehirn zeigt
nichts Auffälliges, die weichen Häute sind zwar durchscheinend und ihre Gefäße
nur mäßig mit Blut gefüllt. Die Arterien der Basis sind dünnwandig und zeigen
keine Einlagerungen.

In der Hirnrinde sind keine Störungen der Architektonik vorhanden. Aber die
Nervenzellen der oberen Schichten bis etwa zur Mitte der dritten Schicht zeigen
erhebliche Veränderungen verschiedener Art. Am auffälligsten sind etwas geblähte
abgeblaßte Nervenzellen ohne erkennbare NISSL-Substanz, deren periphere Plasma-
schicht von den übrigen Zellen angerissen ist oder nur noch stellenweise mit Kern
und seinem Plasmarest zusammenhängt, der Kern ist blaß, meist etwas gebläht,
das Kernkörperchen dunkel. Vielfach sind auch die Fortsätze der Ganglienzellen
eine Strecke weit angefärbt, so daß das Rindenbild dadurch bei schwächerer Vergrößerung ein streifiges Aussehen bekommt. Diese Zellveränderung ist vorwiegend
in der zweiten und in den oberen Teilen der dritten Schicht verbreitert, kommt
aber auch hier und da in den unteren Schichten vor. Daneben gibt es verschiedene
Grade von Schrumpfung der Fortsätze. Die Zellen erinnern so an die sklerotische
Zellerkrankung, ohne dieser aber gleichzukommen. Verbreitert sind kleine Lücken
und leichte Verödungen um die Gefäße. Im allgemeinen sind in den tieferen Schichten besser gefärbte und zum Teil durchaus normal aussehende Zellen zu sehen. Aber
dies ist nicht durchgängig so, sondern normale Zellen wechseln mit den beschriebenen Veränderungen in bunter Reihe ab. Überhaupt findet sich nirgends ein
ganzer Rindenbezirk oder auch nur eine Schicht, die unversehrt geblieben wäre

oder etwa nur eine bestimmte Zellveränderung aufzuweisen hätte. Progressive Veränderungen an der Glia fehlen durchweg, die Gliakerne sind nicht vermehrt, meist dunkel gefärbt, vom Plasma ist keine oder allenfalls nur eine ganz dürftige Andeutung vorhanden. Neurophagien fehlen, selbst nicht einmal die in den unteren Schichten so häufigen Umklammerungen sind zu sehen. Das gleiche ist zu sagen vom Striatum und Thalamus, vom Pallidum und Hypothalamus. Wie sonst vielfach, sind auch hier die Ganglienzellen in den grauen Kernen der Medulla oblongata besser erhalten, jedoch findet sich überall einmal eine Zelle mit den beschriebenen Veränderungen. Recht gut sind auch die PURKINJE-Zellen des Kleinhirns imstande, wenn auch einzelne abgeblaßt sind oder Vacuolenbildung zeigen; das gleiche gilt von den zentralen Kleinhirnkernen.

Die Fettfärbung offenbart nur geringe Lipoidanhäufungen in den Nervenzellen, die Glia ist ganz frei davon; dagegen finden sich in den Gefäßwandzellen und den Adventitiazellen vieler mittlerer und kleinerer Gefäße, aber keineswegs aller, feintropfige Fettspeicherungen. Der Gefäßinhalt ist bald hellorange, bald durch Hämatoxylin graublau gefärbt.

Die Marksubstanz ist völlig intakt, die Achsencylinder unversehrt, die Fibrillen in Nervenzellen sind zum Teil nicht darstellbar, zum Teil körnig zerfallen, aber in den sonst intakten Ganglienzellen gut erhalten. Die Arterien innerhalb der Hirnsubstanz und in den weichen Häuten sind größtenteils leer und kontrahiert, doch gibt es immer einmal eine Arterie, die reichlich mit Blut gefüllt ist. Die Venen sind meist stark gefüllt, doch auch dies keineswegs immer. Bestimmte Bezirke von Blutfülle oder Blutleere lassen sich nicht abgrenzen. Im mittleren Teil der Rinde der Zentralgegend sind um eine stark gefüllte Vene Austritte von roten Blutkörperchen außerhalb des Gefäßes zu sehen. Im Haubengebiet der Medulla oblongata ist eine kleine frische Gliakernsammlung im Grau vorhanden, die vielleicht auch mit einer kleinen Blutung zusammenhängt.

Überblickt man die Befunde dieser sechs Patienten[1], die den bekannten plötzlichen Herztod (Kammerflimmern) nach elektrischer Einwirkung starben, so treten besonders hervor: 1. Veränderungen an den Nervenzellen, die im wesentlichen als *postmortal* bedingt anzusehen sind; 2. eine relativ starke Blutfülle der Venen, dagegen Blutleere der Arterien, wobei aber in allen Fällen hiervon Ausnahmen stattfinden; 3. kleine Blutaustritte bei prallgefüllten Gefäßen, vor allem unter der Wand des dritten Ventrikels, am Boden des vierten Ventrikels und schließlich vereinzelt auch einmal in der Hirnrinde.

Ein stärkerer Lipoidgehalt der Nervenzellen war einige Male festzustellen, ebenso eine mäßige Vermehrung des Fettes an Gefäßen. Bei Franz G. (vierter Obduktionsfall) waren einzelne unbedeutende Infiltratzellen im Thalamus vorhanden. Darüber hinaus fanden sich keine pathologischen Veränderungen, weder pro- noch regressive Veränderungen, an Gliazellen und Fasern. Es fehlten außer entzündlichen Erscheinungen vor allem irgendwelche Anzeichen der Erkrankung der Gefäße. Ependym und Plexus waren als normal anzusehen. Pathologische Abbauprodukte irgendwelcher Art waren nicht vorhanden.

Bei den Veränderungen der Nervenzellen stehen im Vordergrund die sogenannten Wasserveränderungen, welche charakterisiert sind durch den Schwund der NISSL-Schollen, die Abblassung des Plasmas und des Kernes und die Auflösung und Trennung des Plasmas in einen dem Kern und einen der Zellwand anhängenden Teil. Sie nehmen vorwiegend

---

[1] Die Protokolle der weiteren fünf Ergebnisse können jederzeit von Herrn Prof. HALLERVORDEN, Gießen, Kaiser-Wilhelm-Institut für Hirnforschung, oder vom Verfasser angefordert werden.

die oberen Schichten der Rinde ein, wo die meisten Nervenzellen in dieser Art verändert sind, bis in die dritte Schicht; doch sind auch weiter unten immer noch einzelne Zellen betroffen. Diese Veränderungen entstehen bei längerer Lagerung des Gehirns in der Leiche, namentlich bei reichlichem Ödem. Daneben gibt es die verschiedensten Quellungs- und Schrumpfungsvorgänge an den Nervenzellen, welche bekannten Krankheitszuständen der Ganglienzellen ähnlich sein können. Natürlich ist es im einzelnen nicht immer möglich, bei jeder veränderten Zelle zu sagen, wieweit das vorhandene Bild auf ganz bestimmte Vorgänge zurückzuführen ist und bereits prämortal eine Schädigung stattgefunden hatte. Aber das eine läßt sich doch bestimmt behaupten, daß eine ausgesprochene besonders charakterisierte Zellerkrankung, die über weitere Bezirke ausgedehnt ist und auf eine Erkrankung während des Lebens zurückgeführt werden muß, nicht nachgewiesen werden kann. Dies gilt namentlich für die anämische Zellveränderung, welche überhaupt in allen Fällen fehlt. Es ist deshalb von Bedeutung, weil ihr Vorhandensein auf einen organischen oder funktionellen Gefäßverschluß hinweisen würde; im übrigen aber würde es bei der Plötzlichkeit des Todes wegen Zeitmangels zu einer solchen Veränderung auch nicht kommen können. Aus ihrem Fehlen kann also deshalb kein Schluß über die dem Gefäßsystem zugeschriebene Rolle beim elektrischen Tod gezogen werden. Im übrigen stimmen unsere negativen Befunde sicherer charakteristischer Zellerkrankungen mit der Ansicht der meisten Autoren überein, widersprechen also durchaus denjenigen, welche alle möglichen Zellveränderungen auf die elektrischen Eindrücke beziehen und in ihnen die Ursache des Ablebens sehen wollen. Beliebt ist in dieser Beziehung der vegetative Vaguskern, dessen Zellen sehr vulnerabel sind und normalerweise schon in ihrem Aussehen pathologischen Formen ähneln können. Im übrigen gilt dieses Grau ganz zu Unrecht als Atemzentrum, dieses hat vielmehr eine viel größere Ausdehnung, und zwar vornehmlich in der Substantia reticularis.

Zusammenfassend bleibt also als Ergebnis von sechs akuten elektrischen Todesfällen lediglich eine venöse Stauung mit häufigem Vorkommen sekundärer kleiner Blutungen; alle übrigen Befunde sind nebensächlicher Natur. Eine spezifische Einwirkung des Stromes auf das Nervenparenchym ist aus den pathologisch-anatomischen Befunden nicht erweisbar, womit nichts über ihr mögliches Vorhandensein ausgesagt ist. Die Nervenelemente und die Glia zeigen nur postmortale Veränderungen. Meine eigenen anatomischen Gehirnuntersuchungen nach wiederholten elektrischen Einwirkungen im Tierversuch stimmen mit diesen Untersuchungen HALLERVORDENS völlig überein. Nur kurz sei noch auf die ausführliche Zusammenstellung von WEGELIN über die Literatur elektrischer Schädigungen am Zentralnervensystem aufmerksam gemacht. Sämtliche Befunde von KRATTER, M. B. SCHMIDT, JELINEK, CRITSCHLEY, LANGWORTHY, KOUWENHOVEN, NIEBERLE, MACMAHON u. a. stimmen im wesentlichen mit unseren Ergebnissen überein; sie sind jedoch nicht als elektrische Schäden, sondern als postmortale Veränderungen oder als Ausdruck der beschriebenen akuten

Blutdruckveränderungen während der elektrischen Durchströmung anzusprechen.

Eine klinische Arbeit von LINK sei nun wieder erwähnt. Es handelt sich dort um eine typische amyotrophische Lateralsklerose, die von dem Genannten als unfallbedingt im Sinne der sogenannten elektro-traumatischen Encephalomyelose angesehen wird; er hält es für möglich, daß auf dem Wege einer elektrolytischen Veränderung der Wasserstoffionenkonzentration der Zellen Störungen im Wasserhaushalt auftreten, die zu degenerativen Folgezuständen führen. Die von ihm abgebildeten Rückenmarksschnitte zeigen das typische Bild der amyotrophischen Lateralsklerose. Ich halte es, um dies schon hier vorwegzunehmen, für sehr fraglich, daß in dem vorliegenden Fall ein Zusammenhang mit dem elektrischen Unfall besteht. Der Unfallhergang selbst ist nichts Außergewöhnliches, sondern ein Unfall, wie wir ihn in der elektrischen Unfallpraxis sehr oft sehen, ein elektrischer Schlag von kurzfristiger Dauer, etwa 10 Sekunden, höchstens 20 Sekunden bei einem Stromfluß über rechte und linke Hand. Das Krankheitsbild, das sich nach dem Unfall entwickelte, wurde zunächst als eine Art kombinierter Systemerkrankung unfallunabhängig angesehen.

Einleitend haben wir den elektrischen Reiz und seinen physiologischen Effekt besprochen, auch die Reizwirkungen des Wechselstromes. Nach Stromöffnung ist eben die Erregung des Muskels oder des Nervs oder des übrigen Gewebes beendet. Weitere spontane Erregungen sind nicht zu erwarten. Deshalb halte ich es für unwahrscheinlich, daß diese amyotrophische Lateralsklerose durch die elektrische Reizung ausgelöst ist. Das nicht so seltene, von CHORCAT beschriebene Leiden tritt in genuiner, familiärer Form fast stets schon im jugendlichen Alter auf, während sporadische und zweifelhaft hereditäre Fälle ein späteres Alter bevorzugen. Befallensein mehrerer Geschwister wird beobachtet, häufiger freilich sind rudimentäre Fälle in der ganzen Familie, vor allem Reflexanomalien.

Wenn auch der folgende Hinweis nicht als Beweis gegen den Unfallzusammenhang angesehen werden soll, so ist er vielleicht doch erwähnenswert. Da unsere Elektromonteure oft nicht nur einen, sondern zahlreiche ähnliche elektrische Schläge erleiden, müßte dieses Krankheitsbild wesentlich öfter zu beobachten sein.

Es sei noch auf die Elektrokrampfbehandlung hingewiesen, die von v. BRAUNMÜHL, BINGER und MEGGENDORFFER im Anschluß an die interessanten Untersuchungen von BINI und CERLETTI als Heilbehandlung eingeführt worden ist. PÄTZOLD hat bei der Besprechung der physikalischen Grundlage dieser Versuche gezeigt, daß maximal etwa 500 mA bei etwa 200 V, in der Regel aber wesentlich niedrigeren Stromstärken, zwischen 150 und 400 mA, bei den entsprechend niedrigeren Spannungen nötig sind, um die sogenannte Elektrokrampferzeugung bei der Behandlung von Geisteskrankheiten durchzuführen. Die genannten Autoren zeigen übereinstimmend, daß diese epileptiformen Krampfanfälle ohne eine erkennbare Schädigung des Zentralnervensystems einhergegangen sind; ungezählte Patienten sind mit diesem Krampfverfahren, das gegenüber dem Cardiazol oder dem Insulin sehr erhebliche Vorteile hat, bereits mit den bekannten günstigen Erfolgen behandelt worden.

Bei diesen Versuchen ist die Einwirkungsdauer wohl etwas niedriger als bei dem elektrischen Unfall von Link. Sie beträgt etwa $^1/_{10}$ bis $^6/_{10}$ Sekunden, aber auch bei den meisten elektrischen Unfällen ist in der Regel die Einwirkungsdauer nicht wesentlich länger; jedoch fällt die sich in der Strombahn bildende Wärme immerhin ins Gewicht. Aber darauf sei erst an Hand der Experimentaluntersuchungen eingegangen.

Wir haben also gesehen, daß trotz der grundlegenden Arbeit Panses und der Bemühungen jüngerer Forscher die Erkenntnisse bezüglich der elektrischen Nervenerkrankungen noch ziemlich im unklaren liegen, so daß ich es für gerechtfertigt hielt, weitere experimentelle und klinische Untersuchungen anzustellen. Vielleicht können wir durch diese Befunde schon etwas genauere Schlußfolgerungen und Beurteilungen abgeben; erforderlich ist es jedoch, gerade die spezifisch elektrischen, spinal-atrophischen Krankheitsbilder weiterzusammeln und zu erforschen. Auch in der schwedischen Literatur sind von Eckerström zwei Fälle, ferner von Adler-Mönnich und Hegglin je ein Fall beschrieben worden, deren Auffassung in bezug auf den Unfallzusammenhang ich nicht folgen kann. Im Rahmen dieser Arbeit sollen nur anerkannte und zur Grundlage für weitere Beurteilungen geeignete und verwertbare Erkenntnisse unter Ausschaltung bisher falsch gedeuteter und hypothetischer Auffassungen angeführt werden.

Die Bedeutung der elektrischen Spätschäden in der Unfallmedizin ist auch auf der Chirurgentagung 1940 behandelt worden. Die beiden Hauptreferenten Sommer und Konjetzny haben sich allerdings im wesentlichen auf das Wesen und die Behandlung der Verbrennungen beschränkt. Sie brachten jedoch zum Ausdruck, daß auch andere Nacherkrankungen, wie die des Herzens und des Nervensystems, nach elektrischen Unfällen auftreten und sowohl in Hinsicht auf die Unfallverhütung als auch in Hinsicht auf die Behandlung von großer Wichtigkeit sind. Gerade nach elektrischen Unfällen treten häufiger als nach anderen Unfällen Symptome auf wie Kopfschmerzen, allgemeine Unruhe, Schlaflosigkeit, unbestimmte Angstgefühle, Übererregbarkeit, Aufschrecken vor Geräuschen und andere nervöse Beschwerden, die in der Natur des elektrischen Traumas begründet sind. Der oftmals auftretende starke Krampf der Extremitätenmuskulatur, der Atmungskrampf, der während der Elektrisierung stark ansteigende Blutdruck, sind eben Folge der Elektrisierung. Oft ist auch Bewußtseinsverlust mit Erloschensein der konjunktivalen und cornealen Reflexe, mit Fehlen der Sehnenreflexe, mit Auftreten von Schaum vor dem Mund, Harn- und Stuhlabgang und bei Tieren Aufhebung der Sprung- und Liftreaktion verbunden. Ich habe diese Anfälle bereits in früheren Arbeiten als „elektrische Anfälle" bezeichnet zum Unterschied von den „epileptischen Anfällen", die anderer Natur sind.

1941 erschien ein Aufsatz von Sturm, den ich im Zusammenhang mit den elektrischen Schäden des Zentralnervensystems noch besprechen

muß. STURM will bei einem 57jährigen Menschen eine Blutdrucksteigerung von 180 mm Hg als elektrischen Unfallschaden des *Stammhirns*
anerkannt wissen.

W. Ku., 57 Jahre, elektrischer Unfall: 13. 5. 1939. Anamnese bis zum Unfall o. B.
(auch keine rheumatischen Erkrankungen). Unfallhergang: Am 13. 5. 1939 erlitt
K. bei Arbeiten an einem elektrischen Kabel, als er das an Wechselspannung von
etwa 380 V liegende Kabel in der rechten Hand hielt und mit der linken Hand
einen mit Draht umwickelten Luftschlauch anfaßte, einen elektrischen Schlag. Er
blieb mit der rechten Hand am Kabel hängen, schrie vor Schmerz auf und brach
zusammen. Bis die Arbeitskameraden die Stromleitung unterbrechen konnten, soll
es mindestens eine Minute gedauert haben. Als dann das Kabel spannungslos war,
lag K. für einen kurzen Augenblick bewußtlos am Boden, konnte dann aber, unterstützt von Arbeitskameraden, zum Sanitäter gehen. Er empfand hierbei sofort ein
starkes Stechen im Rücken, war empfindlich gegen die geringste Berührung am
ganzen Körper und konnte aus eigener Kraft sich nicht aufrichten. Gleichzeitig
zitterte er am ganzen Körper. Er wurde sofort in eine chirurgische Klinik eingeliefert. Hier fanden sich oberflächliche Stromverbrennungen in der rechten Hohl-
hand und an der Beugeseite des zweiten und dritten Fingers rechts. Es bestand
der Zustand eines erheblichen Kreislaufkollapses. Puls war klein und frequent.
K. klagte über Atemerschwerung, über Druck in der Brust, über stichartige Schmerzen im Rücken. Da sich K. im Laufe des nächsten Tages rasch erholte, wurde er
bereits am Tage nach dem Unfall aus der chirurgischen Klinik nach Hause entlassen. Erst zu Hause sollen sich die eigentlichen Unfallfolgen in Form von sehr
starken Schmerzen im ganzen Körper, besonders im Rücken eingestellt haben.
K. konnte zunächst nicht mehr gehen, hatte Schwindelgefühle, Herzklopfen und
ein furchtbares Druckgefühl auf der Brust, dazu kamen Schmerzen im Kreuz.
K. hatte das Gefühl, als wenn er sich überhoben hätte, als ob die Luft schwinde.
Bei Witterungswechsel verstärkten sich die Beschwerden erheblich. In den Händen
litt er unter dem Gefühl von Ameisenkribbeln. Den linken Arm konnte er vor
Schmerz gar nicht mehr heben. Ständig bestand starkes Kopfweh, nachts konnte
er nicht schlafen. Als er nach etwa zwei Wochen wieder aufstehen konnte, bestand
sehr starkes Herzklopfen und Müdigkeitsgefühl. In den folgenden Monaten setzten
Schwindelanfälle so plötzlich ein, daß er mit einem Ruck zusammenstürzte. Es ist
ihm dies mitten auf der Straße oder auf der Treppe passiert. K. getraute sich daher
nurmehr in Begleitung auszugehen. Kopf- und Rückenschmerzen hielten in un-
verminderter Stärke an. Bei einer vom behandelnden Arzt veranlaßten elektrokardiographischen Untersuchung wurde ein schwerer Herzmuskelschaden festgestellt. Als K. bei einer kurzen Nachuntersuchung in einer chirurgischen Klinik
am 9. 3. 1940 beim Auskleiden sehr starke Schmerzen äußerte, wurde eine Ag-
gravation angenommen, nachdem besondere Bewegungseinschränkungen in den
Armen und in der Wirbelsäule nicht beobachtet werden konnten. Das chirurgische
Gutachten erklärte, daß eine wesentliche Einschränkung der Erwerbsfähigkeit
durch Unfallfolgen, soweit sie chirurgischer Beurteilung unterliegen, nicht besteht.
Befund: Herz: normale Größe. Blutdruck 180/90 mm Hg. Pulszahl schwankt
zwischen 65 und 90 Schlägen pro Minute; bei Kreislaufbelastung durch Treppen-
steigen setzte eine erhebliche Atemnot und eine lang anhaltende Pulsbeschleunigung
ein. Elektrokardiogramm: QRS in allen drei Ableitungen breit aufgesplittert mit
Überwiegen der linken Kammeraktion, QS 0,14 Sek. ST in Ableitung I deutlich
gesenkt, in Ableitung II nur angedeutet gesenkt, in Ableitung III bogenförmig gehoben, PQ 0,18 Sek. P- und T-Zacken normal entwickelt: Rechtsseitiger Schenkelblock.
Das Röntgenbild der Wirbelsäule zeigt eine keilförmige Kompression des vierten
Brustwirbelkörpers, der auf über die Hälfte der normalen Höhe erniedrigt ist. Durch
die Mitte des Wirbelkörpers zieht angedeutet eine verdichtete Linie. Die Konturen
des Kompressionswirbels sind scharf und konkav. Die übrigen Wirbelkörper im
Filmbereich sind auffällig kalkarm und zum Teil durch Knochenspornbildungen
entstellt.
Die zum Teil in der Nervenklinik Jena durchgeführte neurologische Unter-
suchung ergab eine leichte Druckschmerzhaftigkeit im ersten und zweiten Ast des
Nervus trigeminus, eine leichte diffuse Klopfempfindlichkeit des ganzen Schädels,

eine Herabsetzung der Berührung- und Schmerzempfindung am linken Arm, Überempfindlichkeit für Berührung und Schmerz in Höhe des 10. und 11. Brustsegments, leichte Konvergenzschwäche des rechten Auges, linke Pupille deutlich weiter als rechte, bei sonst normalen Pupillenreaktionen. Mundfacialis links eine Spur besser als rechts, geringfügiges Abweichen der Zunge beim Herausstrecken nach rechts. Lebhafte, aber normale Reflexe an Sehnen und Knochenhaut. — Die Lumbalpunktion ergab völlig normale Verhältnisse im Liquor, Mastixkurve o. B. WaR im Liquor negativ.

STURM nimmt an, indem er dabei WEGELIN zitiert, daß der Gewebsschaden des Stammhirns als hämorrhagische Gewebsveränderung, bedingt durch den elektrischen Schlag, anzusehen sei und durch JELLINEK u. a. eine „ausreichende und sichere morphologische Grundlage" erhalten hätte. Meines Erachtens sind hier die klaren Ausführungen WEGELINs über die elektrischen Schäden am Zentralnervensystem nicht richtig zitiert worden; denn gerade WEGELIN sagt in dieser von STURM angeführten Arbeit: „Ich zweifle nicht daran, daß viele von den angegebenen Veränderungen tatsächlich Folgen des elektrischen Traumas sind, es sei nun, daß sie direkt durch Wärmewirkung oder indirekt durch Zirkulationsstörungen, z. B. Gefäßkrämpfe, hervorgerufen werden. Dennoch ist bei der Beurteilung große Vorsicht am Platze. Denn es ist schwer verständlich, daß sich beim sofortigen Tode eine Vermehrung der Gliazellen mit Neuronophagie einstellen soll, und wenn man sehr zahlreiche Gehirne von Menschen, die auf die verschiedenste Weise gestorben sind, mikroskopisch untersucht hat, so wird man sich immer zunächst die Frage vorlegen, ob nicht solche Veränderungen schon vor dem Trauma vorhanden waren, was ich für wahrscheinlich halte. Jedenfalls kann ich JELLINEK und POLLAK nicht beipflichten, wenn sie Pseudokalkkonkretionen, die sie im Globus pallidus einen Tag nach einem elektrischen Unfall fanden, mit der Elektrizitätseinwirkung in Zusammenhang bringen, denn es scheint mir ausgeschlossen, daß solche Bildungen in so kurzer Zeit entstehen, und überdies sind sie gerade in dieser Gegend ein gar nicht seltener Zufallsbefund." Weiter sagt WEGELIN: „Freilich sind derartige posttraumatische Erkrankungen des Zentralnervensystems verhältnismäßig selten, ein Beweis, daß Gehirn und Rückenmark, wenn sie nicht direkt vom Strom getroffen werden, meistens nicht leiden, und auch nicht durch vasomotorische Störungen dauernd beeinflußt werden." Ich selbst habe bei Hunden zahlreiche Gehirne an zahlreichen Schnitten eingehend histologisch untersucht. Ich habe in meinen Tierversuchen, die bei sofortiger Fixierung in Alkohol bzw. Formalin irgendwelche Fäulniserscheinungen nicht zuließen, auch kleinste Blutaustritte um die Gefäße herum beobachtet, aber alle die zahlreichen Ganglienzellveränderungen, die nicht nur von JELLINEK, sondern beispielsweise auch von LANGWORTHY und KOUWENHOVEN beschrieben worden sind, nicht feststellen können. Weist diese Beobachtung nicht schon darauf hin, daß man in der Beurteilung auch der von STURM wieder zitierten Hirnschäden außerordentlich vorsichtig sein muß?

SCHRIDDES Arbeit hat schon ihre Berechtigung, wenn er in ihr vor allzu schnellen Schlüssen bei kleinsten morphologischen Veränderungen, insbesondere den Blutungen, warnt. Auch die Arbeit von NIEBERLE, der umfangreiche Hirnuntersuchungen bei der elektrischen Betäubung von Schlachttieren in Parallele zu der Betäubung durch Bolzenschuß und der Tötung durch Schächten angestellt hat und nicht nur bei der elektrischen Betäubung, sondern auch gerade bei dem Schächten kleinste perivaskulare Blutaustritte beschrieben hat, stützt die oben vertretene Ansicht. Diese Tatsachen wie unsere Beobachtung, daß bei Tieren, die mit einem elektrischen Schlag behandelt und anschließend durch vorsichtiges Entbluten in tiefer Narkose getötet worden sind, keine Blutaustritte eingetreten sind, sprechen eben für eine besonders zurückhaltende Beurteilung aller histologischen Gehirnveränderungen nach elektrischen Unfällen. Wir bezeichneten seinerzeit die Blutaustritte beim tödlichen elektrischen Schlag als gefäßbedingt, und zwar als Ausdruck des *stärksten* elektrischen Reizes, des Herzgefäßtodes. Diese Behauptung war aufgebaut auf der Beobachtung der eigenartigen Blutverteilung im Gefäßsystem. Durch physiologische Untersuchungen haben wir nun zeigen können, daß diese Blutverteilung in dem Gefäßsystem bedingt ist durch den peripheren Muskelkrampf, den wir oben eingehend vor und im Curare-Versuch beschrieben haben, bei gleichzeitigem Herzstillstand.

Da wir bisher noch keine umfangreichen Erfahrungen haben sammeln können, was für morphologische Veränderungen nach nicht tödlich wirkenden elektrischen Schlägen auftreten, so ist immer noch größte Vorsicht in der Anerkennung derartiger Schäden angebracht. Gerade WEGELIN macht darauf aufmerksam, daß Veränderungen im Gehirn und Rückenmark durch direkte Wärmewirkungen bedingt sein können; das bedeutet nichts anderes, als daß eine Hirndurchströmung Voraussetzung ist. Dasselbe Postulat stelle ich aber auch auf bei jenen Erkrankungen, die vielleicht indirekt durch Zirkulationsstörungen nach elektrischen Unfällen auftreten können. Also muß man schon eine Gehirndurchströmung verlangen. Wir müssen uns aber bewußt sein, daß bisher nicht einmal bei der elektrischen Narkose, die, wie wir zeigen konnten, auch mit 50periodischem Wechselstrom ausgeführt werden kann, Beschwerden oder Folgeerkrankungen im Sinne von Stammhirnschäden u. a. beobachtet worden sind. Bei dem von STURM beschriebenen elektrischen Unfall hat der Verunglückte einen elektrischen Schlag von 380 V Wechselstrom erlitten, Stromweg rechte zur linken Hand; bei wohlwollender Beurteilung würde ich die Schädigung des Leitungssystems und des Schenkelblockes als Coronar-Durchblutungsstörung anerkennen, wenn auch bekanntermaßen ohne elektrischen Unfall Hypertonien mit Schenkelblock gerade in dem vorliegenden Alter als rein schicksalsmäßige Erkrankungen nicht selten beobachtet werden. Aber die Hypertonie des 57jährigen Mannes als Erkrankung des Stammhirnes aufzufassen, würde ich mich bei meinem doch erheblich größeren elektrischen Unfallmaterial nicht getrauen. Nur nebenbei sei bemerkt, daß die von STURM erwähnte Kompressionsfraktur des vierten Brustwirbels nach Auffassung des Chirurgen SOMMER — so geistert im Schrifttum eine Beobachtung von JELLINEK: „Knochenzertrümmerung des Oberarms nach belanglosem elektrischen Schlag" (Sommer) — als Rißfraktur oder durch Sturz bedingt, aufzufassen ist: die von Jellinek behauptete Knochenschisis ist technisch unwahrscheinlich und medizinisch, wie Wegelin nachweist, umstritten (wahrscheinlich Wärmeeinwirkung bei elektrischen Verbrennungen?). Gerade aus den Tierbetäubungen sind uns derartige Frakturen hinreichend bekannt, bedingt durch die ruckartige plötzliche Muskelwirkung.

Um Erkenntnisse über die verursachten Schäden durch elektrischen Strom zu sammeln, führten wir drei Versuchsreihen an Hunden durch, die in diesem Zusammenhang nur kurz geschildert seien:

1. Kopfdurchströmungen mit dem gebräuchlichen Wechselstrom.

2. Kopfdurchströmungen mit Tonfrequenzströmen bei Stromstärken bis etwa 80 mA.

3. Wärmemessungen im Gehirn bei Kopfdurchströmungen sowohl mit gebräuchlichem Wechselstrom wie mit Tonfrequenzströmen.

Die Ergebnisse der Versuchsgruppen 1 und 2 können wir an Hand der Abbildungen 40 bis 43 zusammenfassen: Lage der Elektroden: rechte Schläfe und linke Schläfe; Spannung: 220 V Wechselstrom. Mit Strom-

schluß tritt eine sehr starke Verkrampfung des gesamten Körpers ein, wobei nach einem tiefen In- oder auch Exspirium noch krampfartige, ganz oberflächliche oder gar keine Atembewegungen festzustellen sind. Die Stromstärken, die wir sehr hoch gewählt haben, lagen zwischen 500 mA und 2A. Diese Elektrisierungen führen selbst bei einer Einwirkungsdauer von 30 bis 60 Sekunden nicht zum Tode, obwohl schwere Rhythmusstörungen des Herzens (Abb. 40) zu verzeichnen sind: Blutdrucksteigerungen mit Herzstillstand, un-

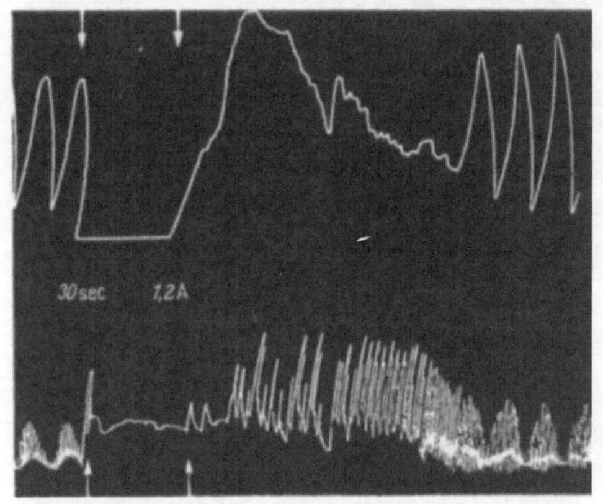

Abb. 40. Kopfdurchströmung (Hund); 1,2 A, 30 Sek. oben Registrierung der Atmung, unten des Carotisdruckes. Vorübergehende Wärmewirkung. Wärmeschädigung der Atmung bei gleichzeitiger Beeinflussung des Kreislaufes während der Durchströmung.

regelmäßiger Herzschlag, Verlangsamung des Herzschlages, der erst allmählich, nach etwa 20 Sekunden, etwas schneller wird und nun auffallend große Blutdruckamplituden zeigt. Nach der Elektrisierung sinkt dann der Blutdruck langsam zur Norm ab, wobei auch die Herzaktion wieder regelmäßig wird. Gleich nach der Stromöffnung ist die Atmung fast wie vor der Elektrisierung.

Wenn wir jedoch die Kopfdurchströmung (Abb. 42) sehr lange (1 Minute) ausdehnen, so sinkt der Blutdruck allmählich unter Kleinerwerden der Amplituden ab, um etwa nach 1 Minute zum Herzstillstand zu führen. Auch hierbei war, obwohl in diesem Versuche nur 100 mA gemessen worden sind, eine unregelmäßige Herzschlagfolge mit vorübergehendem Herzstillstand zu beobachten. Die Atmung zeigte bei Stromschluß ein sehr tiefes Exspirium sowie vereinzelte, krampfartige, oberflächliche und völlig ungenügende Atmungsbewegungen und ist während der ganzen Elektrisierung von 1 Minute gelähmt. Bei sehr hohen Stromstärken, 16 A (4000 V), tritt bereits nach kurzer Zeit (in unserem Fall bereits nach 10 Sekunden) infolge der hohen Wärmewirkung der Gehirntod ein (Abb. 41).

Im Anschluß an letzteren Versuch sei gleich ein Versuch *(Elektronarkose)* mit sogenanntem Tonfrequenzstrom betrachtet, um einen Vergleich der lediglich durch Hitzwirkungen hervorgerufenen Tötung des Tieres mit der durch Erstickung (Abb. 19), d. h. durch Krampfzustand der Atmungsmuskulatur hervorgerufenen Todesart zu zeigen: Lassen wir längere Zeit die Atmung elektrisch verkrampft, so tritt, wie zu erwarten, infolge der Asphyxie Atemlähmung, und sekundär, nachdem infolge des Kohlensäurereizes die Blutdruckamplituden äußerst groß geworden sind, unter langsamem Absinken des Blut-

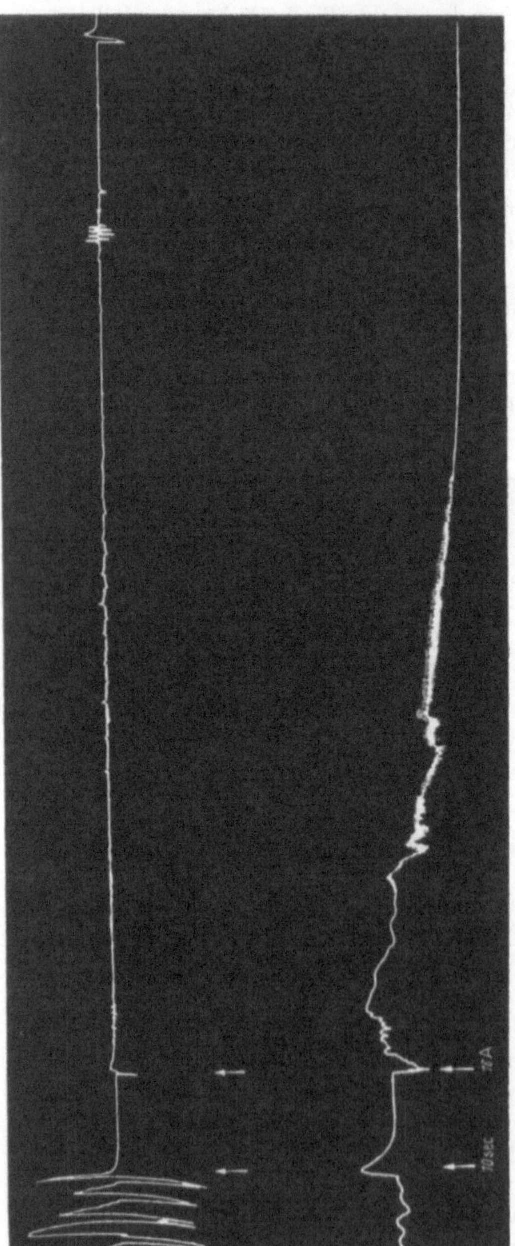

Abb. 41. Gehirntod nach Einwirkung hoher Stromstärken (Hund). Elektrodenlage: rechte und linke Schläfe. Registrierung oben der Atmung, unten des Kreislaufs. Man sieht, daß nach Aufhören der Durchströmung der Kreislauf sich wiedererholt und erst langsam mit einem Kleinerwerden der Blutdruckamplituden zum Erliegen kommt.

druckes und Kleinerwerden der Amplituden Herzstillstand ein. Hier sehen wir also eine weitere Form der Todesart bei isolierter Kopfdurchströmung, und zwar eine Erstickung infolge des Atemmuskelkrampfes. Allerdings waren in diesem Falle — mit einigen kurzen Unterbrechungen — 10 Minuten dauernde Kopfdurchströmungen erforderlich (Elektronarkoseversuche). Diese Durchströmung des Kopfes ruft einen allgemeinen Krampfzustand durch zentrale Reizungen der motorischen Regionen hervor, der zu

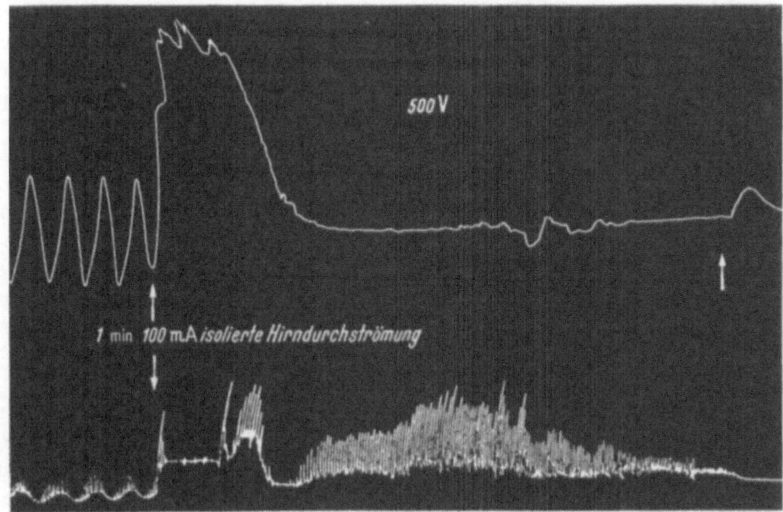

Abb. 42. Kopfdurchströmung (Hund); 1 Min. 100 mA bei 500 V Wechselstrom; Tod durch Erstickung. Man sieht das lange Überdauern der Kreislauftätigkeit, während die Atmung während der gesamten Durchströmung zentral gelähmt ist. Obere Kurve Atmung, untere Carotisdruck.

einem Atemstillstand durch mechanische Atmungsbehinderung führt. Wenn wir die Stromeinwirkung noch vor völligem Kreislaufstillstand unterbrechen, wird das Tier wieder völlig normal. Selbst nach Tagen und Wochen treten keine cerebralen Erscheinungen auf, und bei histologischer Untersuchung werden irgendwelche Veränderungen an den Gefäßen oder an den Ganglienzellen nicht gefunden. Deshalb sind wohl direkte Schäden infolge der elektrischen Energie gewöhnlich nicht zu erwarten; sie sind nur in besonders seltenen Fällen unter besonderen Umständen vorhanden. Liegt jedoch nur eine mittlere Stromstärke von 35 mA vor, so sind selbst noch nach 40 Minuten (nach Beginn der Narkose registriert) sowohl Blutdruck als auch Atmung regelmäßig (Abbildung 19). Das Tier ist reflexlos, Corneal- und Konjunktivalreflexe sind erloschen, der Tonus der Extremitäten ist herabgesetzt, die Spannung der Bauchmuskulatur ebenfalls. In diesem Zustand haben wir keine Reaktionen auf Atmung und Blutdruck beim Unterbinden der Beinarterien, beim Durchschneiden der Nerven, bei elektrischen Reizen der Nerven feststellen können, während noch eine gute Ansprechbarkeit der Atmung und des Kreislaufes auf Cardiazol zu erzielen war. Die Eröffnung des Bauches in der Appendixgegend wurde ebenfalls ohne

Reaktion vertragen; Abtragung des Blinddarmes, Weitereröffnung der Bauchhöhle, Herunterziehen des Magens ist möglich, wenn auch eine geringe Spannung der Muskulatur etwas hinderlich ist. Das Problem der elektrischen Betäubung für praktische operative Zwecke steht und fällt mit der Dosierung der Stromstärke, die naturgemäß für jedes Tier verschieden ist. Während das eine Tier bei 20 bis 30 mA sich in dem für einen chirurgischen Eingriff geeignetsten Betäubungszustand befindet, müssen bei einem anderen Tier weit höhere Stromstärken, bei wieder einem anderen geringere angewandt werden. Auch wechselt bei wiederholten Versuchen am selben Tier mitunter die erforderliche Stromstärke erheblich. Dazu kommt als Hauptschwierigkeit, daß nur ein schmaler Stromstärkebereich zwischen zu geringer Betäubung und zu starkem Muskelkrampf zur Verfügung steht.

Die Versuche, bei denen wir die Registrierung von Atmung und Blutdruck haben durchführen müssen, sind natürlich mit Ätherrausch eingeleitet worden. Es ist aber auch ohne diesen eine Narkose durchaus möglich. Am geeignetsten hat sich die Frequenz 2000 Hz erwiesen. Diese Versuche zeigen ganz besonders deutlich die Abhängigkeit der Atmung und des Blutdruckes von Frequenz und Stromstärke; bei niedrigen Stromstärken ist der Blutdruck wenig, etwa um 20 bis 30 mm, der Norm gegenüber erhöht, bei höheren Stromstärken ist der Blutdruck um 80 bis 100 mm (Abb. 43) erhöht. Die Atmung ist bei niederen Stromstärken regelrecht und etwas verlangsamt; sobald man eine gewisse Stromstärke, die bei jedem Tier individuell verschieden ist, überschreitet, wird die Atmung mehr oder weniger verkrampft. Die Wirkung bei schnellem Erhöhen der Stromstärken können wir in dem folgenden Bild zeigen: Atmung und Blutdruck sind zunächst regelmäßig; Blutdruck ist niedrig. Die Stromstärken werden auf 90 mA heraufreguliert; sofort zeigt sich äußerst schnelles Ansteigen des Blutdruckes auf Werte von 220 mm Hg, die beim Herunterregulieren auch wieder niedriger werden. Die Atmung, die mit einem tiefen Inspirium beginnt, ist sodann bei der Stromstärke

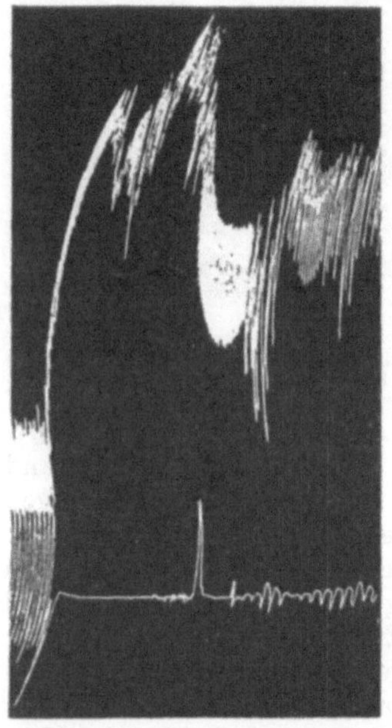

Abb. 43. Kopfdurchströmung (Elektronarkose, Hund). Heraufregulierung der Stromstärke auf 80 mA. Obere Kurve Atmung, untere Kreislauf.

von 80 mA völlig zum Stillstand gekommen; bei Niedrigwerden der Stromstärken ist sofort wieder Atmung vorhanden, allerdings sehr stark verkrampft.

Zusammenfassend sehen wir also einmal typische Wärmeschäden, deren direkte Gehirneinwirkung in Abhängigkeit von der sich entwickelnden Wärme zum Tode führt, zum anderen, wie wir sie einmal nennen wollen, typische elektrische Vorgänge am Gehirn, die sekundär durch Erstickung zum Tode führen. Interessant ist nun insbesondere die an zahlreichen Tieren beobachtete Erfahrung, daß irgendwelche zurückbleibenden Nervenschäden als Folge der Elektronarkose nicht entstehen. Die Schlußfolgerung, die wir aus diesen Beobachtungen ziehen können, ist wohl die, daß spezifische elektrische Erscheinungen, im Gegensatz zu der während der elektrischen Durchströmung entstehenden Wärmeentwicklung, keine bleibenden Schäden am Zentralnervensystem hervorrufen.

Es ist nun ganz interessant, rein rechnerisch sich ein Bild über die Wärmemengen bei der Elektrokrampfbehandlung zu machen. Die bisher durch PÄTZOLD bekannt gewordene Höchstdosis bei der Elektrokrampfbehandlung betrug 0,5 A × 150 V = 75 W während 2 Sekunden, das sind 150 Wattsekunden = 36 cal. Dieser Wert ist wohl als der obere Grenzwert anzunehmen, wenn man die dabei erzeugte Wärme bzw. die Temperaturerhöhung berechnen will, unter der Voraussetzung, daß der Strom zwischen zwei Elektroden von 4 cm Durchmesser den Schädel glattlinig ohne Streuung durchfließt. Der Elektrodenquerschnitt beträgt etwa 12 qcm. Der Durchmesser des Schädels zwischen den Elektroden sei mit 20 cm angenommen; dann wäre das durchflossene Volumen 12 qcm × 20 cm = 240 ccm. Nimmt man die spezifische Wärme des Gehirns mit 1 an, so ergibt sich als Temperaturerhöhung $\frac{36}{240} = 0,15°$ C unter der ebenfalls ungünstigen Annahme, daß während der Behandlungszeit von etwa 2 Sekunden kein Wärmetransport durch den Blutstrom stattfindet. In Wirklichkeit steckt der Ohmsche Widerstand zum weitaus größten Teil in der Haut. Wenn man annimmt, daß der Widerstand vollständig in der Haut lokalisiert ist, so ergibt sich, daß bei z. B. 0,5 cm Hautdicke das durchströmte Hautvolumen auf beiden Schädelseiten 2 × 0,5 cm × 12 qcm = 12 ccm beträgt. Nimmt man auch hier die spezifische Wärme = 1 an, so ergibt sich als Temperaturerhöhung $\frac{36}{12} = 3°$ C. Das heißt also, daß in Wirklichkeit die Temperaturerhöhung im Gehirn wesentlich kleiner sein muß als 0,15° C, da ja der Ohmsche Widerstand, wenn auch nicht ganz, so doch zum größten Teil, in der Haut steckt und außerdem das durchströmte Volumen sicher größer ist als in oben angenommenem Falle. Bei lange andauernder Gehirndurchströmung für Elektronarkoseversuche sind natürlich die Stromstärken und infolgedessen auch die Elektrodenspannung und die damit verabfolgte elektrische Leistung wesentlich kleiner als 75 W.

Als Ergebnis dieser Versuche, die hier nur zusammenfassend erwähnt werden können und die mit den Berechnungen sinngemäß übereinstimmen, ist die Tatsache anzusehen, daß bei Durchströmung mit dem gebräuchlichen Wechselstrom und einer Dauer von 22 Sekunden Temperaturerhöhungen um 1,8° C im Gehirn festzustellen sind, daß jedoch bei Durchströmungen mit Strömen der Tonfrequenzreihe keine Temperaturerhöhungen im Gehirn auftreten. Diese Tatsache ist für die Behandlung mit Elektroschocks und für die Elektronarkose von großer Wichtigkeit. Die Stromstärken bei dem gebräuchlichen Wechselstrom sind auch höher, etwa 150 mA, während wir bei Frequenzen von 1000 bis 10000 Perioden etwa 40 bis 80 mA gemessen haben. Wir sehen also, daß die Wärmeentstehung, entsprechend der physikalischen Gesetzmäßigkeit (JOULEsches Gesetz), abhängig von der Stromstärke ist.

Bei höheren Spannungen (Hochspannung) sind naturgemäß die entsprechenden Wärmemengen wesentlich größer als bei dem gewöhnlichen Wechselstrom von 220 V; daß allerdings die oben gemessene Temperaturerhöhung von 1,8° C schon Gehirnschäden hervorruft, ist kaum anzunehmen. Man kann sich jedoch vorstellen, daß bei genügend langer Durchströmung und höheren Stromstärken, auch schon beim gebräuchlichen Wechselstrom, Wärmeschäden des Gehirns entstehen, ähnlich wie wir es bei den Hautschäden sehen, wobei die der Haut bzw. dem Schädel am nächsten gelegenen Partien am empfindlichsten getroffen werden. Deshalb haben wir auch schon bei unseren früheren anatomischen Untersuchungen bei Kopfdurchströmungen von 220 V Verquellungen der Dura beobachten können, die zweifellos auf Wärmeentwicklung zurückzuführen sind.

Unsere bisherigen experimentellen Untersuchungen zeigen uns also folgendes: Der elektrische Strom verursacht vorübergehende klinische Erscheinungen, die im Elektrokrampf, bzw. in der Elektronarkose, ihren charakteristischen Ausdruck finden; diese spezifischen Reizwirkungen der elektrischen Energie hinterlassen keine neurologischen Ausfälle. Entstehen jedoch gleichzeitig im Gehirn, bzw. in den Gehirnhäuten, das empfindliche Gewebe schädigende Wärmemengen, so kommt es zu schweren cerebralen Störungen bis zum Gehirntod.

Kurz sei noch auf die folgenden Messungen (Versuchstier Hund) eingegangen. Bei einem Stromweg von Pfote zu Pfote haben wir innerhalb des kleinsten Querschnittes naturgemäß die größte Stromdichte. Messen wir nun beispielsweise die Spannungen, wie wir es im Tierversuch beim Anlegen der Elektroden an den Vorderpfoten durchgeführt haben, von Brust zu Gehirn, so stellen wir eine Spannung fest, die außerordentlich klein ist, während wir bei Messungen von den Vorderpfoten zum Brustkorb die Hälfte der angelegten Spannung gemessen haben. Das gleiche gilt auch für die Messungen von Vorderpfote zu den hinteren Extremitäten. Die Spannungen betragen etwa die Hälfte der Gesamtspannung, ob ich nun an der rechten oder linken hinteren Extremität anlege. Messe ich bei Durchströmung von rechter vorderer zu linker hinterer Extremität die Spannungen zwischen freigelegter Herzspitze und freigelegtem Gehirn, so treten meßbare Spannungen kaum auf; dies beweist die Richtigkeit unserer Annahme, daß die Stromschleifen, die tatsächlich noch das Gehirn bei einer Durchströmung der Extremitäten in beliebiger Richtung durchfließen, in einer Größenordnung liegen, die außerordentlich klein ist und erst mit Hilfe besonders empfindlicher Instrumente gemessen werden kann. Diese Tatsachen, die dem Physiker absolut geläufig sind, müssen auch dem Arzt bei der Beurteilung elektrischer Unfälle nicht unbekannt sein. Hierdurch wird nur bestätigt, daß jene Spannungen nur Ströme bewirken, die weit unter den Größenordnungen liegen, die überhaupt irgendwelche physiologischen Reize oder Schädigungen ausüben können.

Die Versuche im einzelnen. Versuchstier: Kaninchen (frisch getötet und enthäutet) von etwa 2,5 kg. Durchströmung von rechter zu linker Vorderpfote. Zuführung des Stromes mit Hilfe von Klemmen. Ein Widerstand ist zwischengeschaltet, um den durchfließenden Strom auf 10 mA zu begrenzen. Die Spannung, an den Klemmen gemessen, beträgt 52 V. Der Widerstand des Tieres ist also 5200 Ohm. Die Spannungen werden an verschiedenen Teilen des Tierkörpers mit Hilfe von Spezialelektroden, die an das Tier flach angelegt sind, abgegriffen. Diese Spannungen dienen als Grundzahl für unsere weiteren Berechnungen. Nach einem abgegriffenen Spannungswert kann man nach dem OHMschen Gesetz folgendes feststellen:

1. den spezifischen Widerstand der Muskulatur, wenn man die Maße eines bestimmten Teiles des durchströmten Querschnittes und die Stromstärke kennt;

2. die Stromdichte an einem bestimmten durchströmten Teil des Körpers, wenn die Maße dieses Tieres bekannt sind.

Diese errechneten Werte können leider nur annähernd angegeben werden, da der Körper keine regelmäßige geometrische Figur darstellt; infolgedessen muß man einen Mittelwert des in Frage kommenden Teiles des Körpers annehmen. In unserem Fall (Kaninchen) ist der durchschnittliche spezifische Widerstand nach der Formel $\varrho = R \cdot q/l$ berechnet worden (ϱ = spezifischer Widerstand, R = Widerstand, q = Durchschnitt des durchströmten Körperteiles, l = Länge des entsprechenden Körperteiles). R wird mit Hilfe der gemessenen Spannung und des durchfließenden Stromes berechnet. In dem vorliegenden Fall beträgt bei Durchströmung von rechter Vorderpfote zum rechten Schulterblatt der spezifische Widerstand: $\varrho = 2200 \cdot 3{,}5/14 = 550\ \Omega$ je 1 cm Länge und 1 cm² Durchschnittsfläche. Dieser spezifische Widerstand beträgt fast doppelt soviel beim lebenden Kaninchen; bei anderen Versuchen, z. B. bei völlig erkalteten Tieren, haben wir Widerstände bis 1200 Ω je 1 cm Länge und 1 cm² Fläche gemessen. SCHAEFER hat in seinem Buch (Bd. I, S. 36) für die spezifische Leitfähigkeit (reziproker spezifischer Widerstand) Zahlen angegeben, die beweisen, daß die Leitfähigkeit bei lebenden Tieren im Gegensatz zu den frisch getöteten Tieren fast um das Doppelte größer ist.

Nach diesem spezifischen Widerstand können wir z. B. die Stromstärke, die das Gehirn an Versuchstieren durchfließt, berechnen. Unsere Messungen geben uns eine Spannung von etwa 5 mV, an der Seitenfläche des Gehirns gemessen. Maße des Gehirns: Länge 3 cm, Höhe 1,5 cm, Breite 3 cm. Die größte Seitenfläche beträgt also $3 \times 1{,}5 = 4{,}5$ cm². Annähernder Wert des Gehirnwiderstandes nach

der Formel $R = \dfrac{\varrho \cdot l}{p} = \dfrac{550 \cdot 3}{4{,}5} =$ etwa 367 Ω. Die durchfließende Stromstärke

wird nach dem OHMschen Gesetz berechnet: I (Stromstärke in A), E (Spannung in V), R (Widerstand in Ω) = 0,005/367 = 0,0000136 A = 0,0130 mA. Der Strom, der auf das Gehirn einwirkt, beträgt dann etwa $^{13}/_{1000}$ des gesamten Stromes, der durch den Körper des Tieres fließt. Der von uns für die obigen Berechnungen angenommene spezifische Widerstand gleicht dem der Muskeln, in unserem Fall 550 Ω. Nach Angaben verschiedener Autoren ist die Leitfähigkeit des Gehirns etwa drei- bis vierfach kleiner als die des Muskels. Wir können also annehmen, daß der von uns berechnete durchfließende Strom in Wirklichkeit um das Drei- bis Vierfache kleiner ist, d. h. daß er nur $^{13}/_{3000}$ des durch den Körper gesamt durchfließenden Stromes beträgt. Beispielsweise werden von einem gesamten durchfließenden Strom von 1 A höchstens etwa 0,3 mA auf das Gehirn einwirken.

Die Dauer eines elektrischen Schlages bei einem Unfall beträgt normalerweise nur etwa einen Bruchteil einer Sekunde, so daß die Energie nur einen Bruchteil einer Wattsekunde darstellt.

Messungen und Berechnungen an den verschiedensten Teilen des Körpers haben diese Meßmethode bestätigt, daß, wenn man z. B. alle verschiedenen Stromstärken sämtlicher Teile (z. B. Kopf, Rumpf, Extremitäten) des Körpers berücksichtigt, man etwa die gleiche Stromstärke erhält wie am Eingang oder Ausgang des Stromkreises. Aus der folgenden Tabelle ist ferner zu ersehen. wie der Strom sich im Körper verteilt. Der größte Teil des Stromes verteilt sich verhältnismäßig gleichmäßig auf die anderen Gebiete des Körpers. Daraus ist zu folgern, daß die durchfließende Stromstärke in einem bestimmten Teil des Körpers proportional der entsprechenden Fläche im Vergleich zu dem gesamten durchströmten Gebiet ist.

Gemessene Spannungen bei Durchströmung von rechter zu linker vorderer Extremität, abgegriffene Spannungen am:

re. oberen Fußgelenk	zu re. Schulter	22 V
re. Schulter	li. Schulter	22 V
li. Schulter	li. oberen Fußgelenk	22 V
re. oberen Fußgelenk	li. oberen Fußgelenk	52 V
re. oberen Fußgelenk	Herzspitze	26 V
re. oberen Fußgelenk	Magen	24 V
re. oberen Fußgelenk	Leber	26 V
re. oberen Fußgelenk	untere Spitze der re. Lunge	12 V
Aorta	Herzspitze	10 mV
Vorhof	Herzspitze	8 mV
Herzspitze	Gehirn	26 mV
re. Seite des Gehirns	li. Seite des Gehirns	5 mV
re. Schulterblatt	li. Schulterblatt	1 V
re. Achselhöhle	li. Achselhöhle	1,2 V
li. Achselhöhle	Herzspitze	1,4 V .

In diesem Zusammenhang sei es gestattet, noch kurz auf unsere jüngsten Untersuchungen einzugehen, in welchen wir zur Erfassung der

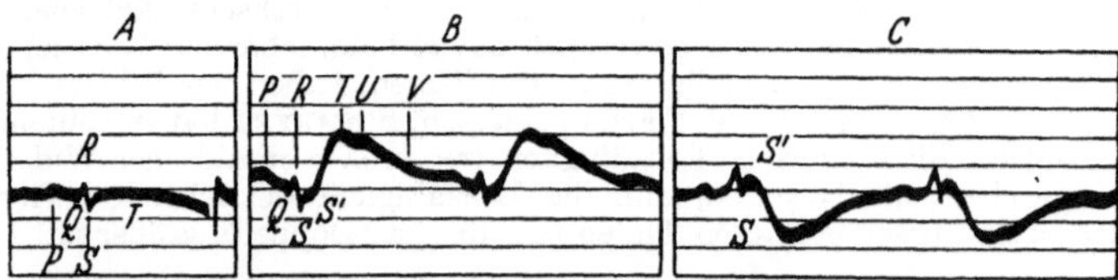

Abb. 44a. A: normales Ekg; Stromweg: Nacken positive Elektrode — Bauch negative Elektrode; B: Herzdurchströmungskurve Rheokardiogramm: Nacken positive Elektrode — Bauch negative Elektrode; C: umgepolt.

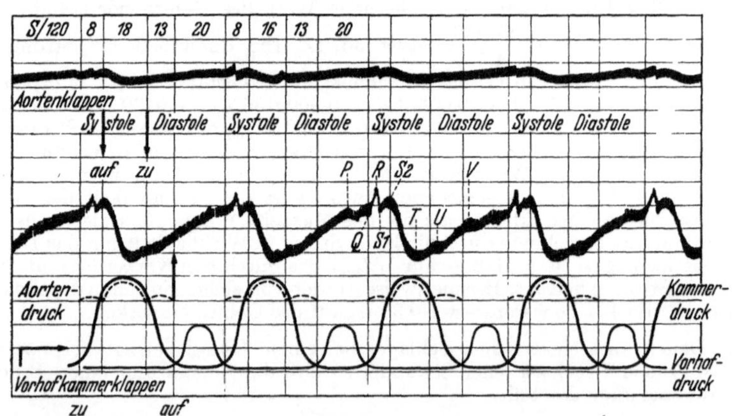

Abb. 44b. Oszillogramm der Herzdurchströmungskurve (Rheokardiogramm) bei gleichzeitiger Einzeichnung des vereinfachten Schützschen Schemas zur oszillographischen Darstellung der normalen physiologischen Herztätigkeit. (Literatur s. KOEPPEN, „Zur Rheokardiographie", Verh. d. Dtsch. Ges. f. inn. Med., 55. Kongreß Wiesbaden 1949.)

Tätigkeitsäußerungen des Herzens Körperdurchströmungen mit Gleichstrom durchführen. Ohne auf nähere Einzelheiten einzugehen, sei nur erwähnt, daß es mit Hilfe unserer Untersuchungsmethode gelingt, die einzelnen Phasen der Herztätigkeit: Anspannungszeit, Austreibungszeit, Entspannungszeit und Füllungszeit graphisch darzustellen. Die hierbei angewandten Ströme liegen in einer Größenordnung bis 10 mA, die Spannungen bis 27 V am Körper, und zwar bei einem Durchströmungskreis vom Nacken zum Bauch, während wir im Tierversuch mit wesentlich höheren Stromstärken bis zu 80 mA und Spannungen von etwa 400 V (Gleichstrom) gearbeitet haben. Wir erwähnten das deshalb, weil wir Spannungen und Stromstärken, wie sie bei einem großen Teil der kleineren und kleinsten elektrischen Unfälle des täglichen Lebens auftreten, jedoch mit wesentlich längerer Einwirkungsdauer, anwenden, ohne daß wir irgendwelche Schädigungen an den inneren Organen oder gar am Zentralnervensystem beobachten (Abb. 44 a und b).

Zusammenfassung.

Die anatomischen Untersuchungen des Zentralnervensystems elektrisch tödlich Verunglückter und elektrisch getöteter Tiere, die elektrophysiologischen Untersuchungen, bei denen das Gehirn innerhalb der Strombahn gelegen hat (Stromstärkebereiche I bis IV und Narkoseversuche mit höheren Frequenzen), die physikalischen Berechnungen und Messungen, die uns ein Bild über die zu erwartenden Ströme im Gehirn bei einem Stromweg Hand — Hand oder Hand — Füße — Erde zu geben vermögen, sind Voraussetzung für die Beurteilung der Nervenerkrankungen nach elektrischen Unfällen.

Beim plötzlichen elektrischen Tod sind Veränderungen, außer kleinsten perivaskularen Blutaustritten, am Zentralnervensystem nicht festzustellen; letztere fehlen bei Tieren, die nach elektrischen Schlägen der Stromstärkebereiche I und II durch Überdosierung der Narkose bzw. durch Ausbluten getötet sind. Die physiologischen Untersuchungen (Hirndurchströmungen) lassen die Reversibilität der elektrobiologischen Vorgänge erkennen, abgesehen von jenen Durchströmungen, bei denen hohe Wärmeeinwirkungen zu erwarten sind.

Die oben dargestellten physikalischen Messungen am Gehirn und Berechnungen ergeben, daß bei einer Durchströmung Hand — Hand oder Hand — Fuß — Erde die zu einem elektrischen Reiz erforderliche Reizschwelle nicht im entferntesten erreicht wird. Somit sind auch keine zentralen Schäden bei den aufgezeigten Stromwegen zu erwarten.

Nach diesen theoretischen Ausführungen seien nun die Erkrankungen des Zentralnervensystems nach elektrischen Unfällen besprochen. Im Laufe einer Reihe von Jahren ist es mir möglich gewesen, 258 Fälle selbst zu beobachten oder nachzuuntersuchen. Wenn wir diese Fälle zusammenfassend betrachten, so können wir sechs verschiedene Krankheitsgruppen herausarbeiten, die wir kurz tabellarisch (Tabelle 3) zusammengestellt haben. Die Besprechung dieser Erkrankungen gewinnt heute deshalb an Bedeutung, weil bei Geisteskrankheiten mit Hilfe des Elektroschocks zweifellos therapeutische Erfolge beobachtet worden sind, ohne daß neurologische Nacherkrankungen festzustellen sind. Zusammenfassend betrachtet, sind es folgende sechs Gruppen:

Tabelle 3. *Neurologische Erkrankungen nach elektrischen Unfällen.*

	I	II	III		IV	V	VI
			Erkrankungen des vegetativen Systems nach elektrischen Unfällen				
			a	b			
Klinische Diagnose	Schwere Erkrankungen d. Zentralnervensystems nach elektrischen Unfällen infolge höherer Wärmeentwicklung	Spinal - atrophische Erkrankungen nach elektrischen Unfällen	Allgem. Übererregbarkeit ohne neurologische Anfälle	Funktionelle Erkrankungen der inneren Organe, wie z. B. die funktionelle Angina pect. electrica	Gehirnerschütterungen durch Sturz nach elektrischen Unfällen	Neurolog. Erkrankungen wie Meningitis purulenta, progressive Paralyse, Tabes dorsalis, Halbseitenlähmung infolge Hirnembolie bei Herzklappenfehl., multipl. Sklerose. (Unfallunabhängig)	Periphere Nervenerkrank. n. elektr. Unfällen ausschl. b. Hochspannungsunfällen Schädig. infolge Wärmeeinwirkung
Zahl der Erkrankungsfälle	29	5	27 + 86	56 + 27	6	23	2 (12)
Technische Daten	Fast ausschl. Hochspannungsunfälle üb. 5000 V in Transformatorenstationen od. an Hochspannungsleitungen; vereinzelt Unfälle an Freileitungen der Straßenbahn, ganz vereinzelt bei länger dauerndem Stromfluß an Hausleitungen 220 V	Ausschl. Unfälle an Lichtleitungen, Heizapparaten bei Spannungen von 380, 220 und 110 V; technisch übereinstimmend m. den Krankheitsfällen von PANSE	Fast ausschl. Unfälle an Niederspannungsleitungen von 220/110 V Spannung. Der größte Teil keine Strommarken.		Unfälle an Transformatoren-Stationen, aber auch Unfälle bei Installationen an oder in Häusern	Nur Unfälle an Niederspannungsleitungen 220 V u. darunter, Stromstärken im Bereich einiger mA	Hochspannungsunfälle

Die Gruppe I umfaßt jene Fälle (29 Fälle), bei denen durch hohe Wärmeeinwirkungen organisch nachweisbare Schäden zu verzeichnen sind, sei es, daß Partien des Gehirns direkt ausgefallen sind, sei es daß es zu Entzündungen an den Hirnhäuten gekommen ist. Gerade bei diesen Erkrankungsfällen sind, wenn wir die technischen Voraussetzungen für den Unfall kennen, die Folgen unkompliziert und als solche zu erkennen.

Wesentlich schwieriger zu beurteilen ist die Gruppe II (5 Fälle), jene Erkrankungen nach elektrischen Unfällen, bei denen wir die Unfallfolgen in einer spezifischen elektrischen Einwirkung anerkennen.

Die Gruppe III, die größte Krankheitsgruppe (a 27/86, b 56/27 Fälle), ist jene Krankheitsgruppe, welche alle nichtorganischen Schäden und die rein nervösen Folgen der Elektrisierung umfaßt. Sie bedürfen einer Besprechung, da gerade das elektrische Trauma oft zur Bewußtlosigkeit oder Beschwerden führen kann, die auf eine Mitbeteiligung des Gehirns schließen lassen.

Die Gruppe IV (6 Fälle) umfaßt jene Verunglückten, die infolge des elektrischen Krampfes Sturzfolgen erleiden, falls sie auf einer hohen Leiter, einem Gerüst u. a., gestanden haben; diese verlaufen meist unter dem Bild einer Commotio cerebri oder gar eines Schädelbruches, aber auch Rückenmarkverletzungen durch Wirbelsäulenbruch sind beobachtet worden.

Die Gruppe V (23 Fälle) umfaßt jene Nervenerkrankungen, die mit elektrischen Unfällen nicht das geringste zu tun haben, aber sowohl in der Literatur als auch in den Gutachten fälschlich immer wieder auf die elektrische Einwirkung zurückgeführt werden. Es sind das jene organischen Nervenerkrankungen, wie Taboparalyse, multiple Sklerose, Syringomyelie, Apoplexie u. a. Die Fälle dieser Erkrankungsgruppe haben bereits zu verschiedenen Fehlurteilen geführt und sind letzten Endes am leichtesten zu entscheiden, wenn wir uns die theoretischen Voraussetzungen eines elektrischen Unfalles und dessen physiologisches Geschehen vor Augen führen.

Die Gruppe VI (2 Fälle) umfaßt jene Erkrankungen, bei denen periphere Nervenlähmungen nach schweren Verbrennungen aufgetreten sind, die aber nicht auf eine „Elektrisierung" zurückgeführt werden können.

a) Hochspannungsunfälle (Wärmeschädigungen).

An den Anfang der elektrisch verursachten Nervenerkrankungen werden von mir absichtlich jene Erkrankungen gestellt, bei denen zweifellos die Wärme als das das Zentralnervensystem schädigende Agens anzusehen ist. Diese Krankheitsbilder stimmen mit unseren experimentellen Untersuchungen sowohl im technischen wie physiologischen Geschehen weitgehend überein; sie gehen in der Regel mit schweren elektrischen Krämpfen und Bewußtseinsstörungen bis zur tiefsten Bewußtlosigkeit einher. In schweren Fällen bedingen sie auch den zentralen Wärmetod. Klinisch sehen wir allerschwerste Krankheitsbilder mit ausgesprochenen neurologischen Symptomen entsprechend den geschädigten Gehirnpartien, aber auch leichteste Bilder mit oft nur angedeuteten JACKSONschen Anfällen oder völliger Wiederherstellung und Rückbildung der neurologischen Symptome. Eine besonders bemerkenwerte Beobachtung ist die, daß wir im Gegensatz zu den unter III näher zu skizzierenden Erkrankungen fast ausnahmslos bei diesen Verunglückten nicht einen sehen, der seine Beschwerden übertreibt oder gar simuliert; fast übereinstimmend haben diese Menschen den absoluten Willen zur völligen Wiederherstellung.

Der Fall K. (Fall 601) zeigt uns besonders charakteristisch die durch die Wärmeschädigung des Gehirns bzw. der Gehirnhäute bedingten neurologischen Erscheinungen; bei den ausgedehnten anatomischen Zerstörungen ist eine Änderung des Zustandsbildes leider nicht mehr zu erwarten, K. bleibt 100% erwerbsgemindert.

Fall 601. Georg K., Alter 41 Jahre. Unfalltag 16. 5. 1940. Unfallhergang: Bei Reparaturarbeiten an der Steuerleitung eines ferngesteuerten Ölschalters, 35 kV (Spannung gegen Erde beträgt 20,2 kV, innerer Widerstand des Menschen 500 Ohm, ergibt über 1000 PS Energie, abgesichert mit 120 A), kam K. mit seinem Hinterkopf an den Stromleiter. Stromeintritt am Hinterkopf, Stromaustritt rechtes Knie und linke große Zehe. K. war sofort bewußtlos. Schwere Verbrennungen zweiten und dritten Grades am Hinterkopf, am rechten Knie und an der linken großen

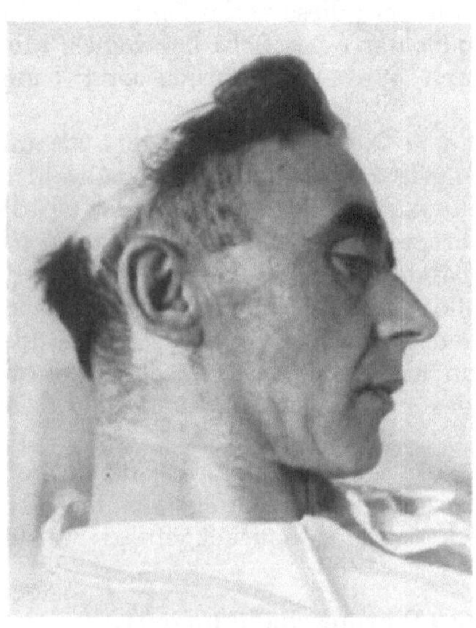

Zehe, leichtere ersten Grades an der rechten und linken Halsseite und an beiden Unterarmen. Krankenlager bis 30. 4. 1941, anschließend Sanatorium bis Juli 1942 (Abb. 45). Jetzige Beschwerden: K. leidet derzeit an schweren Kopfschmerzen, die periodisch auftreten und in der Stirn lokalisiert sind, sowie an dauernden Rückenschmerzen. K. kann schlecht stehen, infolge Störung seines Gleichgewichtssinnes ohne Unterstützung nicht gehen. Sein Gedächtnis ist in Ordnung, ebenfalls die Sprache und die Schluckbewegungen, keinerlei Herzbeschwerden oder Atemnot, keine Störung von seiten der übrigen inneren Organe. Aus dem Befund: Etwa faustgroßer Defekt nahezu in der Mitte des Hinterkopfes, scharfe Knochenränder fühlbar, Pulsation (systolisch) an der Defektstelle. Brandnarbe an der rechten Gesichtshälfte. Brandnarben an beiden Unterarmen und Händen, an der rechten Kniescheibe, linken großen Zehe. Hals: Schilddrüse nicht vergrößert, keine Lymphdrüsen tastbar. Herz

Abb. 45. Restzustand nach schwerer elektrischer Verbrennung des rechten Hinterhauptes (Fall 601, Georg K.; s. Text S. 146 u. 147).

perkutorisch: Grenzen nicht verbreitert, Herztaille erhalten, Mitteldämpfung nicht verbreitert, auskultatorisch reine Töne, Aktion regelmäßig. Blutdruck RR 130/70 mm Hg. Ekg: Herzlage o. B., Pulsfrequenz 64, Sinusrhythmus, P pos. PQ 0,2 Sek., QRST 0,36 Sek., QRS 0,06 Sek., ST isoelektrisch, T 2,3 pos., T 1 flach pos. Diagnose: Geringgradige Störung der Erregungsausbreitung.

Die hämodynamischen Werte: 0,94   0,92 Schlagintervall
                                0,40   0,38 Systolendauer
                                0,29   0,28 Austreibungszeit
                                0,11   0,10 Anspannungszeit.

Die Anspannungszeit ist im Bereich der Norm. Das Vdg bestätigt die Ekg-Diagnose.

Bauch weich, keine wesentliche Druckempfindlichkeit, keine pathologischen Resistenzen. Leber und Milz sind nicht vergrößert, Nierenlager frei. Klinische Untersuchungsergebnisse: Blutsenkungsreaktion $^5/_{10}$ mm nach WESTERGREEN, WELTMANNsche Koagulationsreaktion 7, Blutzucker 85 mg-%, Blutbild: Hb. 17 g = 100%, Erythrocyten 5,02 Mill., Leukocyten 6500, Differentialzählung des weißen Blutbildes: Segmentk. 52%, Stabk. 11%, Eos. 1%, Monoc. 1%, Lymphoc. 35%. Rotes Blutbild normal. Färbeindex 1,0 M.K.B. II im Serum negativ. Urinuntersuchungen: Eiweiß und Zucker negativ. Sediment o. B. Die Wasserein- und -ausfuhr ist gleich. Liquoruntersuchungen: Nonne negativ, Pandy (+), Zellzahl ⅓, Mastixkurve normal. Röntgenuntersuchung des Schädels: Großer Defekt des Schädeldaches, und zwar des rechten Hinterhauptteiles bis an das Parietalbein reichend (Abb. 46a und b). Die Encephalographie zeigt eine gute Füllung des linken Ventrikels, während der rechte Ventrikel nur in seinem vorderen Teil gefüllt ist. Nervenstatus: Augen: Hintergrund o. B. Gesichtsfeld nicht eingeschränkt.

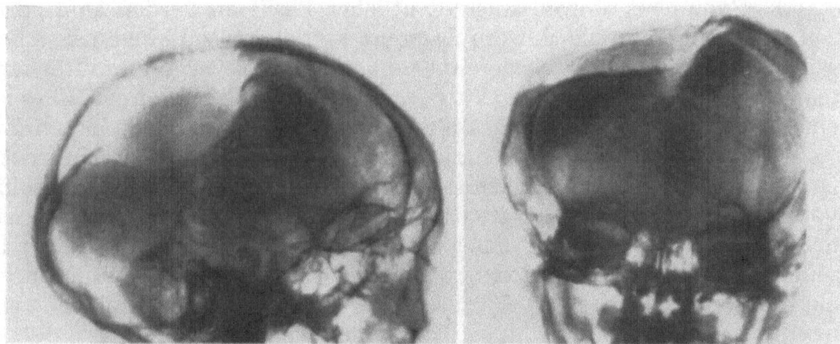

Abb. 46a und b: Röntgenaufnahmen des Schädels von Fall 601 (Georg K.).

Sehschärfe normal. Pupillen: Größe: links mittel, rechts mittel, Form: links rund, rechts rund, Lichtreaktion prompt und ausgiebig, Konvergenzreaktion prompt und ausgiebig. Hirnnerven o. B. Obere Extremitäten zeigen keine Atrophie, passive Beweglichkeit: Tonus normal, keine Kontrakturen, aktive Beweglichkeit ist nicht eingeschränkt. Rohe Kraft ist normal, Fehlen des Tremor manuum, keine Ataxie; Eigenreflexe sind seitengleich nicht gesteigert. Untere Extremitäten zeigen keine Atrophie, bei passiver Beweglichkeit ist der Tonus erhöht, keine Kontrakturen, die aktive Beweglichkeit ist etwas durch die erhöhte Spannung eingeschränkt. Die rohe Kraft ist herabgesetzt, keine Ataxie, Eigenreflexe sind seitengleich, erheblich gesteigert, Fußklonus ++, Patellarklonus angedeutet, Fremdreflexe: Babinski +, Tibialisphänomen +, Fächerphänomen + seitengleich. Der Gang ist spastisch-ataktisch, statische Gesamtfunktion: Stehen ist ungerichtet, Kleinhirnzeichen: Adiadochokinese bds. + seitengleich. Prüfung der Sensibilität: An Ober- und Unterschenkel bds. zeigt sich eine Störung der Sensibilität für Berührung und Schmerz.

Wir sehen somit einen schweren elektrischen Unfall mit Zerstörung vorwiegend des rechten und eines kleinen Teiles des linken Hinterhaupthirnes und der oberen Schicht des Kleinhirns infolge hoher Wärmeeinwirkung. Der Beweis, daß das Stammhirn, ebenso auch die Medulla oblongata mit dem Atmungszentrum und das Rückenmark in der Strombahn gelegen hat, ist durch den Nachweis der Narben an den Stromaustrittsstellen: linke Fußsohle, rechte Kniescheibe, erbracht. Wärmeeinwirkung von nahezu 1000° für einige Sekunden wird anzunehmen sein. Bemerkenswert ist, daß der Unfall trotz der elektrischen Durchströmung des Gehirns, insbesondere des Stammhirns, mit derart hohen Spannungen und großen Stromstärken, wobei die Erwärmung des Stammhirns allerdings nicht exakt bestimmbar, jedoch sicher ziemlich erheblich war, nach drei Jahren keine klinisch faßbaren Folgen im Sinne einer zentral bedingten Sympathicusstörung, wie Blutdrucksteigerung, keine Zeichen einer Schilddrüsenüberfunktion oder gar eines Diabetes mellitus oder insipidus oder eines Magengeschwüres nach sich gezogen hat. Gerade dieser Erkrankungsfall, der auch weiterhin von uns beobachtet wird, gibt uns ein wertvolles Beispiel für das krankmachende Einwirken der elektrischen Energie, worauf ich unten noch näher eingehen werde. Auf zwei sehr wichtige Beobachtungen sei noch hingewiesen. Einmal ist es infolge des Unfalls nicht zu einer Atemlähmung oder gar zu Atemstillstand gekommen, obwohl nicht deutlicher bewiesen werden kann, daß das Atemzentrum nicht nur durchströmt worden ist, sondern auch sicher wärmemäßig beeinflußt worden ist; zum anderen ist das gesamte Rückenmark in geradezu klassischer Form durchströmt worden, ohne daß es zu einer spinalatrophischen Erkrankung im Sinne PANSES gekommen ist. Es sei noch darauf hingewiesen, daß K. psychisch sehr stark beeindruckt ist, was um so verständlicher erscheint, als er bis zum Unfall ein absolut voll arbeitsfähiger und arbeitswilliger, aufstrebender Mann gewesen ist, der bei völliger Erhaltung seiner geistigen Qualitäten erkennt, daß er in seinem Beruf als Elektromonteur nicht wieder einsatzfähig wird. Durch einen Fliegerangriff ist er psychisch so getroffen worden, daß sich sein neurologisches Zustandsbild vorübergehend verschlechtert hat.

Sehr ähnlich gelagert ist das Krankheitsgeschehen bei dem Monteur Ernst S.

Fall 602. Ernst S., Alter 32 Jahre. Unfalltag 17. 5. 1939. Beruf Monteur. Unfallhergang: Der Monteur S. hatte den Auftrag, Hochspannungssicherungen einzusetzen und vergaß, da er sich mit einem Bauern unterhielt, die Ausschaltung des Hochspannungsschalters. Dabei erlitt er schwere Verbrennungen an Stirn, Oberarm, Rücken und Beinen. Stromweg: linke Stirn — untere Extremitäten (Abb. 47a und b). Spannung 15000 V Wechselstrom. Stromstärke im Bereich von etwa 10 bis 20 A (abgesichert mit 10 A). Nachuntersuchung im Januar 1943: Folgende Narben als Restzustand der Verbrennungen sind vorhanden: An der rechten Hand im Verlaufe des Ansatzes der Daumenmuskulatur eine feine lineare Narbe von 5 cm Länge, die die Bewegungen des Daumens nicht mehr wesentlich behindert. Am rechten Unterarm eine Narbe an der Beugeseite, eine rötlichstrahlige Narbe von 7 cm Länge und 4 cm Breite; an der Streckseite eine weißliche Narbe von 6 : 3 cm Größe. Am rechten Oberarm, von der Schulter herab zur Streckseite ziehend, eine ausgedehnte weißliche Narbe von 18 cm Länge bis zu 4 cm Breite. Am Rücken, in der Gegend des linken Schulterblattes: Auf dem linken Schulterblatt eine kleine weißlichstrahlige Narbe von 2,5 bis 2 cm Ausdehnung; ferner unter dem linken Schulterblatt eine große strahlige Narbe von 7 : 6 cm Größe. In der Mitte der Streckseite des linken Oberarmes eine weißlichstrahlige Narbe von 5 : 2,5 cm Größe. Rechtes Bein: An der rechten Wade, am unteren Ansatz der Muskulatur, 24 cm von der Ferse entfernt, eine ausgedehnte, braunrotweißlich verfärbte Narbe mit Substanzverlust von 11 cm Länge und 6 cm Breite. Linkes Bein: Unterhalb der Kniescheibe eine 9 cm breite und 5 cm lange Narbe, die dunkelbräunlich verfärbt ist und in der Mitte weißliche Schuppenbildung aufweist. Ferner an der Innenseite des linken Unterschenkels im oberen Drittel eine bräunlich verfärbte, strahlige Narbe von 9 : 3,5 cm Größe. Am Kopf findet sich auf der Höhe der Stirn eine noch offene Wunde, die unter Salbenverband steht. Die Haut ist in diesem Gebiet in einer Ausdehnung von 5 : 5 cm in narbiger Erneuerung begriffen; sie ist hellrot und frisch. In der Mitte dieses fast kreisrunden Wundgebietes ist noch eine wie ausgestanzte offene Stelle von 2 : 1,5 cm Größe vorhanden, unter der der dunkelrote Schädelknochen offen und frei liegt. Klinische Untersuchungsergebnisse: Hals: Schilddrüse ist nicht vergrößert, Lymphdrüsen sind nicht tastbar. Herz: Töne rein, Aktion regelmäßig, nicht beschleunigt, Grenzen nicht verbreitert. Bauch weich, gut eindrückbar, keine Druckempfindlichkeit, keine pathologischen Resistenzen, Leber und Milz sind nachweislich nicht vergrößert, Druckpunkte der Nierenlager frei. Blutsenkungsreaktion $^2/_3$ mm nach WESTERGREEN, WELTMANNsche Koagulationsreaktion 7. Blutbild: Hb. 17,2 g = 101,2%, Erythroc. 5,05 Mill. Leukoc. 9200. Differentialzählung der Leukocyten: Segmentk. 57%, Stabk. 3%, Eos. 5%, Monoc. 4%, Lymphoc. 31%. Rotes Blutbild ist normal. M.K.R. II im Serum negativ. Urinuntersuchungen: Eiweiß und Zucker negativ. Sediment o. B. Gallenfarbstoffe im Urinnegativ. Die Wassereinfuhr entspricht der Wasserausfuhr. Der probatorische Strophanthinversuch ist negativ, d. h. nach 0,25 Strophanthin i.v. tritt keine vermehrte Wasserausscheidung auf.Lumbalpunktion. Liquoruntersuchungen: Nonne negativ, Pandy (+), Zellzahl ⅓. Liquordruck 150 mm, Queckenstedt 230. Eine noch durchgeführte Subokzipitalpunktion ergibt im wesentlichen die gleichen Verhältnisse in bezug auf die Eiweißreaktionen. Röntgenaufnahme des Schädels: Oberflächlicher Defekt als Rest der seinerzeitigen

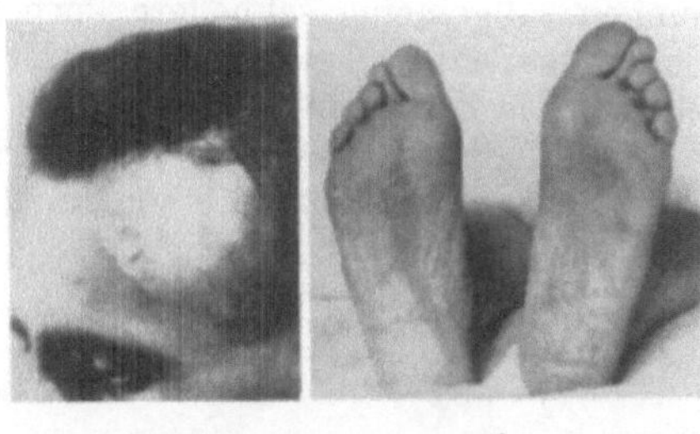

Abb. 47. a Schwere elektrische Verbrennungen an der linken Stirn. b Stromnarben an den Fußsohlen (Fall 602, Ernst S.).

Verbrennung am Schädeldach an der linken Stirnseite. Ekg in Ruhe: Herzlage steil. Pulsfrequenz 62, Sinusrhythmus. P normal, PQ 0,17 Sek. QRST 0,34 Sek. QRS 0,06 Sek. ST 2 bogenförmig erhöht, T normal, nach Belastung Herzlage steil, Pulsfrequenz 66, Sinusrhythmus, P normal, PQ 0,16 Sek. QRST 0,34 Sek. QRS 0,06 Sek. ST 2 bogenförmig, T normal. Ekg-Diagnose: Geringe Störung der Erregungsausbreitung.

Herzdynamische Werte: 0,41   0,40 Systolendauer
0,29   0,27 Austreibungszeit
0,12   0,13 Anspannungszeit.

Die Elektrokardiogramme 3,6 und 10 Min. nach Belastung zeigen dieselben Werte wie vor der Belastung. Das Vdg bestätigt den Ekg-Befund.

Herzfunktionsprüfung:	RR in mm	Puls	Atmung	Vitalkapazität
In Ruhe............	120/70	15	5	2700
Nach Belastung 1. Min.	130/70	20	6	2700
2. „	125/70	19	5	—
3. „	120/70	16	4	—
4. „	120/70	15	5	—

Die Belastung wird mit Mühe durchgeführt.

Grundumsatzbestimmung + 7%. Nervenstatus: Hirnnerven o. B. An den oberen Extremitäten Reflexe seitengleich, lebhaft, nicht gesteigert, keine Atrophien, an den unteren Extremitäten Reflexe sehr lebhaft, etwas gesteigert bei Verbreiterung der reflexogenen Zone, angedeuteter seitengleicher Patellar- und Fußklonus, links offenbar etwas lebhafter als rechts; Patient spannt trotz der bekannten Kunstgriffe, erst eine neurologische Untersuchung im Bad zeigt einen normalen Reflexbefund ohne Patellarklonus. Bei der Sensibilitätsprüfung Versuch grober Täuschung.

Nachuntersuchung: Februar 1944 zeigt die gleichen Befunde wie bei der letzten klinischen Untersuchung. Keinen Anhaltspunkt für eine Stammhirnschädigung.

Der Unfall des S. ist zweifellos ein schwerer gewesen. Der Stromweg: linke Stirn — obere und untere Extremitäten, also mit Sicherheit eine

Durchströmung des Gehirns, auch des Stammhirns, eine lokale Meningitis an der linken Stirnseite, wahrscheinlich mit Verwachsung der Hirnhäute unter den Narben des Schädeldaches und auch lokale Wärmeschädigung der Rindenbezirke des Stirnhirns, also eines Hirnteiles mit bestimmten Zonen.

Im Vordergrund seiner Beschwerden stehen anfallsweise auftretende Schwindelanfälle mit diffusen, nicht lokalisierbaren Kopfschmerzen, die ich auf die örtliche Schädigung des Stirnhirns zurückführe, ein Befund, der wohl zweifellos als direkte Folge der oberflächlichen Zerstörung der Rinde des linken Stirnhirns anzuerkennen ist. Auch psychische Störungen: allgemeine schnellere körperliche und geistige Ermüdbarkeit, Schreckhaftigkeit und leichteres Erregtsein als vor dem Unfall, sind ebenso wie die geringe Störung der Reflexe an den unteren Extremitäten auf diese lokale Wärmeeinwirkung zurückzuführen, wenn auch zweifellos das Desiderium nach einer hohen Unfallrente bei S. besonders stark ausgeprägt ist. BASEDOW-Symptome sind nicht sicher nachweisbar, desgleichen sind die Blutdruckverhältnisse als nicht pathologisch verändert zu bezeichnen. Als geringgradige, eben erkennbare Schädigung des in der Strombahn liegenden Herzens besteht eine geringe Störung der Erregungsausbreitung, die aus der konkav bogenförmigen ST-Strecke zu entnehmen ist, worüber ich kürzlich habe berichten lassen[1]. Das Vdg ist ebenfalls in diesem Sinne auszuwerten.

Aus der großen Reihe unserer elektrischen Hirnverletzten sei nun noch ein besonders schweres Krankheitsbild (Fall 603, Wilhelm K.) herausgearbeitet, bei dem wir ebenfalls keine Schädigung des Stammhirns auf Grund

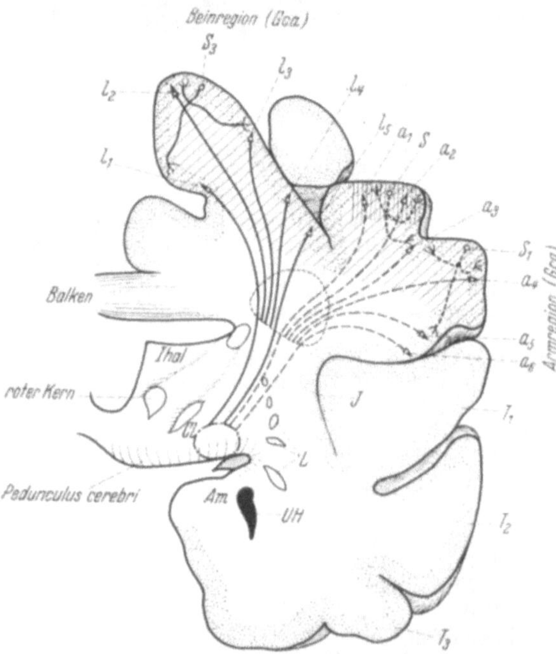

Abb. 48. Wärmeschädigung des Gehirns schematisch eingezeichnet (Fall 603, Wilhelm K.). Skizze nach dem Handbuch der inneren Medizin, Bd. V: Krankheiten des Nervensystems, 1. Teil: Gca Gyrus centralis arterior; L Linsenkern; J Insel; T¹ bis T³ Temporalwindungen; CL Luysscher Körper; s Sammelzelle für die Erregung der Pyramidenneurone; a¹, a², a³, a⁶ bis a⁴ andere Pyramidenneurone der Armregion; b¹ bis b⁵ Pyramidenneurone aus der Beinregion; s³ Sammelzelle für die Erregung der Neurone b¹ bis b³; UH Unterhorn.

der eingehenden klinischen Untersuchungen nachweisen konnten, was um so bemerkenswerter ist, als eine Wärmeschädigung größerer

¹ BAMER, F.: Z. Kreislaufforsch. **1943**, 57. Dtsch. Arch. klin. Med. **192**.

Hirnabschnitte vorgelegen hat, und zwar vorwiegend des Scheitellappens links, geringgradiger rechts, mit lokaler Läsion der Rindenregion, aber auch des Stirnlappens; Strombahn: Scheitelbein bis zum Gesäß. Aus der Zeichnung (Abb. 48) ist der neurologische Status erhärtet, der eine spastische Paraplegie der unteren Extremitäten und an den oberen Extremitäten eine Paraparese erkennen läßt. Klinisch sehen wir bei W. K. keine Anzeichen einer Stammhirnschädigung, sondern nur eine in diesem Fall noch deutlichere Rechtsstörung der Erregungsausbreitung, als wir sie bei S. aus dem Ekg entnehmen. Eine Schädigung des Rückenmarkes liegt ebenfalls nicht vor. Die nachgewiesenen Sensibilitätsstörungen der räumlichen Wahrnehmung, des Unterscheidungsvermögens für die Intensität angewandter Reize und des Unterscheidungsvermögens für die Beschaffenheit von Objekten, sind auf Störungen der sensiblen Rindenzonen zurückzuführen.

Fall 603. Wilhelm K., Alter 50 Jahre. Unfalltag 14. 10. 1937. Beruf: Kraftfahrer. Unfallhergang: Elektrischer Unfall an einer 15-kV-Anlage, 3wöchige Bewußtlosigkeit und vollkommene Lähmung. Erhebliche Verbrennungen am Kopf und am Gesäß. Einlieferung in das Krankenhaus, Behandlung bis zum 8. 6. 1938. Anschließend Behandlung in Hohenlychen bis 29. 6. 1938, dann 14tägige Beobachtung in der neurologischen Universitätsklinik Berlin. Wieder Behandlung vom 4. 10. bis 11. 11. 1938 im Krankenhaus Stettin, es bestand noch immer Lähmung beider Beine und allgemeine Schwäche.

Nachuntersuchung im März 1939. Befund: Verbrennungsnarben am Gesäß und an der Stirn. Herz: Töne leise, rein, Aktion regelmäßig, nicht beschleunigt. Bauch: Fettreiche Bauchdecken, schlaffer Tonus. Die Leber überragt den Rippenbogen um einen Querfinger breit. Kein Druckschmerz, keine pathologischen Resistenzen. Nierenlager frei. Blutsenkungsreaktion: $^6/_{20}$ mm nach WESTERGREEN. Urinuntersuchungen: Eiweiß und Zucker negativ. Sediment o. B. Lumbalpunktion: Nonne negativ, Pandy negativ, Zellzahl 0/3. Elektrokardiogramm: Zeichen einer Coronarinsuffizienz. Blutdruck RR 115/75 mm Hg. Nervenstatus. Augen: Gesichtsfeld o. B. Trigeminus motorisch o. B. Gaumensegel o. B. Würgreflex o. B. Obere Extremitäten: Atrophie keine, aktive Beweglichkeit ist normal. Rohe Kraft rechts 30, links 25 Dynamometer. Ataxie bds. positiv, Eigenreflexe: Trizeps-, Bizeps- und Vorderarm-Periost re. = li. etwas gesteigert, Fremdreflexe: Fingergrundgelenk (MAYER) negativ, Handvorderarm (LURI) negativ. Rumpf: keine Atrophie, Rumpfbewegungen Parese (Aufrichten, Sitz in senkrechter Lage und Drehbewegungen unmöglich). Bauchdeckenreflexe negativ. Blase o. B. Mastdarm o. B. Kremasterreflexe negativ. Untere Extremitäten. Atrophie: Wadenumfang 12 cm unterhalb Patella re. = 32,5 cm, li. 33,5 cm. Oberschenkel 15 cm oberhalb Patella, re. = 52 cm, li. = 53 cm. Passive Beweglichkeit: Tonus stark erhöht. Kontrakturen keine. Aktive Beweglichkeit sehr stark eingeschränkt. Rohe Kraft stark herabgesetzt. Ataxie bds. stark ausgeprägt. Eigenreflexe: Patellarreflexe gesteigert, re. mehr als li., reflexogene Zone stark verbreitert, Adduktoren re. mehr als li. Achillessehnenreflexe positiv, Fußklonus positiv, re. = li., Patellarklonus li. negativ. Babinski bds. positiv, reflexogene Zone nicht verbreitert. Oppenheim negativ. Gordon negativ. Gang nicht möglich. Meningitische Zeichen: Kernig bds. positiv angedeutet. Sensibilitätsprüfung: an beiden Unterschenkeln Empfindungen herabgesetzt. Taubheit in den Beinen und Fingern, Druckempfindlichkeit der Nervenstämme negativ. Fibrillare Zuckungen positiv. Vasomotorische Zeichen: Dermographismus negativ. Trophische Hauterscheinungen: Verbrennungsnarben an der Stirn, Gesäß, Innenseite des re. Oberschenkels, li. Ohr.

Vergleichen wir hiermit den Krankheitsfall 604 (Helmuth K.), der sechs Jahre nach einem elektrischen Unfall an einer akuten Stammzellenleukämie verstarb, die nicht im Zusammenhang mit dem elektrischen Trauma steht. Als Folge der elektrischen Einwirkung fehlt histologisch[1] am linken Occipitallappen im Gebiet des Knochendefektes ein Teil zweier benachbarter Windungskuppen. Die Randzone wird zell- und faserreich, um schließlich in ein Narbengewebe im Gebiet der dritten Rindenschicht überzugehen. Die erste und zweite Rindenschicht ist durch den Defekt völlig zerstört. In diesem Gebiet ist die Glia in einen Status spongiosus umgewandelt. Der Abbau ist noch nicht völlig beendet. Zwischen der proliferierten Glia und dem proliferierten Mesenchym finden sich noch Fettkörnchenzellen. Blutungsreste waren jedoch nicht wahrzunehmen. In dem anschließenden Piatrichter liegt noch reichlich Granulationsgewebe. Dieser Kranke ist jedes Jahr nach seinem Unfall von verschiedensten Gutachtern nachuntersucht worden; als objektiver Befund ist ein Knochendefekt über dem linken Ohr mit deutlich fühlbarer Pulsation und eine Schädigung des Nervus occipitalis major mit objektivierbarer Sensibilitätsstörung festgestellt worden. Alle übrigen klinischen Untersuchungsergebnisse zeigen regelrechte Verhältnisse: z. B. Blutdruckwerte von 120/80 mm Hg. Magen-, Schilddrüsen-, Herz-, Pankreas- und Nierenstörungen haben nicht vorgelegen.

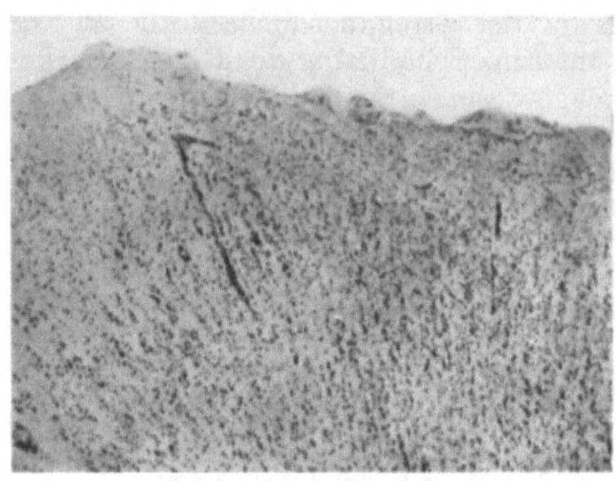

Abb. 49. Narbe nach elektrischer Verbrennung (Fall 604, Helmuth K.).

Fall 604. Hellmuth K., Alter 34 Jahre. Unfalltag 21. 1. 1935, gest. 18. 1. 1941. Beruf: Elektromonteur. Unfallhergang: 5000 V, Verbrennungen an Hochspannungsleitung, Stromweg: Kopf — untere Extremitäten. Einwirkungsdauer: Bruchteil einer Sekunde. Klinischer Befund: Narbe linkes Ohr 5 cm lang und 3,5 cm breit, oval, etwas eingezogen und mit dem Knochen verwachsen, der Knochen ist hier leicht eingedellt. Am Hinterhaupt reizlose 3 cm lange Narbe. Der linke Arm ist durchgehend 1 cm dünner als der rechte (Rechtshänder), im ganzen ist die Muskulatur sehr kräftig entwickelt, keine Atrophien. Tonus normal, seitengleich. Die grobe Kraftleistung ist überall gut. Die Kraft wird vielleicht in der ganzen rechten Seite etwas zögernd entfaltet, jedoch besteht kein Anhalt für eine organisch bedingte Parese. Feine Beweglichkeit ungestört. Eigenreflexe an den Armen und Beinen lebhaft, seitengleich. Keine Kloni, keine spastischen Zehenzeichen, Bauchdecken und Kremasterreflexe lebhaft, nicht different. Sonst neurologisch keine pathologischen Befunde.

Im Gegensatz zu den ersten vier Krankheitsfällen klagt der Verunglückte H. (Fall 605, Alfred H.) neben den Beschwerden durch die Verbrennungsfolgen über Magenbeschwerden mit Appetitlosigkeit und Gewichtsabnahme, ferner über Herzklopfen, Atemnot, Brust- und

---

[1] Die Obduktion ist von Herrn Prof. Ostertag, Berlin, ausgeführt worden, der mir freundlicherweise nicht nur das Obduktionsprotokoll, sondern auch das histologische Ergebnis und die Abbildungen für die Veröffentlichung zur Verfügung gestellt hat (Abb. 49).

Kreuzschmerzen, diffuse Kopfschmerzen. Er macht einen mürrischen, unzufriedenen Eindruck; mit Unlust kommt er den Anordnungen der Ärzte und Schwestern nach; er äußert seinen Kameraden gegenüber, er wolle und könne nicht wieder arbeiten, er müsse eben seine Vollrente weiterbeziehen; man bedenke: im Alter von 29 Jahren. Hier sehen wir also auch erhebliche Beschwerden von seiten der inneren Organe. Der Stromweg ist gekennzeichnet durch die Narben: Hinterkopf — Fußsohle, mithin ein Krankheitsfall, in welchem zweifellos sehr erhebliche Stromschleifen über das Stammhirn geflossen sind. Die neurologischen wie internen Untersuchungen weisen jedoch, abgesehen von einer geringgradigen Herzmuskelschädigung, die sich in einer Störung der Erregungsausbreitung manifestiert, keine pathologischen Veränderungen auf, insbesondere sind die eingehenden Magenuntersuchungen, ebenfalls der Grundumsatz und die Herzfunktionsprüfung völlig normal, klinisch beobachtet ein Jahr nach dem schweren Unfall. Es wird nun interessant sein, diesen Krankheitsfall weiterhin zu verfolgen, insbesondere inwieweit sich die psychisch bedingten Beschwerden, beispielsweise von seiten des Magens, zu erheblicheren Befunden, vielleicht einem Geschwürsleiden, auswirken werden.

Fall 605. Alfred H., Alter 28 Jahre. Unfalltag 1. 3. 1942. Beruf: Elektriker. Unfallhergang: H. war damit beschäftigt, die nicht isolierte Hochspannungsleitung von 60000 V vom Staub zu reinigen; ihm wurde am Tage vorher anbefohlen, diese Arbeit zu tun; angeblich soll der Strom ausgeschaltet gewesen sein, und H. meint, er wäre durch einen auf irgendeine Weise entstandenen Rückstrom zum Unfall gekommen. Nach dem Unfall Bewußtlosigkeit. Schwere Brandwunden am Hinterkopf, am rechten Unter- und Oberarm, am linken Handrücken, linken Unterarm, linken Oberarm, linken Unter- und Oberschenkel und an der linken Fußsohle.

Nachuntersuchung ein Jahr nach dem Unfall: Folgende Narben als Restzustand sind vorhanden: Hinterkopf mit teilweisem Defekt der Hinterhauptschuppe, des linken Ober- und Unterschenkels, der linken Fußsohle, des rechten Unter- und Oberarms, des linken Ober- und Unterarms, des linken Handrückens, Brandflächen am Bauch und an der Brust. Klinische Untersuchungsergebnisse: Hals: Schilddrüse nicht vergrößert, keine Lymphdrüsen tastbar. Herz: Grenzen nicht verbreitert, Herztaille erhalten, Mitteldämpfung nicht verbreitert, auskultatorisch reine Töne. Bauch weich, keine wesentliche Druckempfindlichkeit, keine Resistenzen tastbar, Leber und Milz sind nicht vergrößert, Nierenlager frei. Blutsenkungsreaktion 5. Urinuntersuchungen: Eiweiß und Zucker negativ. Blutzucker 95 mg-%. Urinsediment o. B. Die Augenspiegelung zeigt am Augenhintergrund keine pathologischen Veränderungen. Röntgenbefund des Magens: Ösophagus glattwandig, durchgängig, Konturen des Magens sind glattwandig, kräftige Peristaltik, parallel verlaufende Schleimhautfalten, nicht verbreitert, Pylorus durchgängig, Bulbus duodeni füllt sich dreieckig glattwandig auf. Röntgenbefund des Schädels: Der Narbe entsprechend am Hinterkopf ein Defekt der Schädeldecke, sonst o. B.

Herzfunktionsprüfung:	RR in mm	Puls	Atmung	Vitalkapazität
In Ruhe	130/80	84	10	—
Nach geringer Belastung 1. Min.	135/80	82	10	—
2. „	130/80	80	9	—
3. „	125/80	82	10	—

Elektrokardiogramm in Ruhe zeigt folgende Werte: Pulsfrequenz 60, Sinusrhythmus, PQ 0,17, QRST 0,37, QRS 0,06, P 1,2 pos. P 3 flach biphasisch. T pos. Beurteilung: normales Ekg. Vektordiagramm: im Bereich der Norm. Nervenstatus zeigt seitengleiche normale Reflexe, keine pathologischen Reflexe. Keine Sensibilitätsstörungen (Nachuntersuchung März 1944, Status idem).

Neben diesen fünf ausführlicher beschriebenen Krankheitsfällen sind in die Tabelle weitere Beobachtungen eingereiht, bei denen das technische Geschehen ähnlich gelagert ist und Durchströmungen des Zentralnervensystems, insbesondere des Stammhirns, einwandfrei vorgelegen haben. Wir sehen schwere und schwerste Zerstörungen der Gehirnsubstanz mit entsprechenden neurologischen Ausfällen, wir sehen aber auch leichtere oberflächlichere Defekte mit Zerstörung des Schädeldaches und lokaler Meningitis, die zu Verwachsungen der Kopfschwarte geführt hat, als deren Folge das klinische Bild der Rindenepilepsie anzuerkennen ist, und wir sehen endlich das Bild der serösen Meningitis nach leichten Wärmeschädigungen des Schädeldaches, das sich klinisch in einer Liquordrucksteigerung äußert. Besonders hervorzuheben ist die Tatsache, daß in allen Fällen der Verlauf des elektrischen Stromes über das Zentralnervensystem, insbesondere auch über das Stammhirn, wissenschaftlich exakt durch die Brandnarben auch noch nach Jahren nachzuweisen ist, daß es sich um ausschließlich schwerste Krankheitszustände handelt, bei denen der Organismus eine heftige *toxische* Schädigung infolge der oft sehr ausgedehnten Verbrennungen mit lange Zeit anhaltenden Eiterungen zu überwinden hatte und die nicht selten noch durch eine Gehirnerschütterung kompliziert waren.

b) Spinalatrophische Erkrankungen.

Während Panse sich in seiner Monographie auf 43 eigene Fälle von organisch-neurologischen Erkrankungen nach elektrischen Unfällen stützen konnte, bei denen er allerdings „in fast allen Fällen auf eigene neurologische Nachuntersuchungen verzichten mußte", ist der größte Teil meiner Sammlungsfälle (heute 261 Fälle) von uns klinisch untersucht bzw. nachuntersucht, einige Fälle allerdings nur auf Grund der Akten begutachtet bzw. nachbegutachtet worden. In Panses Material sind von ihm neun als spinalatrophisch bezeichnete Erkrankungen, wohlbemerkt als elektrisch bedingte, zu erkennen, in unserem Krankenmaterial nur fünf, von denen ein Fall wohl das Krankheitsbild einer spinalen Schädigung bietet, die aber wahrscheinlich durch Wärmeeinwirkung bedingt ist; vielleicht muß er zum mindesten als Grenzfall zu den Krankheitsfällen unter VI a für die endgültige Beurteilung offengelassen werden. Zwei Beispiele seien angeführt:

Fall 701. Frau P., Alter 44 Jahre. Unfalltag 14. 9. 1951. In der Waschküche hatte Frau P. eine scharfe Zinkwanne über ein Kabel (220 V Wechselstrom) geschoben und das Kabel 2 cm derart beschädigt, daß die beiden Kabeldrähte frei lagen und die Wanne unter Strom setzten. Mit der rechten Hand umklammerte Frau P. den Griff der Wanne ganz fest, mit der linken Hand berührte sie den Fußboden (nasser Zementfußboden). Die Patientin wurde sehr stark elektrisiert, konnte noch aufschreien, jedoch verkrampfte sich der Brustkorb so stark, daß sie nicht mehr atmen konnte, dann wurde sie bewußtlos. Auf Näheres kann sich die Patientin nicht mehr besinnen. Einwirkungsdauer etwa 2 bis 10 Sekunden. Angaben über die Höhe der Stromstärke, die durch den Körper während des Unfalles geflossen ist, lassen sich besonders infolge der unbekannten Größe des elektrischen Widerstandes des zum Körper der Verunglückten parallel geschalteten Stromkreises (Wanne — Zementfußboden) nicht machen.

Aus den näheren Umständen ist jedoch ein Strom des Stromstärkebereichs II am wahrscheinlichsten. Subjektive Beschwerden: Bewegungsunfähigkeit des rechten Armes. Klinisch: Parese des rechten Armes; deutliche Reflexdifferenzen der Bizeps-Trizepsreflexe; rechts schwächer als links auslösbar; rohe Kraft rechts herabgesetzt. Die Lähmung des rechten Armes bildet sich in 5 Tagen nach dem Unfall völlig zurück, wieder arbeitsfähig (kein Rentenfall).

Ein zweites Beispiel einer spinalatrophischen Erkrankung sei noch angeführt, zumal eine exakte Unfalluntersuchung uns die Beurteilung des technischen Geschehens gestattet, so daß auch in diesem Krankheitsfall ein physiologisches Geschehen des Stromstärkebereichs II vorlag.

Fall 702. Heinrich P., Alter 43 Jahre. Unfall 3. 7. 1950. P. wollte in einer Umspannstation den Einbau einer Schaltuhr auf der Niederspannungsverteilungstafel besprechen. Bei der Feststellung, ob die erforderlichen Bohrlöcher von der Vorderseite der Schalttafel, wo sich der Zeuge Gaßner befand, gebohrt werden könnten, ohne Gefahr zu laufen, mit der elektrischen Leitung in Berührung zu kommen, hat P. mit dem Handrücken der rechten Hand die blanke Kupferleitung (von ca. 6 mm $\varnothing$) auf der Rückseite der Niederspannungsverteilungstafel berührt und hierbei einen elektrischen Schlag bekommen. Ein sofortiges Zurückziehen der Hand war nicht ohne weiteres möglich, da die Hand hinter einer anderen Leitung festhakte; Dauer der elektrischen Durchströmung etwa 3 Sekunden. P. stand mit ledernen Halbschuhen, deren Sohlen allerdings durchgelaufen waren, auf einem Fußboden aus Eisenbeton. P.s Handflächen sind außen und innen bezüglich der Hauteigenschaften als normal zu bezeichnen (weiche Hand ohne größere Schwielenbildung). Der Stromweg verlief von der rechten Hand zum linken Fuß, und zwar deshalb, weil links von P. eine hölzerne Schutzleiste in Brusthöhe angebracht war, die ihn zur Verlagerung des Körpergewichtes auf den linken Fuß zwang. Strommarken sind auch kurz nach dem Unfall nicht beobachtet worden. Die Stromstärke dürfte sehr niedrig gewesen sein und höchstens im Stromstärkebereich I gelegen haben. Kurz nach dem Unfall etwa 3 bis 5 Minuten Taubheitsgefühl und Kribbeln in der rechten Körperhälfte, Erlahmen des rechten Armes, Nachschleppen des rechten Beines, so daß der Patient nur mit fremder Hilfe die Praxisräume des ihn behandelnden Arztes erreichen konnte. Bereits kurze Zeit nach dem Unfall, und zwar im Laufe des Nachmittags am gleichen Tage, tritt eine Besserung ein, und am nächsten Tage hatte sich die Lähmung so weit zurückgebildet, daß der Patient selbständig das Bett verlassen konnte. In verhältnismäßig kurzer Zeit ist eine Rückbildung aller Symptome festzustellen, lediglich ein Schwächegefühl der rechten Hand ist noch vorhanden. Maße: Oberarm rechts 30, links 29; Unterarm rechts 26, links 25; rohe Kraft: rechts schwächer als links: Faustschluß rechts deutlich schwächer; Eigenreflexe: Trizepssehnen links lebhafter als rechts. Sonst neurologisch kein pathologischer Befund. Diagnose: *Spinalatrophische Erkrankung mit Lähmung des rechten Armes nach elektrischem Unfall des Stromstärkebereichs II.* Nachuntersuchung August 1952: Kein pathologischer Befund, voll arbeitsfähig.

Fall 703. Robert P., Alter 56 Jahre, Unfall 2. 7. 1943. Stromstärkebereich IV, Spannung 15000 V, Stromweg: linker Arm — Rücken — linker Fuß; zweifingerdicke weißliche Narbe an der Innenseite des linken Oberarms; derbe Narbe längs der Beugeseite des linken Unterarms; zweipfennigstückgroße Narbe am linken inneren Fußknöchel. Nach abgeschlossener klinischer Behandlung wegen immer stärker einsetzender Beschwerden, in Form von Lähmungserscheinungen und Empfindungsstörungen im Bereich der oberen Extremitäten, nach ½ Jahr 70% EM. Erneute Rentenbegutachtung am 5. 1. 1953, da bei P. Laufen nur mit Hilfe zweier Stöcke möglich; bei Augenschluß Fallneigung und Schwindel, mangelnder Blasen- und Analschluß. Neurologische Beurteilung: deutliche Herabsetzung der Kraftleistung der oberen Extremitäten, stark spastischer Gang, spastisch gesteigerte Patellar- und Achillessehnenreflexe, Patellar- und Fußklonus. Sensibilitätsstörungen in Form von Empfindungsstörungen im Bereich des Gesäßes, der Arme und Beine.

Es handelt sich hier um eine typische elektrotraumatische symptomatisch-spastische Spinalparalyse. Ausführlich wird dieser Erkrankungsfall noch an anderer Stelle beschrieben.

Mancher Erkrankungsfall, der vom Vorgutachter als spinalatrophische elektrische Nervenerkrankung aufgefaßt worden ist, hat sich in seinem weiteren Verlauf, oft aber erst nach dem Tode des Verunglückten, als eine schicksalsmäßige Nervenerkrankung herausgestellt. Es ist außerordentlich aufschlußreich, die oft unabhängig voneinander erhobenen Befunde verschiedener Kliniken durchzuarbeiten; widersprechende und übereinstimmende, aber auch weniger stark abweichende Krankheitsbilder werden dort oft innerhalb kurzer Beobachtungszeiten festgestellt. Es braucht eigentlich gar nicht besonders hervorgehoben zu werden, daß bei den oft schon so außerordentlich schwierigen neurologischen Erkrankungsfällen, insbesondere, wenn es sich dann noch um Fragen der elektrischen Nacherkrankungen handelt, größte Zurückhaltung zu wahren ist; oft aber wäre auch eine größere Bescheidenheit in Hinsicht auf die eigene diagnostische Fähigkeit und ein Abstreifen eines gewissen medizinischen Papsttums am Platze; denn oft löst erst der pathologische Anatom das Rätsel des Krankheitsbildes.

Unsere Ausführungen mögen dazu führen, völlig hypothetische und rein persönliche physikalische Ansichten (die oft mit Physik nichts zu tun haben) auszuschließen; man möge vielmehr auf dem Boden einwandfreier und anerkannter Erkenntnisse weiterbauen und sich gegebenenfalls bei der Beurteilung des technischen Geschehens von einem mit den Dingen vertrauten Ingenieur beraten lassen.

Was nun die spinalatrophischen, auf elektrische Einwirkungen zurückzuführenden Erkrankungen angeht, so werden wir sie, wenn sie in zeitlichem Zusammenhang mit dem Unfallereignis stehen, unter besonderer Berücksichtigung des technischen Geschehens anerkennen. Die Differentialdiagnose der anderen Erkrankungen des Zentralnervensystems, die wir unter Gruppe VI f zusammengefaßt haben, ist mit allen zu Gebote stehenden Untersuchungsmöglichkeiten zu erschöpfen; das bedingt in der Regel eine möglichst frühe klinische Beobachtung. Rückbildungsfähige Erkrankungen sind wohl am ehesten elektrisch bedingte; fortschreitende Krankheitsbilder, die sich allmählich unter eine bekannte neurologische Erkrankung einordnen lassen, sind nur mit Vorsicht und größter Zurückhaltung zu beurteilen. Wir müssen bekennen, daß wir trotz aller immerhin schon ziemlich umfangreichen Untersuchungen das pathologische Geschehen am Zentralnervensystem noch nicht genügend kennen; wir müssen uns immer wieder vor Augen führen, daß bekannte Anatomen und Neurohistologen wie WEGELIN, SCHRIDDE und HALLERVORDEN *bisher* weder am Gehirn noch am Rückenmark Befunde erhoben haben, die als anatomische Grundlage für eine elektrische Schädigung angesehen werden können. Die beschriebenen perivaskularen Blutaustritte, auch die im Gehirn und Rückenmark, sind zweifellos nur bei tödlichem Unfall festzustellen.

Gerade über diese Krankheitsbilder, die nicht nur für die Unfallmedizin, sondern auch für die gesamte Neurologie größte Bedeutung verdienen, müssen wir noch weitere Erfahrungen und weitere physiologische und anatomische Untersuchungsergebnisse sammeln, die uns vielleicht einmal einen Einblick in das elektrische Geschehen am Zentralnervensystem geben können.

c) Nervöse Erscheinungen nach elektrischen Unfällen.

Etwas ausführlicher als geplant muß ich auf jene Krankheitsfälle eingehen, bei denen allgemeine nervöse Erscheinungen, wie Kopfschmerz, Schwindelgefühl, innere Unruhe, Schlaflosigkeit, erhöhte Erregungsbereitschaft, oft verbunden mit Appetitlosigkeit, allgemeiner Körperschwäche, Unlust zur Arbeit und ähnlichen Beschwerden, auftreten. Das elektrische Trauma ist eben ein Ereignis, das besonders psychopathische Personen aufs tiefste erschüttert und bewegt, so daß die oben aufgezeigten Beschwerden verständlich werden. Eine klinische Beobachtung, vor allem zur Abgrenzung von neurologischen Schäden, ist immer notwendig und darf auf keinen Fall versäumt werden. Wir werden dabei oft aus der Anamnese entnehmen, daß schon vor dem Unfall, wenn auch nicht so ausgeprägt, gewisse Zeichen einer nervösen Übererregbarkeit vorhanden waren. Diese Patienten müssen vom ersten Tag der Behandlung an richtig angesprochen werden; es muß ihnen vom Arzt die Art ihrer Erkrankung klargemacht und insbesondere die Tatsache vorgehalten werden, daß bleibende organische Schäden nicht vorliegen; sie bedürfen einer intensiven Behandlung, nach der sie wieder *voll* erwerbsfähig werden. Niemals jedoch darf Erwerbsminderung erwähnt werden, sonst dauert es nicht lange, und der beste Rentenneurotiker steht vor uns.

Ein besonderer Krankheitsfall sei an den Anfang unserer Betrachtungen gestellt, bei dem eine schwere organische, elektrisch bedingte Nervenerkrankung im Sinne einer Paraplegie nicht nur vom behandelnden Arzt und vom Vertrauensarzt, sondern auch von einer neurologischen Klinik angenommen wurde:

Fall 801. Josef D., Alter 17 Jahre. Unfalltag 27. 1. 1942. Beruf: Elektromonteur. Unfallhergang: Bei Arbeiten bei einer Bühnenbeleuchtung verlor D. das Gleichgewicht und stürzte auf einen Beleuchtungskörper und berührte mit dem Schraubenzieher die Anschlußklemme und gleichzeitig eine Befestigungsschraube des Regulierwiderstandes. Spannung gegen Erde 110 V. Keine Strommarken. Stromweg unbekannt. Keine äußeren Verletzungen. Wird eingewiesen mit der Diagnose: Paraplegie nach elektrischem Trauma.

1. Nachuntersuchung im Oktober 1942. Klinische Nachuntersuchungsergebnisse: Schilddrüse nicht vergrößert. Herz und Lungen o. B. Blutsenkungsreaktion: $^3/_5$ mm nach WESTERGREEN. WELTMANNsche Koagulationsreaktion 6. Urinuntersuchungen: Eiweiß und Zucker negativ. Sediment o. B. Herzfunktionsprüfung normal. Das Ekg in Ruhe und nach Belastung direkt, 3,6 und 10 Min. später zeigt keine pathologischen Veränderungen. Das Vdg bestätigt den elektrokardiographischen Befund. Der Nervenstatus zeigt normale Befunde.

2. Nachuntersuchung im Dezember 1943. Die eingehende klinische Untersuchung zeigt an den inneren Organen weder klinisch noch röntgenologisch noch elektrokardiographisch einen pathologischen Befund. Die Blutdruckmessungen sind völlig im Bereich der Norm. Herzfunktionsprüfung ist normal. Magenröntgenuntersuchung zeigt keine pathologischen Veränderungen. Der ausführliche Nervenstatus zeigt keine pathologischen Veränderungen.

Gerade dieser Krankheitsfall ist nahezu ein typisches Lehrbeispiel für die Überbewertung einer elektrotraumatischen „Nervenerkrankung" (Stromstärkebereich I, ganz kurzfristiger elektrischer Schlag [Wischer]

von einigen mA). Der Vater brachte seinen Sohn auf einer Trage in
unsere Klinik, ohne jede Hilfe fuhr der Junge nach vierwöchiger
Behandlung in seine Heimatstadt zurück. Die jetzige Nachuntersuchung,
insbesondere der neurologische Status, wie der Befund an den inneren
Organen zeigen nicht die geringsten organischen Störungen. Es handelte
sich somit um ein rein funktionelles Krankheitsbild, das durch anfänglich falsche Behandlung und Überbewertung des elektrischen Unfall-
ereignisses sogar völlige Arbeitsunfähigkeit und Bettlägerigkeit bedingte.
Wir kennen das aus der Praxis und Klinik, und keine geringeren als
v. BERGMANN und SIEBECK haben in geradezu klassischer Weise die Beziehungen zwischen Seele und organischer Erkrankung herausgearbeitet;
jeder Arzt kennt die vielen Zusammenhänge zwischen organischer Erkrankung und seelischen Traumen, so daß wir hierauf nur hinzuweisen
brauchen. Jedes, oft auch noch so geringfügige Trauma, auch jedes
elektrisch bedingte, vermag einen gewissen psychischen Schock auszu-
lösen, der nun seinerseits wieder, je nach Reaktionslage des einzelnen
Menschen, zu mehr oder weniger ausgeprägten Beschwerden führt. Und
gerade beim elektrischen Trauma, das oft ohne Bewußtseinsstörung
abläuft und bei dem oft infolge des Muskeltetanus und Verkrampfungen
der Brustmuskulatur mit momentaner Atembehinderung (nicht zentral
bedingt) ein Erstickungs- und dadurch bedingtes Angstgefühl hervorgerufen wird, ist besonders dazu angetan, eine psychische Reaktion aus-
zulösen. Wenn das nun noch durch Überbewertung von seiten der behandelnden Ärzte gesteigert wird, kann man verstehen, daß die Beschwerden nicht nur andauern, sondern sogar noch gesteigert werden.
Diese Erscheinungen bleiben oft lange Zeit hindurch bestehen und können ihrerseits zu Störungen des vegetativen Systems mit daraus folgenden Störungen der allgemeinen Übererregbarkeit, zu Magen- und
Darmstörungen, anhaltenden Kopfschmerzen und funktionellen Herz-
sensationen führen.

Was SIEBECK in bezug auf die Vorgänge am Herzen und im Gefäßsystem für besonders wichtig hält, daß nämlich die ganze Erlebnismasse
nicht nur subjektive Sensationen und Eindrücke, nicht nur die seelische
Haltung und Stimmung des Kranken bestimmt, sondern auch auf ver-
schlungenen Wegen auf die Körperlichkeit einwirkt, das gilt im vollen
Maße auch für die Erkrankungen infolge äußerer Einwirkungen, insbesondere elektrischer Einflüsse. Kein Mensch, und mag er noch so
primitiv sein, kann an der Elektrizität vorübergehen; man sieht sie in
der Glühlampe als Beleuchtung, man sieht sie als Kraft im Elektro-
motor, z. B. bei der Straßenbahn, man wird an ihre Gefährlichkeit
durch die bekannten Zeichen an Hochspannungsanlagen auf Schritt und
Tritt, sonntags und alltags, erinnert, man liest fast in jeder Zeitung, daß
sich hier und dort ein tödlicher elektrischer Unfall ereignet hat. Diese
Energie ist dem Menschen zunächst etwas Geheimnisvolles, dessen Gesetzmäßigkeiten ihm im allgemeinen verborgen sind. Ist er nun irgendwie mit
ihr in Berührung gekommen und hat die Berührung ihm irgendwelche oberflächlichen Schäden gebracht, so ist er schnell zu der Annahme geneigt,
daß sie etwas Krankmachendes an sich hat. Daher ist seine Reaktion

auf dieses Ereignis um so stärker, je fremder ihm das Verständnis der physikalischen Gesetzmäßigkeiten liegt. Zu dieser abergläubischen Furcht trägt auch die Unkenntnis mancher Ärzte vom elektrischen Geschehen bei. Wie könnte sonst der Irrtum JELLINEKS zustande gekommen sein: „die physikalischen Gesetzmäßigkeiten hören beim lebenden Organismus auf", der großen Schaden angerichtet hat. Man beachte doch, was ein namhafter Elektrophysiologe wie SCHÄFER sagt: „Vor jeder speziellen Erörterung der elektrischen Begleiterscheinungen der Lebensvorgänge möchte ich erwähnen: die ungeheure Allgemeingültigkeit der elektrischen Gesetzmäßigkeiten. Erscheinungen wie Aktionsstrom, Refraktärzeit, Nachpotentiale, Summation, Rhythmik, Reizgesetze, passiv-elektrische Polarisierbarkeit, ‚Auflockerung‘ der Membranen bei Erregung, ja sogar die Rolle des Kaliums als eines universell depolarisierenden Mittels, sind fast allen lebenden Zellen gemeinsam und finden sich fast in gleicher Form wie an höchsten und niedersten Tieren, auch an der Pflanzenzelle. Diese Tatsache gibt uns eine besondere Berechtigung, nach dem Gesetz dieser Erscheinungen zu suchen; es muß bis an die Wurzel der Lebenserscheinungen greifen."

Und damit berühren wir aufs engste die oben aufgeworfenen Fragestellungen: Stammhirn — vegetatives System — Elektrotrauma. Wenn wir auf der einen Seite den physikalisch-technischen und elektrophysiologischen Voraussetzungen eine wichtige, ich möchte sagen geradezu grundlegende Bedeutung für die Beurteilung elektrischer Unfälle zuerkennen, so müssen wir uns auf der anderen Seite auch ein klares Bild über die Anatomie und Physiologie des Stammhirns verschaffen. Nicht nur die neurologischen Erkrankungen fordern die Berücksichtigung dieser Fragestellung, auch alle übrigen internen Erkrankungen nach elektrischen Unfällen, die, wie z. B. der Morbus Basedow, aufs engste mit dem vegetativen System und seinen Zentren verbunden sind. Spricht man nicht geradezu von einem zentralen Basedow? Der Begriff „vegetatives System" umfaßt nach SIEBECK „das gesamte Ordnungsgefüge im Organismus, an das der Ablauf aller lebenserhaltenden und lebensgestaltenden Funktionen gebunden ist". Im Gegensatz zur Auffassung VEILS habe es seinen Sitz nicht an dieser oder jener Stelle im Körper, auch nicht im Gehirn, sondern ist funktionell, dynamisch zu verstehen; auch Bewußtes und Willkürliches greift in das vegetative Getriebe hinein.

Die Hirnstammganglien, zu denen der Thalamus, Globus pallidus und das Corpus striatum gehören, besitzen keine eigentlichen selbständigen Zellfunktionen. Wir wissen nur, daß bei krankhaften Ausfällen oder krankhafter Reizung bestimmter Anteile der Hirnstammganglien Tonusstörungen im Sinne abnormer Steigerung oder auch Minderung auftreten können, daß ferner Minderung oder völliger Verlust unwillkürlicher Bewegungen, z. B. der Mitbewegung der Arme beim Gehen, auftreten, aber auch Überbeweglichkeit wie veitstanzähnliche Bewegungen, Grimassieren und Tremor. Wir wissen, daß auch Störungen der Willkürbewegungen bei Kranksein dieser Gebiete auftreten, während wir das Gebiet des Hypothalamus als den Ausgangsort vegetativer Regulationen ansehen. Die Organe des Zwischenhirns sind nach Funktionen und nicht im Sinne einer zentralen Repräsentation von Organen orientiert. Wir wissen, daß die Bluttemperatur im Hypothalamusgebiet ebenso ihr Steuerungssystem hat wie der Wasserhaushalt, daß in ihm das Zusammenspiel von Kreislauf und Atmung ebenso gelenkt wird, wie sich psychische Eingriffe auf das autonome nervöse Geschehen auswirken; das enge Zusammenspiel mit der Hypophyse sei auch miterwähnt. Nur können wir uns nicht damit einverstanden erklären, daß das übergeordnete Großhirn, man möchte, wenn man VEIL gelesen hat, beinahe glauben, für den Menschen entbehrlich sei, während sich doch wohl in ihm alle höheren Funktionen abspielen. Die beiden Krankheitsfälle (Anton B, Fall 401, und Helmuth K., Fall 604), die wir S. 107 und 152 aufführten, zeigten außer Zeichen allgemeiner vegetativer Dysregulationen und etwas lebhaften Reflexen der unteren Extremitäten keine dieser eben skizzierten Störungen, obwohl das Stammhirn innerhalb der Strombahn gelegen ist; ähnlich verhält es sich mit allen in der unten zusammengestellten Tabelle angeführten Krankheitsfällen.

Eng mit dieser Problemstellung ist die Frage der Stammhirnschädigung — Hochdruck nach elektrischem Trauma — von VEIL und STURM zur Diskussion gestellt (s. S. 133). Gerade in diesen Tagen beobachteten wir einen Krankheitsfall, der die Schwierigkeit dieser Fragestellung aufzeigt:

Fall 802. Heinrich B., Alter 49 Jahre. Unfall 17. 9. 1951. B. wollte mit einem Voltmeter eine Operationslampe prüfen. In dem Augenblick, als er mit beiden Händen zufaßte, verspürte er eine Verkrampfung der Hände und Druck auf der Brust. Er hatte den Eindruck, daß sich ihm der Voltmeter immer mehr auf die Brust preßte. Er hatte starke Schmerzen, konnte aber schreien und rief dem auf dem Operationstisch liegenden Patienten zu: „Abschalten!" Er war bei vollem Bewußtsein. Während des Vorganges stand B. auf einer Leiter. Als der Strom abgeschaltet war, konnte er von der Leiter heruntersteigen. B. war sehr erschrocken, sonst kann B. keine Beschwerden angeben; er war froh, von dem Strom loszukommen. Nach 1½ Stunden Ruhe Überweisung zur Inneren Abteilung in B.; dort wurde ein Ekg gemacht. Durch ein Versehen wurde B. nach Hause geschickt. Am nächsten Tage Wiederaufnahme der Arbeit. Zwei Tage später Aufforderung zur Vorstellung im Krankenhaus. Dort wurde sofortige Aufnahme angeordnet.

Technisches Geschehen: Unfall des Stromstärkebereichs II (44 bis 27,5 mA), Spannung 220 V; Stromweg: linke Hand — Brustkorb — rechte Hand; dort auch Strommarken vorhanden. Der Widerstand einschließlich des Übergangswiderstandes an den Berührungsstellen 5000 bis 8000 Ohm.

Jetzige Beschwerden (17. 9. 1952): Druckgefühl in der Brust, Angstgefühl, das Herz schlägt bis zum Hals, bei mäßiger Anstrengung Atemnot, Anschwellen der Füße, Wadenschmerzen; mittelgroßer korpulenter Mann, Körpergewicht 89 kg. Die geringgradige Störung der Erregungsrückbildung, die elektrokardiographisch festgestellt ist, ist wohl im Sinne einer organischen Angina pectoris electrica trotz gewisser Bedenken (zuvor zahlreiche Infekte!) anzuerkennen. Eine klinische Behandlung hatten wir bei geringem klinischem Befund nicht durchgeführt, sondern B. für die Dauer von 3 bis 4 Wochen in eine waldreiche Gegend zur Erholung geschickt. Blutdruck September 1951, Kontrolle: 135 bis 150/80.

Ein Jahr später wird eine essentielle Hypertension festgestellt:

	RR	Puls	Atmung	Vitalkapazität
Im Liegen	195/120	76	24	—
Im Stehen	200/130	100	28	—
Im Sitzen	195/120	100	28	3000
Nach Belastung ...	210/120	120	24	—

	RR	Puls	Atmung	Vitalkapazität
nach 1 Minute	200/120	100	28	—
„ 2 Minuten ...	220/130	96	24	—
„ 3 „	210/120	92	24	—
„ 5 „ ...	200/120	84	24	—
„ 7 „ ...	190/120	80	24	3300

Augenärztlicher Befund: Außer einer Über- und Stabsichtigkeit liegt eine *Gefäßveränderung* besonders an den feinen Arterien vor, wie man sie bei essentieller Hypertonie und Nierenkrankheiten findet. Die Diagnose wäre: Retinopathia hypertensiva im Frühstadium. Unfallfolgen durch Elektrizität ließen sich von seiten der Augen nicht feststellen.

Damit kommen wir nun zu einem der wichtigsten Probleme der elektrischen Unfallpathologie, die wir zu entscheiden haben und die von besonderer Bedeutung sind. Ist die jetzt nachzuweisende essentielle Hypertension (Hochdruckerkrankung) noch eine Folge des elektrischen Unfalles vom 17. 9. 1951?

Die Frage nach der Ursache bzw. der Entwicklung der genuinen Hypertension gehört immer noch zu den schwierigsten Problemen der inneren Medizin. Man nimmt mit FREY an, daß es sich dabei um eine Erkrankung der peripheren Arteriolen handelt. Von jener Hochdruckform, dem Schlagvolumenhochdruck bei Hyperzirkulation infolge Hyperthereose und dem Elastizitätshochdruck bei der Atherosklerose der großen Gefäße des höheren Alters, sei hier nicht gesprochen. Die Blutdruckerhöhungen bei der essentiellen Hypertension kommt durch eine Steigerung des peripheren Gefäßwiderstandes zustande. Man spricht von einem sogenannten funktionellen Hypertonus, d. h. histologische Befunde an den Gefäßen werden nur in geringem Umfange gefunden, hin und wieder Hyalinosen (hyaline Degeneration), vorwiegend der Milzarterien, aber auch der kleinen Gefäße der Niere, Pankreas, Leber, Retina; größere Gefäßbezirke der Muskulatur, Darm und Haut bleiben sogar frei. Aus diesem kurz Angedeuteten geht also hervor, daß die Ursache dieses Krankheitsbildes weitgehend ungeklärt ist. Die kleinsten Arterien sind eben funktionell krank, wobei u. a. der Einfluß der Ermüdung der glatten Muskulatur der Arteriolen eine große Rolle spielt. Zwischen essentieller Hypertonie, benigner und maligner Nephrosklerose bestehen enge Beziehungen. Die Heredität spielt, wie schon VOLHARD und FAHR gezeigt haben, eine große Rolle.

Es erhebt sich nun die Frage, gehört ein elektrisches Trauma, wie es bei B. vorliegt, zu jenen Ereignissen, die dieses Krankheitsbild im Sinne einer Verschlechterung beeinflussen können? Wir können diese Frage nur vom elektrophysiologischen Standpunkt beantworten. Der elektrische Strom vermag, wenn überhaupt, nur ganz langsame und geringgradige Zusammenziehungen der Gefäße zu verursachen, die kaum mit modernen Registriermethoden feststellbar sind; selbst direkte Filmaufnahmen der Gefäße haben uns nicht weitergebracht. Mit Sicherheit kann man jedoch sagen, daß, wenn eine elektrische Durchströmung aufgehört hat, an den Gefäßen nichts mehr geschieht, genau so wie nach einem elektrophysiologischen Reiz der quergestreiften Muskeln und Nerven. Die glatte Muskulatur ist jedenfalls, wie experimentell festgestellt, elektrischen Reizen gegenüber sehr unempfindlich.

Bei längeren Durchströmungen z. B. in unserem Stromstärkebereich I (bis etwa 25 mA) sehen wir Blutdrucksteigerungen; man könnte also ohne weiteres geneigt sein, diese Blutdrucksteigerungen als gefäßbedingt anzusehen. Wir haben jedoch durch exakte Untersuchungen unter Ausschaltung der gesamten quergestreiften Muskulatur bei Intaktbleiben des Gefäßsystems nachweisen können, daß diese Blutdrucksteigerungen durch den elektrisch ausgelösten Krampfzustand der quergestreiften Muskulatur zustande kommt. Diese Versuche beweisen eindeutig, daß das Gefäßsystem an der Blutdrucksteigerung während einer elektrischen Einwirkung unbeteiligt ist. Es werden keine funktionellen Zusammenziehungen der kleinsten Gefäße oder der glatten Muskulatur hervorgerufen. Hieraus ergibt sich also die konsequente Ablehnung einer Hochdruckerkrankung bzw. der Verschlechterung einer solchen nach einem elektrischen Unfall, wie er oben ausführlich beschrieben ist. Insbesondere erhärtet der augenärztliche Befund die klinische Diagnose: essentielle Hypertension, die ein Jahr nach dem Unfall, unabhängig, schicksalsmäßig sich entwickelt hat (vgl. auch S. 69ff).

Die technische Untersuchung hat eindeutig ergeben, daß eine Gehirndurchströmung nicht stattgefunden hat. Auch deshalb habe ich diesen Krankheitsfall in diesem Zusammenhang angeführt. Eine zentrale Blutdruckerkrankung als Folge einer Stammhirnschädigung ist abzulehnen. Auch die physiologische Reaktion auf das Trauma ist für die Entwicklung der Erkrankung verantwortlich zu machen.

So vertritt JENNY ebenfalls den Standpunkt: „Bei der Beurteilung von nervösen Störungen nach elektrischen Unfällen — und das gilt selbstverständlich auch für Blitzeinwirkungen — müssen wir hinsichtlich des Kausalzusammenhangs größe Vorsicht und Zurückhaltung walten lassen." Weiter sagt JENNY: „Bei bestimmten psychopathischen Anlagen, bei irgendwelchen, vielleicht bisher schlummernden, Abwehr- oder Wunschtendenzen und bei ungünstigen Umwelteinflüssen kann es nun schon zu Beginn zur Entgleisung in eine psychogene oder hysterische Reaktion kommen, wobei die Symptomatologie sich anfänglich wenig von derjenigen der Schreckemotion zu unterscheiden braucht. Am besten kommt man zum Ziel, wenn man den unter Schreckfolgen Leidenden möglichst rasch wieder in den Arbeitsprozeß eingliedert."

Diesen Standpunkt haben wir schon stets in den früheren Arbeiten vertreten und vertreten ihn besonders heute, nachdem wir auch in der Nachkriegszeit ein großes Krankengut beobachten konnten. Gerade jene geringfügigen elektrischen Traumen, jene kurzfristigen „Wischer", wie es die Monteure nennen, sind es, die oft funktionelle bzw. psychische Störungen nach sich ziehen; recht schnell ist die unfallbedingte „vegetative Störung", die „neurozirkulatorische Dystonie" anerkannt. Wir können nur warnend vor einer allzu schnellen Anerkennung derartiger Störungen unsere Stimme erheben und auf die skizzierten schweren klassischen elektrotraumatischen Nervenerkrankungen verweisen. J. H. SCHULTZE, der auf dem diesjährigen Unfallkongreß das Problem „Unfall als Ursache neurotischer Unfallschäden" behandelte, stimmen wir gern und ohne Einschränkung bei.

d) Commotio oder Contusio cerebri infolge Sturz nach elektrischem Schlag.

Die Erkrankungsfälle, die in der vierten Spalte unserer Tabelle aufgeführt sind, bedürfen kaum einer besonderen Besprechung. Sie entstehen bei Elektromonteuren, die ihre Arbeit auf Hochspannungsmasten verrichten, oder bei Maurern, die auf einem Gerüst versehentlich elektrischen Leitungen zu nahe kommen, dabei einen elektrischen Schlag erhalten und dann oft bis zu 10 m und mehr herabstürzen. Die Sturzfolgen sind nach allgemein-unfallmedizinischen Gesichtspunkten zu beurteilen und zu behandeln; klinische Behandlung ist immer notwendig; wie es STEPHAN bei jeder Commotio cerebri verlangt, so ist auch in diesen Fällen stets eine Lumbalpunktion erforderlich, besonders im Hinblick auf die Gruppe der „Nervösübererregbaren" nach elektrischen Unfällen. Oft ist es außerordentlich schwierig, die Folgen der Commotio cerebri und die Wärmeschäden oder gar die spinal-atrophischen Krankheitsbilder auseinanderzuhalten, was aber weniger praktisches als vielmehr theoretisches Interesse hat.

e) Erkrankungen der peripheren Nerven.

Es wird einer ausführlichen späteren Untersuchung vorbehalten bleiben, die Zusammenhangsfragen organischer Krankheitsbilder, wie multiple Sklerose, Gliome des Gehirns, amyotrophische Lateralsklerosen, Parkinson oder gar luische Späterkrankungen, eingehender als in diesem Rahmen zu behandeln. Mir ist bei den Gutachtenserien aufgefallen, daß sich, obgleich führende Kliniker und Pathologen übereinstimmend jeden Zusammenhang derartiger Krankheitszustände ablehnen, immer wieder Gutachter finden, die oft ohne Kenntnis der bisherigen Forschungsergebnisse Unfallzusammenhänge konstruieren; ein Krankheitsfall einer progressiven Paralyse ist dafür ein besonders charakteristisches Beispiel: solche schicksalsmäßigen Erkrankungen haben, wie uns Klinikern bekannt ist, nichts mit elektrischen Schäden zu tun.

Im Rahmen dieser Monographie würde es zu weit führen, alle jene interessanten neurologischen Krankheitsfälle aufzuführen, die im Zusammenhang mit elektrischen Traumen gebracht worden sind. Nur zwei besonders interessante Beobachtungen seien noch angeführt, von denen der eine Krankheitsfall zunächst als *traumatische* Hirnschädigung, vor allem des Hirnstammes und des Kleinhirns, von einem bekannten Neurologen anerkannt wurde:

Fall 901. Johann T., 54 Jahre. Unfall 18. 7. 1938. Stromstärkebereich I. Unfallhergang: Beim Hofreinigen Berührung eines herabgerissenen spannungführenden Drahtes, 220 V, keine Strommarken; kurzer Schlag („Wischer"). Stromweg: Hand — Füße, sehr hoher Übergangswiderstand. Gehirn nicht innerhalb der Strombahn: anzunehmende Stromstärke liegt in einem Bereich von etwa 0,3 mA.

Vor dem Unfall: Facialisparese, langsam zunehmende Minderung der geistigen Fähigkeiten. 1943, 1945, 1947 Schlaganfälle; 1948 Anmeldung des Unfallanspruches bei der Berufsgenossenschaft. Vorgutachter 1948: Mit größter Wahrscheinlichkeit recht schwere elektrotraumatische Hirnschädigung mit einem geistigen Schwächezustand und neurologischen Symptomen, die auf eine Herdschädigung vor allem im Hirnstamm und im Kleinhirn hinweisen. Eigene Beurteilung 1949: Typisches Krankheitsbild einer schweren Arteriosklerose des Gehirns mit mehreren Schlaganfällen. Bereits vor dem Unfall Auftreten kleinerer epileptiformer Anfälle, die als Apoplexien gedeutet werden; Ablehnung des Unfallzusammenhanges, da nach Unfalluntersuchung unmöglich eine elektrische Hirnschädigung vorliegen kann.

Obduktion ½ Jahr später: Schwerste Form der Arteriosklerose der Basisgefäße des Gehirns mit multiplen frischen und älteren Erweichungsherden im Gehirn. Damit abschließende Beurteilung: Kein Unfallzusammenhang.

Als ich den Krankheitsfall zu beurteilen bekam, habe ich zunächst, wie in allen derartigen Fällen, das technische Geschehen sehr eingehend analysiert. Wenn ich in irgendwelchen Punkten dieser Beurteilungen nicht klar sehe, ziehe ich Physiker oder Elektroingenieure der Berufsgenossenschaften zu Rate, die mir bei der Analysierung des technischen Geschehens behilflich sein müssen; so auch in dem Fall T. (Fall 901). Der Stromweg war eindeutig Hand — rechter Fuß. Eine Hirndurchströmung ist mit Sicherheit auszuschließen. Der Vorgutachter hatte eine elektrotraumatische Stammhirnschädigung angenommen. Bei der genauen Analysierung fiel zunächst einmal auf, daß *vor* dem Unfall bereits bei T. eine zentrale Facialisparese, also ein Restzustand eines apoplektischen Insultes, vorgelegen hat und in den Jahren 1943, 1945 und 1947 je ein apoplektischer Insult. Ich habe das Krankheitsbild als eine typische vorzeitige schwere Cerebralsklerose mit apoplektischen Insulten gedeutet. T. starb kurze Zeit nach unserer Beobachtung. Durch die Obduktion wurde die Richtigkeit unserer Beurteilung bestätigt. Von dem Vorgutachter wurde dann auch unserer Auffassung nachträglich beigepflichtet.

Fall 902. Kurt H., 41 Jahre. Unfall 1928. Angeblich zwei elektrische „Unfälle“, 500 V Gleichstrom, ganz kurzfristige Einwirkungsdauer, keine Strommarken, also sicher nur ein kurzer Wischer; Stromstärkebereich I, so unbedeutend, daß Unfall nicht gemeldet wird. 1952 wird die Erkrankung des H. mit dem Bemerken: „es ist bekannt, daß Starkstromunfälle Spätfolgen mit Ausfallerscheinungen der Art, wie sie H. bietet, verursachen können“ als Unfallerkrankung gemeldet. Keine Prüfung des elektrischen Geschehens.
Etwa 3 bis 5 Jahre nach den vermeintlichen elektrischen Unfällen Schwäche im linken Bein; seit 1945 Verschlechterung der Gehfähigkeit. 1947 Bewegungseinschränkung der Arme; 1951 kann T. eine Tasse nicht mehr halten.
Die klinische Untersuchung einschließlich der Enzephalographie zeigt eine beträchtliche Hirnatrophie, insbesondere der regio praecentralis, bei seitengleicher Erweiterung des Ventrikelsystems mit einer spastischen Tetraplegie und Arachnitis: ein Krankheitsbild, ein hirnatrophischer Prozeß im mittleren Lebensalter, wie auch Bronisch es in seiner Monographie beschreibt.

Die Erkrankung des H. kann nach der technischen Analyse des Unfalls, die nur die Möglichkeit eines ganz kurzfristigen unbedeutenden elektrischen „Wischers“ ohne Strommarken (keine Hirndurchströmung anzunehmen) gestattet, auf Grund des Zeitraumes zwischen dem Beginn der Erkrankung und dem vermeintlichen Unfall (5 Jahre) und nach dem klinischen Verlauf niemals auf das elektrische Trauma zurückgeführt werden!

f) Organische Nervenerkrankungen, die irrtümlich auf elektrische Unfälle zurückgeführt werden.

Periphere Nervenschäden werden nur selten beobachtet, und zwar sind sie nur nach schweren Verbrennungen bei aufsteigenden, von elektrischen Hautverletzungen ausgehenden, oft auch mischinfizierten Wunden anzuerkennen. Ich kenne keine „Neuritis“, die auf einen einmaligen kurzen elektrischen Schlag zurückgeführt werden kann; sie müßte auch wesentlich häufiger sein, wenn ein so unbedeutender Schlag sie auslösen sollte. Wenn wir nämlich, wie ich es getan habe, der Anamnese bei derartigen Neuritiden nachgehen, so finden wir genügend Anhaltspunkte, die die rheumatische oder entzündliche Genese der Erkrankung aufdecken. Oft finden wir Hinweise, daß die Anfänge der Neuritis bereits längere Zeit vor dem Unfall bestanden haben.

VII. Schlußbetrachtung.

Die vorliegende Arbeit stellt den ersten Versuch dar, alle elektrischen Unfallschäden, die in irgendeiner Weise im Zusammenhang mit Erkrankungen der inneren Organe stehen können, zu untersuchen. Es ist kein leichtes Beginnen gewesen, weil eine Literatur über diese Fragen kaum vorhanden ist, da die meisten Forscher sich fast ausschließlich von der anatomischen Seite her mit den elektrischen Schäden bei tödlich Verunglückten beschäftigt haben. Ich bin mir durchaus bewußt, daß über viele Fragen noch kein abschließendes Urteil abgegeben werden kann; es schien mir aber ebenso wünschenswert wie notwendig zu sein, in kurzen Betrachtungen das zusammenzustellen, was wir nach dem jetzigen Stande der Forschung als gesichert ansehen dürfen.

Nicht nur in der Humanmedizin spielen diese physiologischen und klinischen Ergebnisse eine Rolle, sondern auch gerade die Veterinärmedizin und, eng damit verbunden, die Landwirtschaft werden diese wissenschaftlichen Erkenntnisse bei den verschiedenen Problemstellungen heranziehen müssen. Es ist vielleicht interessant zu erwähnen, daß wir in engstem wissenschaftlichem Gedankenaustausch mit dem Institut für landtechnische Grundlagenforschung, Braunschweig (Dr.-Ing. JÄGER), stehen, dessen Interesse u. a. der Prüfung von Elektrozaungeräten gilt. „Tödliche Tier- (und auch Menschen-) Unfälle durch irgendwelche Elektrozaungeräte sind leider im letzten Jahr mehrfach vorgekommen. In fast allen diesen Fällen konnte aber der Unfall einwandfrei auf Fehler der Geräte zurückgeführt werden, die nicht den VDE-Vorschriften entsprachen." Herrn JÄGER verdanken wir auch folgende Zeitungsmeldung: „Hohenkirchen, 30. 5. 1952. Der hier angesiedelte Landwirt P. E. — Besitzer des für die Olympischen Spiele bereitgestellten Spitzenpferdes ‚Polarstern' — hat seine dreijährige Trakehnerstute, eine Tochter des ‚Polarstern', auf der Weide tot aufgefunden. Nach eingehender Untersuchung stellten zwei Tierärzte fest, daß der Tod durch die Berührung mit dem elektrischen Weidezaun eingetreten sei. Die Anlage war erst vor einigen Tagen montiert worden."

Man erkennt hieraus, wie wichtig diese klinischen und physiologischen Erkenntnisse auch speziell für den Elektrotechniker sind, der im Gerätebau tätig ist. Vor kurzer Zeit hatte uns der Physiologe OPITZ (Kiel) die Frage vorgelegt, ob elektrische Schläge eines Elektrozaungerätes Tiere (ein Pferd wurde 20 bis 26 Schritte vom Zaun verendet aufgefunden) töten könnten. Es handelte sich hier um Impulse mit einer Spitze von 5000 V und 2,5 mAs, geliefert innerhalb 100 ms: falls ein Dauerstrom hierbei zustande kommt, beträgt dieser 0,5 mA. Der Spitzenwert der Stromstärke des Impulses beläuft sich auf 300 mA. Die Zeit zwischen zwei aufeinanderfolgenden Impulsen unterschreitet gewöhnlich nicht

0,75 Sek.; ein Unfall mit diesem Gerät, welches außer dem Hauptimpuls, der eine Periodenlänge von 1,39 Sek. hatte, noch einen Nebenimpuls liefert. Der Nebenimpuls folgt etwa 880 ms auf den Hauptimpuls. Der Nebenimpuls liefert zwischen 4 und 7,5 mA, und er verkürzt
die Pause zwischen den Hauptimpulsen ungefähr im Verhältnis 2 : 1.

Wir haben diese Frage auch Herrn JÄGER vorgelegt und vertreten die
Auffassung, daß dieser tödliche Tierunfall durch ein nicht den VDE-
Vorschriften entsprechendes Gerät entstanden ist. Es ist wahrscheinlich.
daß das physiologische Geschehen dem unseres Stromstärkebereichs II
oder III entspricht, d. h., daß eine wesentlich höhere Stromstärke, als
die Impulse geben, den Tierkörper durchflossen haben muß. Beim Pferd
liegt die tödliche Stromstärke bekanntlich wesentlich niedriger als beim
Menschen.

Damit berühren wir aufs engste die Frage des elektrischen Todes. Es
würde im Rahmen dieser Arbeit zu weit führen, auf Einzelheiten einzugehen. Aus unseren experimentellen Tierversuchen wissen wir, daß das
irreversible Kammerflimmern (Stromstärkebereich III) abhängig ist von
der Einwirkungsdauer und der Stromstärke, also dem mAs-Produkt,
d. h. bei einer Einwirkungsdauer über etwa $\frac{1}{3}$ Sek. und 100 mA ist das
Kammerflimmern irreversibel. Alle unsere Tierversuche und leider auch
die zahlreichen tödlichen elektrischen Unfälle beweisen diese Beobachtung. Entgegen den noch heute vertretenen Auffassungen, die sich
auf JELLINEK berufen, gibt es keinen elektrisch ausgelösten „Scheintod“. Bestätigt ist dieser Befund durch Filmaufnahmen. Wir sehen im
Stromstärkebereich III am eröffneten Thorax (s. Abb. 18b) jene unkoordinierten Flimmerbewegungen mit völlig desynchronisierten, schnellen, spitzen Wellen, ungeordneten polytopen R-Zacken vergleichbar.
während im Stromstärkebereich II das Herzwogen im Filmbild wie auch
kurvenmäßig (s. Abb. 18a) festgehalten ist; man erkennt, daß eine nur
wenige Millimeter lange Erregungswelle in sehr breiter Front ganz langsam über das Herz läuft, wie oben schon dargelegt. Das sieht dann so
aus, als werde an einer Stelle, und zwar immer am „Quellpunkt“, eine
Wellenfront erregt, die sich sehr langsam radiär ausbreitet. Dieses
„Wogen“, worauf auch SCHÄFER hinweist, ist grundsätzlich vom Flimmern abzutrennen als ein Zustand, bei dem die Koordination der ganzen
Kammer oder doch sehr große Teile derselben erhalten sind.

Die Versuchsergebnisse von FISCHER und FRÖHLICHER konnten ebensowenig von uns bestätigt werden wie die SULZERschen Versuche (1935):
es sei hervorgehoben, daß sie mit niederen Stromstärken (Stromstärkebereich II) wohl vorübergehendes reversibles Kammerwogen erzeugt
haben, jedoch keine Versuche unternommen haben, die denen des
Stromstärkebereichs III entsprechen. Auch selbst wenn sie durch eine
intrakardiale Injektion mit Azetylcholin im Tierexperiment jenes Kammerflimmern des Stromstärkebereichs III aufheben könnten, ist damit
das Problem des elektrischen Herztodes und seine Behandlung nicht
gelöst. Wird der Arzt doch stets erst an einer Unfallstelle, selbst unter
günstigsten Bedingungen, wenn ein Betriebsarzt vorhanden ist, zu spät
bei dem Verunglückten erscheinen. Deshalb kann nicht genügend vor

dem elektrischen „Scheintod" gewarnt werden. Der Laie nimmt das elektrische Trauma, wie wir es ja besonders durch die Elektrozaungeräte zeigen konnten, nicht ernst genug, und die so sorgfältig ausgearbeiteten Unfallverhütungsvorschriften werden ungenügend beachtet. Die Prophylaxe ist heute noch allein in der Lage, die Zahl der elektrischen Todesfälle herabzusetzen. Weitere Versuche werden vielleicht auch uns einmal ein günstigeres Ergebnis bringen.

Wir haben in dieser Arbeit vorwiegend die Erkrankungen nach elektrischen Unfällen behandelt und, um willkürlich einiges herauszugreifen, zeigen können, daß die Zusammenhänge eines elektrischen Schadens mit Wundscharlach unwahrscheinlich sind, daß hier und da einmal eine Tetanuserkrankung auf eine elektrische Verletzung aufgepfropft werden kann, daß ein Pemphigus vulgaris unmöglich unfallbedingt sein kann. Wir haben nach allen Seiten hin die Schäden elektrischer Unfälle gestreift und anschließend daran einige Fälle kritisch betrachtet, bei denen schicksalsmäßige Gefäßerkrankungen unrechtmäßigerweise auf elektrische Krampfzustände zurückgeführt worden sind. Weiter haben wir die Frage: „Tuberkulose — elektrisches Trauma?" berührt und sind, abgesehen von den direkt im Anschluß an die Elektrisierung entstandenen Lungenblutungen, zu einer völligen Ablehnung des Unfallzusammenhanges gekommen. Für die Magenerkrankungen, ebenso für die Schilddrüsenerkrankungen und den Diabetes darf als Grundsatz aufgestellt werden, daß Unfallzusammenhänge nicht bestehen; ferner können wir nach elektrischen Unfällen Schädigungen im Sinne von Nephrosen und toxisch sekundären Anämien zugeben; jedoch sind Nierenerkrankungen, wie Glomerulonephritis und Blutkrankheiten, nicht unfallbedingt. Sehr interessante Aufschlüsse haben uns unsere Untersuchungen des Zentralnervensystems erkennen lassen; aus ihnen ergibt sich, daß wir bei der Anerkennung von spinal-atrophischen elektrisch bedingten Nervenerkrankungen außerordentlich vorsichtig sein müssen. Dagegen können wir alle Schäden durch Wärme bzw. durch Sturzfolgen unbedenklich als sekundäre Folgen des elektrischen Unfalles anerkennen. Erwähnenswert sind auch jene Krankheitsfälle, die wir als organische Nervenerkrankungen (multiple Sklerose, Tabes, progressive Paralyse u. a.) kennen und die man fälschlicherweise auf elektrische Traumen zurückgeführt hat; es ist das ein Standpunkt, den man heute allgemein aufgegeben hat.

Ich bin mir ferner bewußt, daß überhaupt erstmalig außerordentlich interessante Fragen zur Diskussion gestellt werden, z. B. wenn es sich um die physiologischen Geschehnisse am Gefäßsystem, um die Beeinflussung des sympathischen bzw. parasympathischen Nervensystems, um die Vorgänge an den Drüsen der inneren Sekretion und insbesondere um die zur Zeit noch recht ungeklärten Einflüsse der Elektrizität auf das Zentralnervensystem handelt. Wir sind der Meinung, daß die Klärung dieser Fragen einen Gewinn für die gesamte Medizin darstellen würde.

Für die Behandlung der Unfallzusammenhänge müssen wir natürlich auf den bekannten Ergebnissen aufbauen, die in dem „Handbuch der

Unfallheilkunde" oder im „Ärztlichen Gutachten für das Versicherungswesen" auch für andere nicht als elektrische Unfallfolgen erkannte Erkrankungen niedergelegt sind, wobei wir immer wieder Hinweise auf
die Eigenart des elektrischen Geschehens geben müssen. In gleicher
Weise stützen wir uns bei der Beurteilung der Krankheitsbilder und bei
Fragen der Behandlung und der Prognose auf die Erfahrungen der
inneren Medizin, die als gesicherte Erkenntnisse von der Wissenschaft
angenommen worden sind. Damit verbinde man das Neue, das wir in
unseren Ausführungen dargelegt haben, und verarbeite das Ganze zu
einer geschlossenen Einheit.

Ist es nun überhaupt berechtigt, eine Sonderstellung der elektrischen
Erkrankungen herauszuarbeiten? Diese Frage müssen wir dahingehend
beantworten, daß gerade die elektrische Energie, in deren Gebiet ja
auch die elektrophysiologischen Vorgänge beispielsweise am Herzen
(Leitungssystems des Herzens) und am Gehirn (u. a. bei der Narkose)
fallen, für die gesamte Medizin, ganz besonders aber für die innere
Medizin, von allergrößter Bedeutung ist. Bei physiologischen Beobachtungen, nicht minder bei der Analyse von Krankheitsbildern, wird
man sie kaum noch entbehren können. Wir sind uns auch darüber klar
geworden, daß die eigentlichen elektrischen Schäden sonderbarerweise
relativ selten, die sekundären Folgen dagegen verhältnismäßig häufig
sind. Immer aber werden wir uns von dem Gedanken leiten lassen, daß
auch dieses kleine Spezialgebiet von dem Gesichtswinkel des Gesamt-
heitsproblems aus zu betrachten ist. So möge diese Arbeit, deren erste
Auflage von zur Verth angeregt worden ist, einen kleinen Baustein
zu dem stolzen Gebäude der Gesamtmedizin beitragen und dazu helfen,
daß das Gebiet der Unfallmedizin neue Anregungen erhält; aber auch
der Elektroingenieur und der Installateur, der Tierarzt und der land-
wirtschaftliche Forscher, der Human- und Veterinär-Physiologe und
die große Zahl der Laien, die ständig mit der „Elektrizität" in Berührung kommen, mögen Hinweise für die notwendigen Voraussetzungen
bei der Anwendung der elektrischen Energie, insbesondere für die Beachtung der Unfallverhütungsvorschriften, finden.

Literatur.

Abilgard: Soc. med. havn. collect 2, 157 (1775). — Adler-Mönnich: Wien.
med. Wschr. 1938, 265. — Allen, E. V., N. W. Barker und E. A. Hines: Peri-
pheral Vascular Diseases. W. B. Saunders Company, Philadelphia (1946). —
Allgöwer: Helv. Chir. Acta 19, Nr. 11 (1952). — Alvensleben: ETZ 1915,
Nr. 30 und 31. — ETZ 1926, 985. — Dtsch. med. Wschr. 1925, 1909. — ETZ 1933,
741. — Über elektrische Unfälle. Ber. VIII. intern. Kongr. Unfallmed. u. Berufs-
krankh. Frankfurt 1938, 674. — Zbl. Gewerbehyg. 3, 8/11 (1926). — Arago:
Sämtl. Werke 4, 37. Leipzig: Otto Wiegand, 1854. — d'Arsonval: C. r. Acad.
Sci. Paris 104, 1139 (1887). — C. r. Acad. Sci. Paris 118, 1139 (1894). — Baader:
Zbl. Gewerbehyg. 1927. — Med. Klin. 1929, 1133. — Baier, I. G.: Oratio de ful-
minibus literatorum ordini fatalitus, S. 11, Altdorf 1756. — Baker und Dodds:
Brit. J. exper. Path. 6, 247 (1925). — Batelli: Schädigungen durch Elektrizität.
Boruttau-Mann, Handb. d. ges. med. Anwendg. d. Elektrizität 1, 557 (1909). —
Rev. méd. Suisse rom. 1902, 637. — Baumann, E.: Schweiz. med. Wschr. 82, 154
(1952). — Behrendt, Th.: Mschr. Unfallheilk. 37, 297 (1930). — v. Bergmann:

Das Weltbild des Arztes und die moderne Physik. Ein Ausgleich alter Widersprüche. Bd. 8, Berlin: Springer, 1943. — BERTONI, B.: Schweiz. med. Wschr. 82, 16 (1952). — BIDERMANNUS: Causae subitae mortis fulmine tactorum. Lipsiae 1768. — BINGEL und MEGGENDORFER: Psychiatr. neur. Wschr. 42, 5 (1940). — BINI: Reggio-Emilia-Poligrafica Reggiana 64 (1940). — BLUMBERGER: Med. Klin. 1939, Nr. 37 und 38. — BOHNENKAMP: Verh. dtsch. Ges. inn. Med. 1940, 47. — BORUTTAU: Vjschr. gerichtl. Med. 55, 1 (1918). — Z. exper. Path. u. Ther. 20, 44 (1919). — Berl. klin. Wschr. 1916, 912. — De Ingenieur 1923, 19 (Übersetzung). — BRANDIS: Versuch über die Lebenskraft. Hannover: Hahn, 1795. — v. BRAUN-MÜHL: Münch. Med. Wschr. 1940, 511. — BRONISCH: Gehirnatrophische Prozesse im mittleren Alter und ihre psychischen Erscheinungsbilder. Stuttgart: Thieme, 1951. — BROWN: Med. Record 44, 222 (1893). — BÜCHNER: Die Koronarinsuffizienz. Dresden und Leipzig: Steinkopff, 1939. — CARLETON: Med. leg. J., März 1889. — CEELEN: Arch. klin. Chir. 173, 742 (1932). — CERLETTI und BINI: Reggio-Emilia, Poligrafica Reggiana 18/64 (1940). — CRITCHLEY, M.: Brit. med. chir. J. 49, 285 (1932). — J. State Med. 40, 459 (1932). — Ref. Z. gerichtl. Med. 24, 223 (1935). — DALZIEL, CH.: Electr. Engeneering 66, 8 (1947). — DIETERICUS: De fulmine et cogn. tonitru ac fulgure. Altdorf 1696. — DOHMEN, A.: Arch. Psychiatr. 112, 284 (1940). — DONLIN: Med. leg. Soc. N.Y. 1889. — ECKERSTRÖM, ST.: Nord. Med. 1940, 1129. — EDEN: Dtsch. Arch. klin. Med. 81, 334. — EINTHOVEN und BIJTEL: Pflügers Arch. 198/199, 480 (1923). — EINTHOVEN, FAHR und DE WAART: Pflügers Arch. 150, 275 (1913). — EPPINGER, H.: Über Permeabilitätsänderungen im Kapillarbereich. Ges. f. Kreislaufforschg. 1938, 205. — Dtsch. med. Wschr. 1941, 1111 und 1143. — EVANS, E. I.: Symposium of Shock. Army Medical Center, Washington 1951. — FERRIS, KING, SPENCE und WILLIAMS: N. Y. Electr. Engng. 1936, 498. — FISCHER, A. W.: Magen- und Duodenalgeschwür als Unfallfolge. Handb. d. Unfallheilk. 4, 550 (1934). — FISCHER und FRÖHLICHER: ETZ 69, 178 (1947), Elektrotechn. Bulletin 38, 17 (1947). — Helv. Phys. et Pharm. Acta 6, 196 (1948). — Experientia IV/4 (1948). Separatum: Verlag Birkhäuser, Basel. — Fortschritte in der Behandlung schwerer und schwerster Hochspannungsunfälle. Stuttgart: G. Thieme, 1951. — FISCHER-WASELS: Grundsätzliches über Funktionsstörungen der Kreislauftherapie. Ges. f. Kreislaufforschg. 1938, 166. — FONTANA: Ricerche filosofiche sopra la fisica animale. Firenze 1775. Übersetzt von E. B. G. Hebenstreit, Leipzig 1785. — FREIBERGER: Der elektrische Widerstand des menschlichen Körpers gegen technischen Gleich- und Wechselstrom. Berlin: Springer, 1934. — FREY, W., und F. SUTER: Handbuch der inneren Medizin. Bd. 8: Nieren und ableitende Harnwege. Berlin, Göttingen, Heidelberg: Springer, 1951. — FRÖHLICHER, R.: Helv. Phys. et Pharm. Acta 3, 231—241 (1945). — GERLACH: Dtsch. Z. gerichtl. Med. 22, 433 (1934). — GERSTNER: Arch. exper. Path. 185, 205 (1937). — Arch. exper. Path. 182, 205 (1936). — Naunyn-Schmiedebergs Arch. 184, 305 (1936). — GILDEMEISTER: ETZ 1919, 463. — Pflügers Arch. 176, 1/2 (1919). — Pflügers Arch. 219, 89 (1928). — GILDEMEISTER und DIEGLER: Z. exper. Med. 28, 144 (1922). — Ber. üb. d. i. Leipzig ausgeführten physiolog. Unters. betr. Betäubung von gesunden Rindern und Kälbern mit elektrischen Strömen. Im Auftrage des Reichs- und Preuß. Ministeriums d. Innern, II. Die physiologischen Untersuchungen. 1934 (IVg 936). — GRANGE: Ann. Hyg. publ. 13, 53 u. 303 (1885). — GROEDEL: Mschr. Unfallheilk. 40, 593 (1933). — HALLER-MANN: Der plötzliche Herztod bei Kranzgefäßerkrankungen. Stuttgart: Enke 1939. — HALLERVORDEN, J.: Münchn. med. Wschr. 1932, 602. — HALLERVORDEN, J., und B. SPATZ: Arch. Psychiatr. 98, 641 (1943). — HEGGLIN: Unfallmed. 34, 134 (1940). — HERING: Der Sekundenherztod. Berlin: Springer 1917. — Münchn. med. Wschr. 1917, 1033. — HICKL: Münch. med. Wschr. 1932, 1277. — HILLER, FR.: Lehrbuch der Inneren Medizin. Berlin, Göttingen, Heidelberg: Springer 1949. — HOCHREIN: Die Herzfunktionsprüfung in der Praxis. Verh. dtsch. Ges. inn. Med. 1938, 41. — HOFFMANN, C. F.: De morte in fulmine tactis. Magdeburg 1766. — HOLZMANN, M.: Klinische Elektrokardiographie. Zürich: Fretz u. Wasmuth, 1945. — HUBER: Wien. klin. Wschr. 1936, 771. — Mitt. Grenzgeb. Med. u. Chir. 44, 234 (1936). — Erg. Chir. und Orthop. 31, 843 (1938). — HÜLLSTRUNG: Klin. Wschr. 1934, 409. — JAKSCH-WARTENHORST und RIHL: Z. exper. Med. 50, 110 (1926). — JÄGER: Virchows Arch. 284, 526: I. Mitt., 584: II. Mitt. (1932). — JELLINEK, ST.:

Vjschr. gerichtl. Med. **1918**, 56. — Der elektrische Unfall. Leipzig und Wien: Deuticke 1931. — Elektrische Verletzungen, Leipzig: J. A. Barth, 1932. — Vjschr. gerichtl. Med. **56**, 221 (1918). — Elektrohygiene. VII. Congrès internat. des accidents et des maladies du travail. Rapport 1, 145. Bruxelles 1935. — Elektropathologie. Die Erkrankungen durch Blitzschlag und elektrischen Starkstrom. Stuttgart: Enke, 1903. — Med. Klin. **1920**, 1128. — Wien. med. Wschr. **1931**, 1643. — Elektroschutz. Wien, Leipzig: 1931. — Elektrische Verletzungen. Leipzig: J. A. Barth, 1932. — Wien. klin. Wschr. **1932**, 1497. — Zbl. Chir. **1933**, 1969. — Berufsgenossenschaft **154** (1933). — Wien. klin. Wschr. **1934**, 808. — Med. Welt **1934**, 177. — Ann. Méd. lég. **14**, 661 (1934). — Münchn. med. Wschr. **1934**, 1474. — Röntgenpraxis **1934**, 6, 1. — J.kurse ärztl. Fortbildung 1634, 16. — Wien. klin. Wschr. **1934**, 581. — Beitr. gerichtl. Med. **1935**, 13, 13. — Tung. Chi. **1934**, 9, 177. Ref. Z. org. Chir. **71**, 323 (1935). — Z. gerichtl. Med. **25**, 109 (1935). — Festschrift Zangger, Zürich 1935, 314. — Zbl. Chir. **1936**, 36. — Wien. med. Wschr. **1936**, 567. — Mschr. Unfallheilk. **43**, 225 (1936). — Wien. klin. Wschr. **1936**, 837. — Wien. klin. Wschr. **1937**, 1306. — Virchows Arch. **301**, 28 (1938). — JELLINEK, ST., und E. POLLAK: Virchows Arch. **293**, 1 (1934). — JENNY, F.: Der elektrische Unfall. Med. Verlag H. Huber, Bern: 1945. — Schweiz. med. Wschr. **77**, 780 (1947). — Z. Unfallmed. **36**, 46 (1943). — Z. Unfallmed. **37**, 313 (1944). — Z. Unfallmed. **38**, 24 (1945). — 16. Jahrestagg. d. Dtsch. Ges. f. Unfallheilkunde in Oldenburg, 1952 (im Druck). — KARTAGENER: Schweiz. med. Wschr. **1936**, 13. — KAUFMANN, C.: Handbuch der Unfallmedizin. Stuttgart: Enke 1925, Bd. II, 702. — KAUFMANN, F.: Münch. med. Wschr. **1916**, 802. — KAWAMURA, J.: Virchows Arch. **231**, 571 (1921). — Z. exper. Med. **12**, 168 (1921). — KERKOSZEK, F.: ÖTF 3/4 (1951). — ÖZE **4**, 11 (1951). — KLINGE: Virchows Arch. **279**, 438 (1930). — KLOSE (und KEIL): Cremers Beitrag Physiol. 2, 191 (1924). — KOEPPEN, S.: Münch. med. Wschr. **1933**, 1815. — Virchows Arch. **290**, 460 (1933). — Arch. exper. Path. und Pharm. **173**, 680 (1933). — ETZ **34**, 835 (1934). — Münch. med. Wschr. **1934**, 974. — Naunyn-Schmiedebergs Arch. **187**, 654 (1935). — Klin. Wschr. **1935**, 1131. — Zbl. Gewerbehyg. und Unfallverh. **12**, Heft 5/6 (1935). — Verh. d. Dtsch. Ges. f. Kreislaufforschg. VIII. Tagung **1935**, 252. — Arch. orthop. Unfallchir. **37**, 117 (1936). — Ber. üb. d. VIII. Intern. Kongr. f. Unfallmed. und Berufskrankh. Frankfurt a. M., Sept. 1938. — Münch. med. Wschr. **1940**, 646. — Arch. klin. Med. **186**, 421 (1940). — Münch. med. Wschr. **1940**, 1289. — Klin. Wschr. **1940**, 1257. — Erg. inn. Med. **60**, 208 (1941). — Vertrauensarzt **1941**, Jg 9, Heft 2. — Hippokrates **1941**, 449. — Med. Welt **37**, 907 (1942). — Erkrankungen der inneren Organe nach elektrischen Unfällen. Berlin: Springer, 1942. — Mschr. Unfallheilk. Jg. 50, Heft 5, S. 152 (1943). — Eur. Wiss. Dienst, Febr. 1944, 2. — Dt. Arch. klin. Med., Band 192, Heft 1 (1944). — Vortr. in der Med. Ges. 5. 11. 1944 in Berlin. — Pflügers Arch. **249**, 37 (1945). — Schweiz. Z. Unfallmed. u. Berufskrankh. **1948**, Heft 2/3. — Mschr. Unfallheilk. **52**, 289 (1949). — Verh. d. Dt. Ges. f. inn. Med. 55. Kongr. Wiesbaden 1949. — Jahresbericht des VDRI 1949. — Med. Welt **1951**, 1390. — Unfallmed. Tagg. in München 1951. — Med. Klinik **1951**, 1286. — Med. Klin. Nr. 34, 1105 (1952). — Innere und neurologische Erkrankung nach elektr. Unfällen. Vortr. geh. a. d. 16. Jahrestagung d. Dtsch. Ges. f. Unfallheilk. in Oldenburg, 22. 9. 1952 (im Druck). — KOEPPEN und GERSTNER: Virchows Arch. **295**, 679 (1935). — KOEPPEN und J. H. DE SCHWARZTHAL: Z. Kreislaufforschg. **1944**, Heft 19/21. — KONJETZNY: Chirurg 4, 402 u. 411 (1932). — Wien. klin. Wschr. **1933**, 15. — KOUWENHOVEN, W. B.: Arch. Energiewirtsch. 202 (Übersetz. d. Electr. Engeneer. N.Y. März 1949). — KRATTER: Wien. klin. Wschr. **1894**, 379. — Der Tod durch Elektrizität. Leipzig und Wien: Franz Deuticke, 1896. — LANGWORTHY: Amer. J. Hyg. **16**, 625 (1932). — LANGWORTHY und KOUWENHOVEN: J. ind. hyg. **13**, 326 (1931). — J. ind. Hyg. **13**, 145 (1931). — J. ind. Hyg. **14**, 197 (1932). — Bull. Hopkins Hosp. **51**, 210 (1932). — J. exper. Med. **51**, 943 (1930). — LININGER, H., und G. MOLINEUS: Der Unfallmann. Leipzig: J. A. Barth, 1934. und München, 1950. — LINCK, K.: Beitr. path. Anat. **102**, 119 (1939). — LOCHTKEMPER: Lungentuberkulose — Staublunge (Silicose) — Staublungentuberkulose. Das ärztliche Gutachten im Versicherungswesen. A. W. Fischer-Molineus II, 624 (1939). — LÖBL, O.: Erdung, Nullung und Schutzschaltung. Berlin: Springer. 1933. — LORENZ: Z. exper. Med. **96**, 18 (1934). — LUCKE: Handb. inn. Medizin von Bergmann und Staehelin, Bd. IV, 894 (1942). — MacDonald und Spitzka: Med. Record 61, 1 (1902). — Mann: Berl. klin. Wschr. 1916, 1333. — Marat: Expériences sur la fulguration. Acad. Rouen 1784. — Meggendorfer, F.:. Dtsch. Med. Wschr. 1940, 1155. — Molineus: Das ärztliche Gutachten im Versicherungswesen. I. und II. Leipzig: J. A. Barth, 1939. — Münnich, I. A.: Relatio physica. Halberstadt, 1732. — Neureiter, F. von: Beitr. gerichtl. Med. 5, 119 (1922). — Dtsch. Z. gerichtl. Med. 3, 539 (1924). — Beitr. gerichtl. Med. 12, 85 (1932). — Nieberle, K.: Bericht über die in Leipzig ausgeführten pathologisch-anatomischen und histologischen Untersuchungen, betreffend die Betäubung von gesunden Rindern und Kälbern mit elektrischen Strömen. Im Auftrage des Reichs- und Preuß. Ministeriums d. Innern, IVg, 936/34. Ib. Pathologisch-anatomische und histologische Untersuchungen (1934). — Noorden, C. v.: Die Zuckerkrankheit. Berlin: Springer, 1927. — Oehlecker, O.: Chirurg 15, 65 (1943). — Pätzold, J.: Dtsch. med. Wschr. 42, 1157 (1940). — Panse, F.: Die Schädigungen des Nervensystems durch technische Elektrizität. Berlin: Karger, 1930. — Mschr. Psychiatr. 78, 193 (1931). — Med. Klin. 1936, 1. — Mschr. Psychiatr. 59, 323 (1925). — Ärztl. Sachverständigen Ztg., Nr. 2 (1932). — Med. Klin., Nr. 2 (1932); Nr. 1 (1936). — Schäden durch Elektrizität. A. W. Fischer und G. Molineus. Das ärztl. Gutachten im Versicherungswesen. Bd. I, 486ff. Leipzig: J. A. Barth, 1939. — Pietrusky, F.: Dtsch. Z. gerichtl. Med. 6, 535 (1926). — Mschr. Unfallheilk. 34, 121 (1927) und 34, 121 (1937). — Z. gerichtl. Med. 20, 141 (1936). — Med. Klin. 1930, 335. — Dtsch. Z. gerichtl. Med. 16, 313 (1931). — Dtsch. Z. gerichtl. Med. 25, 197 (1935). — Dtsch. Z. gerichtl. Med. 29, 135 (1938). — Über Knochen- und Gelenkveränderungen nach Einwirkung technischer Elektrizität. Zacchia III, 1 (1939). — Tod und Gesundheitsschädigung durch elektrische Energie. Aus Handwörterbuch der gerichtlichen Medizin von F. v. Neureiter, F. Pietrusky und E. Schütt. Berlin: Springer, 1940, 804. — Pietrusky, F., und R. Janker: Dtsch. Z. gerichtl. Med. 28, 347 (1937). — Pietrusky, F., und G. Schrader: Der elektrische Unfall im Bergbau. Dtsch. Z. gerichtl. Med. 19, 313 (1932). — Prévost, J. L.: Rev. med. Suisse rom. 545 (1898). — Prévost, J. L., und M. F. Batelli: J. Phys. et Path. gén. I, 399 (1899). — J. Phys. et Pharm. gén. 1899, 427. — J. Phys. et Path. gén. 1899, 689. — J. Phys. et Path. gén. 1900, 755. — Reichmann: Unfall und Lungentuberkulose. Handb. d. Unfallheilk. I, 257 (1932). — Rein: Einführung in die Physiologie des Menschen. Berlin: Springer, 1949. — Rein, Loose und Otto: Z. Kreisl.forsch. 241 (1941). — Rein und Otto: Pflügers Arch. 234, 303 (1940). — Reinwein: Stoffwechselstörungen einschließlich Endokrinologie. Das ärztliche Gutachten im Versicherungswesen. A. W. Fischer-Molineus, II, 665. Leipzig: J. A. Barth, 1939. — Richardson: Med. Times a. Gaz. 1896, I, 511; II, 183. — Ricker und Regendanz: Virchows Arch. 321, 1 (1911). — Rodenwald: Vjschr. gerichtl. Med. 37, 37 (1909). — Rössle: Virchows Arch. 288, 780 (1933). — Schaefer: Das Elektrokardiogramm. Theorie und Klinik. Berlin, Göttingen, Heidelberg: Springer, 1951. — Scheiffarth, F.: Med. Klin. 1946, 534. — Schellong: Regulationsprüfung des Kreislaufs. Dresden und Leipzig: Steinkopff, 1938. — Schlomka und G. Schrader: Arch. Gewerbepath. 5, 615 (1934). — Klin. Wschr. 1933, 1677. — Zbl. inn. Med. 57, 225 (1936). — Dtsch. Z. gerichtl. Med. 20, 351 (1933). — Schmidt, M. B.: Verh. dtsch. path. Ges. 14, 218 (1910). — Schöne: Münch. med. Wschr. 1934, 420. — Schrader, G.: Experimentelle Untersuchungen zur Histologie elektrischer Hautschädigungen durch niedergespannten Gleich- und Wechselstrom. Jena: Gustav Fischer, 1932. — Med. Welt 1935, 818. — Z. Fleisch- u. Milchhyg. 43, 181 (1933). — Med. Klin. 1935, 574. — Schridde, H.: Münch. med. Wschr. 1924, 1533. — Dtsch. med. Wschr. 1926, 1607. — Verh. dtsch. Ges. Kreislaufforschg. 1936, 160. — Schridde, H., und K. Alvensleben: Die elektrische Verletzung. F. König und G. Magnus, Handbuch der gesamten Unfallheilkunde, Bd. I, 94ff., Stuttgart: Enke, 1932. — Schridde und Beekmann: Virchows Arch. 252, 774 (1924). — Schumacher, E. D.: Unfälle durch elektrischen Starkstrom. Wiesbaden: J. F. Bergmann, 1908. — Schultz, I. H.: Der Unfall und die Berufskrankheit als Ursache neurotischer Unfalls- und Berufsschäden. (Die Behandlung und Rechtslage.) Vortr. a. d. 16. Jahrestagung d. Dtsch. Ges. f. Unfallheilk. 22. 9. 1952 (im Druck). — Münch. Med. Wschr. 1952, 40. — Siebeck: R.: Die Beurteilung und Behandlung Herzkranker. München: J. F. Lehmann, 1935. — Dtsch.

med. Wschr. **1941**, 57. — Sigler und Schneider: Amer. Haert J. **11**, 236 (1936). — Snyder, H. E., und J. W. Culbertson: Arch. Surg. **56**, 651 (1948). — Sommer, R.: Zbl. Chir. **1930**, 2861. — Arch. klin. Chir. **200**, 506 (1940). — Spitzka, E. A.: Proc. amer. philos. Soc. **47**, 39 (1908). — Spitzka, E. A., und H. E. Radasch: Proc. amer. philos. Soc. **47**, 39 (1908). — Stefan, H.: Neurologische Gutachtertätigkeit. Berlin und Wien: Urban & Schwarzenberg, 1939. — Stefan, H., und G. Tacke: Ärztl. Sachverst. Z. **66**, 9 (1940). — Stern, R.: Traumatische Entstehung innerer Krankheiten. Jena: G. Fischer, 1930. — Stricker: Virchows Arch. **20**, 45 (1861). — Sturm, A.: Klin. Wschr. **1941**, 906. — Timpe: Wundinfektion und Wundtoxikation. Das ärztliche Gutachten im Versicherungswesen. A. W. Fischer-Molineus I, 1. Leipzig: J. A. Barth, 1939. — Tourdes: Relation médicale de l'accident occassioné par la foudre au pont du Rhin. Straßburg 1896. — Troll: Sw. Läkartidn. **1936**, 1180. Ref. Mschr. Unfallheilk. **44**, 642 (1937). — Uhlenbruck: Z. Biol. **82**, 225 (1924). — Umber, F.: Stoffwechselkrankheiten. Handb. d. Unfallheilk. **1**, 340 (1932). — Stoffwechselkrankheiten in der Praxis. München: J. F. Lehmann, 1939. — Dtsch. med. Wschr. **1940**, 653. — Veil, W., und A. Sturm: Die Pathologie des Stammhirns. Jena: Fischer, 1942 und 1946. — Velde, G.: Erkrankungen der Bauchorgane. Das ärztliche Gutachten im Versicherungswesen. A. W. Fischer-Molineus, II, 822. Leipzig: J. A. Barth, 1939. — Velisek: Referat bei der Tagung „Elektroschutz", Oktober 1930 in Wien. — Visentin: Elettrificazione I, 29 (1950). — Vogt, B.: Klin. Wschr. **1937**, 1671. — Volhard, F.: Doppelseitige hämatogene Nierenerkrankungen. Neue Dtsch. Klin. 8, 105. Berlin und Wien: Urban & Schwarzenberg 1931. — Weber: Die Elektrokardiographie. Berlin: Springer, 1937. — Wegelin, C.: Die pathologische Anatomie der elektrischen Unfälle. VII. Congrès intern. des accidents et des maladies du travail. Rapports 1, 167, Bruxelles 1935. — Weiss, Georges: Mesure de la résistance des tissus organisées. Bull. Soc. Electriciens, Paris 1889. — Technique de L'électrophysiologie. Paris 1892. — Sur les effets physiologiques des courrants électriques. Paris 1912. — ETZ **1911**, 1278. — Zinck: Pathologische Anatomie der Verbrennung. Jena: Fischer, 1940. — Zollinger, F.: Schweiz. med. Wschr. **58**, 813 (1928). — Schweiz. med. Wschr. **65**, 1183 (1935). — Zollinger, H. U.: Die interstitielle Nephritis. Basel: Karger, 1945: Gutachtliche Äußerungen.